全国中医药行业高等教育"十三五"规划教材

全国高等中医药院校规划教材（第十版）

循证医学

（供中医学、中西医结合临床医学、针灸推拿学等专业用）

主　编

刘建平（北京中医药大学）　　　　王泓午（天津中医药大学）

副主编（以姓氏笔画为序）

王　飞（成都中医药大学）　　　　王　健（长春中医药大学）

王净净（湖南中医药大学）　　　　邸阜生（天津医科大学）

张云云（上海中医药大学岳阳临床医学院）

周亚滨（黑龙江中医药大学）

编　委（以姓氏笔画为序）

于　睿（辽宁中医药大学）　　　　王　军（山西中医药大学）

王成岗（山东中医药大学）　　　　王玲姝（黑龙江中医药大学）

王瑾瑾（河南中医药大学）　　　　邓　鑫（广西中医药大学）

李国春（南京中医药大学）　　　　费宇彤（北京中医药大学）

徐　刚（江西中医药大学）　　　　徐　芳（天津中医药大学）

崔学军（上海中医药大学）　　　　章红英（首都医科大学中医药学院）

秘　书

费宇彤（北京中医药大学）　　　　徐　芳（天津中医药大学）

中国中医药出版社

·北　京·

图书在版编目（CIP）数据

循证医学 / 刘建平，王泓午主编 .—北京：中国中医药出版社，
2017.8

全国中医药行业高等教育"十三五"规划教材

ISBN 978 – 7 – 5132 – 4362 – 9

Ⅰ.①循…　Ⅱ.①刘…　②王…　Ⅲ.①循证医学－高等学校－
教材　Ⅳ.① R499

中国版本图书馆 CIP 数据核字（2017）第 181703 号

中国中医药出版社出版

北京市朝阳区北三环东路 28 号易亨大厦 16 层
邮政编码　100013
传真　010 64405750
河北省武强县画业有限责任公司印刷
各地新华书店经销

开本 850×1168　1/16　印张 17.5　字数 430 千字
2017 年 8 月第 1 版　2017 年 8 月第 1 次印刷
书号　ISBN 978 – 7 – 5132 – 4362 – 9

定价　48.00 元
网址　www.cptcm.com

社 长 热 线　010–64405720
购 书 热 线　010–89535836
维 权 打 假　010–64405753

微信服务号　zgzyycbs
微商城网址　https://kdt.im/LIdUGr
官 方 微 博　http://e.weibo.com/cptcm
天猫旗舰店网址　https://zgzyycbs.tmall.com

如有印装质量问题请与本社出版部联系（010-64405510）

全国中医药行业高等教育"十三五"规划教材

全国高等中医药院校规划教材（第十版）

专家指导委员会

名誉主任委员

王国强（国家卫生计生委副主任　国家中医药管理局局长）

主　任　委　员

王志勇（国家中医药管理局副局长）

副 主 任 委 员

王永炎（中国中医科学院名誉院长　中国工程院院士）

张伯礼（教育部高等学校中医学类专业教学指导委员会主任委员
　　　　　天津中医药大学校长）

卢国慧（国家中医药管理局人事教育司司长）

委　　　　　员（以姓氏笔画为序）

马存根（山西中医药大学校长）

王　键（安徽中医药大学教授）

王省良（广州中医药大学校长）

王振宇（国家中医药管理局中医师资格认证中心主任）

方剑乔（浙江中医药大学校长）

孔祥骊（河北中医学院院长）

石学敏（天津中医药大学教授　中国工程院院士）

匡海学（教育部高等学校中药学类专业教学指导委员会主任委员
　　　　　黑龙江中医药大学教授）

吕文亮（湖北中医药大学校长）

刘　力（陕西中医药大学校长）

刘振民（全国中医药高等教育学会顾问　北京中医药大学教授）

安冬青（新疆医科大学副校长）

许二平（河南中医药大学校长）

孙忠人（黑龙江中医药大学校长）

严世芸（上海中医药大学教授）

李占永（中国中医药出版社副总编辑）

李秀明（中国中医药出版社副社长）

李金田（甘肃中医药大学校长）

杨　柱（贵阳中医学院院长）

杨关林（辽宁中医药大学校长）

余曙光（成都中医药大学校长）

宋柏林（长春中医药大学校长）

张欣霞（国家中医药管理局人事教育司师承继教处处长）

陈可冀（中国中医科学院研究员　中国科学院院士　国医大师）

陈立典（福建中医药大学校长）

陈明人（江西中医药大学校长）

武继彪（山东中医药大学校长）

范吉平（中国中医药出版社社长）

林超岱（中国中医药出版社副社长）

周仲瑛（南京中医药大学教授　国医大师）

周景玉（国家中医药管理局人事教育司综合协调处副处长）

胡　刚（南京中医药大学校长）

洪　净（全国中医药高等教育学会理事长）

秦裕辉（湖南中医药大学校长）

徐安龙（北京中医药大学校长）

徐建光（上海中医药大学校长）

唐　农（广西中医药大学校长）

彭代银（安徽中医药大学校长）

路志正（中国中医科学院研究员　国医大师）

熊　磊（云南中医学院院长）

秘　书　长

王　键（安徽中医药大学教授）

卢国慧（国家中医药管理局人事教育司司长）

范吉平（中国中医药出版社社长）

办公室主任

周景玉（国家中医药管理局人事教育司综合协调处副处长）

林超岱（中国中医药出版社副社长）

李秀明（中国中医药出版社副社长）

李占永（中国中医药出版社副总编辑）

全国中医药行业高等教育"十三五"规划教材

编审专家组

组　长

王国强（国家卫生计生委副主任　国家中医药管理局局长）

副组长

张伯礼（中国工程院院士　天津中医药大学教授）

王志勇（国家中医药管理局副局长）

组　员

卢国慧（国家中医药管理局人事教育司司长）

严世芸（上海中医药大学教授）

吴勉华（南京中医药大学教授）

王之虹（长春中医药大学教授）

匡海学（黑龙江中医药大学教授）

王　键（安徽中医药大学教授）

刘红宁（江西中医药大学教授）

翟双庆（北京中医药大学教授）

胡鸿毅（上海中医药大学教授）

余曙光（成都中医药大学教授）

周桂桐（天津中医药大学教授）

石　岩（辽宁中医药大学教授）

黄必胜（湖北中医药大学教授）

前　言

为落实《国家中长期教育改革和发展规划纲要（2010-2020 年）》《关于医教协同深化临床医学人才培养改革的意见》，适应新形势下我国中医药行业高等教育教学改革和中医药人才培养的需要，国家中医药管理局教材建设工作委员会办公室（以下简称"教材办"）、中国中医药出版社在国家中医药管理局领导下，在全国中医药行业高等教育规划教材专家指导委员会指导下，总结全国中医药行业历版教材特别是新世纪以来全国高等中医药院校规划教材建设的经验，制定了"'十三五'中医药教材改革工作方案"和"'十三五'中医药行业本科规划教材建设工作总体方案"，全面组织和规划了全国中医药行业高等教育"十三五"规划教材。鉴于由全国中医药行业主管部门主持编写的全国高等中医药院校规划教材目前已出版九版，为体现其系统性和传承性，本套教材在中国中医药教育史上称为第十版。

本套教材规划过程中，教材办认真听取了教育部中医学、中药学等专业教学指导委员会相关专家的意见，结合中医药教育教学一线教师的反馈意见，加强顶层设计和组织管理，在新世纪以来三版优秀教材的基础上，进一步明确了"正本清源，突出中医药特色，弘扬中医药优势，优化知识结构，做好基础课程和专业核心课程衔接"的建设目标，旨在适应新时期中医药教育事业发展和教学手段变革的需要，彰显现代中医药教育理念，在继承中创新，在发展中提高，打造符合中医药教育教学规律的经典教材。

本套教材建设过程中，教材办还聘请中医学、中药学、针灸推拿学三个专业德高望重的专家组成编审专家组，请他们参与主编确定，列席编写会议和定稿会议，对编写过程中遇到的问题提出指导性意见，参加教材间内容统筹、审读稿件等。

本套教材具有以下特点：

1. 加强顶层设计，强化中医经典地位

针对中医药人才成长的规律，正本清源，突出中医思维方式，体现中医药学科的人文特色和"读经典，做临床"的实践特点，突出中医理论在中医药教育教学和实践工作中的核心地位，与执业中医（药）师资格考试、中医住院医师规范化培训等工作对接，更具有针对性和实践性。

2. 精选编写队伍，汇集权威专家智慧

主编遴选严格按照程序进行，经过院校推荐、国家中医药管理局教材建设专家指导委员会专家评审、编审专家组认可后确定，确保公开、公平、公正。编委优先吸纳教学名师、学科带头人和一线优秀教师，集中了全国范围内各高等中医药院校的权威专家，确保了编写队伍的水平，体现了中医药行业规划教材的整体优势。

3. 突出精品意识，完善学科知识体系

结合教学实践环节的反馈意见，精心组织编写队伍进行编写大纲和样稿的讨论，要求每门教材立足专业需求，在保持内容稳定性、先进性、适用性的基础上，根据其在整个中医知识体系中的地位、学生知识结构和课程开设时间，突出本学科的教学重点，努力处理好继承与创新、理论与实践、基础与临床的关系。

4. 尝试形式创新，注重实践技能培养

为提升对学生实践技能的培养，配合高等中医药院校数字化教学的发展，更好地服务于中医药教学改革，本套教材在传承历版教材基本知识、基本理论、基本技能主体框架的基础上，将数字化作为重点建设目标，在中医药行业教育云平台的总体构架下，借助网络信息技术，为广大师生提供了丰富的教学资源和广阔的互动空间。

本套教材的建设，得到国家中医药管理局领导的指导与大力支持，凝聚了全国中医药行业高等教育工作者的集体智慧，体现了全国中医药行业齐心协力、求真务实的工作作风，代表了全国中医药行业为"十三五"期间中医药事业发展和人才培养所做的共同努力，谨向有关单位和个人致以衷心的感谢！希望本套教材的出版，能够对全国中医药行业高等教育教学的发展和中医药人才的培养产生积极的推动作用。

需要说明的是，尽管所有组织者与编写者竭尽心智，精益求精，本套教材仍有一定的提升空间，敬请各高等中医药院校广大师生提出宝贵意见和建议，以便今后修订和提高。

国家中医药管理局教材建设工作委员会办公室

中国中医药出版社

2016年6月

编写说明

　　循证医学以其先进的理念和科学的方法，在医学各科领域产生了巨大的影响。作为传统医学典型代表的中医学也不例外，循证医学引入中医学领域已有十多年时间，与国外及西医高等学校的循证医学教材相比，中医循证医学教材编写起步较晚，目前除了人民卫生出版社"十二五"规划中医药高等院校本科生教材《循证医学》(刘建平主编)和中国中医药出版社的本科生教材《循证医学》(王泓午主编)以外，编写中医药高等院校"十三五"规划教材《循证医学》势在必行。由于国内高等中医院校本科课程设置中基本上没有将流行病学、医学统计学和临床流行病学设为必修课程，因此，需要在新的循证医学教材中注重上述内容的补充和衔接，本教材从内容和结构上都不同程度地补充了上述三门基础课程的必备内容。而且，在章节内容安排上尽量突出中医临床实践的特色。

　　随着教学实践的不断开展，特别是针对研究生培养目标中掌握独立从事科研能力的要求，本教材的编写更加注重兼顾临床和科研两个方面，并且力求开阔学生思路，增加实例教学内容的比例，提供更多与国际接轨的教学素材，为学生提供更多实践工具等。基于以上考虑，这本《循证医学》教材有别于其他西医循证医学教材和本科生教材。

　　本教材的特点是兼顾循证临床实践与循证临床科研两个方面，注重培养学生循证实践和科研的能力，提供循证医学的经典方法与中医相关最新和有影响力的进展。以案例教学为主，在教材中直接给出可供教学中实践练习的案例。每一章节给出国际上有影响力的相关文献的题录信息，作为课题教学和学生阅读的重要参考材料，力求减轻教师备课压力，拓展学生国际视野。

　　本教材的主干内容参照国内外优秀的循证医学教材和专著，结合案例教学特点进行编写。在每一章节的具体内容中充分体现必要的中医特点，并于章末给出国内外重要的文献题录以供扩展阅读及备课使用，并设置本章要点总结及3~7道复习思考题。

　　本教材共设置十一章，第一至七章为循证医学基础理论、基础知识与基本技能，包括中医循证医学的概念、沿革、进展；中医循证临床实践与科研的基础理论和基本步骤、中医循证临床实践指南与路径等。第八至十一章为当前国内外中医循证医学领域的研究热点与重点领域，包括证候研究、辨证论治疗效评价、结局评价等内容。

　　本教材的读者对象主要是高等中医药院校中医学、中西医结合临床医学、针灸推拿学等专业的硕士和博士研究生，从事中医药、中西医结合临床的医师、研究人员和科研管理人员，也可以作为培训教材和科研参考书使用。

《循证医学》编委会

2017 年 7 月 8 日于北京

目　录

第一章　循证医学概论

循证医学（evidence based medicine，EBM）是 20 世纪 90 年代发展起来的一门新兴交叉学科，已经广泛应用于医疗卫生事业服务和科学决策管理等领域。

第一节　循证医学发展沿革及现状

一、循证医学产生

（一）疾病谱的改变

20 世纪中期，随着免疫接种的普及，传染性疾病的发病率逐年下降，人类疾病谱随之发生变化，健康问题已从传染病和营养缺乏等转变为与环境、心理和社会因素有关的肿瘤、心脑血管疾病和糖尿病等慢性非传染性疾病。疾病从单因性疾病向多因性疾病改变，其相应的治疗变成综合性治疗。

（二）现代临床流行病学出现

随着临床流行病学（clinical epidemiology）原理和方法在临床研究中被广泛应用，随机对照试验（randomized controlled trails，RCT）被公认为评价临床疗效最有效的方法，产生了大量临床随机对照试验的研究结果。但是，尽管采用的均是随机对照试验设计，不同研究者针对相同临床问题得出的结果却大相径庭，出现了随机对照试验结果的多样性，而每项随机对照试验结果都自称是由权威专家提供的最高级别的证据。面对各种不同结果，临床医师应该相信谁？类似的问题越积越多，解决临床医师无所适从的问题成为当务之急。

（三）Meta 分析统计方法出现

Meta 分析（Meta analysis）是 1976 年由心理学家 Glass 首次提出的统计学方法，并将其运用于教育学研究领域中对多个研究结果的综合定量分析。随后，这一统计学方法被广泛应用于医学领域。

（四）计算机和网络技术的提高和普及

计算机和网络技术是 20 世纪科技发展的重要标志之一。计算机和网络技术、国际 Cochrane 协作网（Cochrane Collaboration，CC）和世界各国 Cochrane 中心网的建立与发展，为临床医生快速地从光盘数据库及网络中获取医学证据，提供了现代化技术手段。

以上四个基础条件的出现，促使循证医学产生。1992 年，加拿大 McMaster 大学的 David L Sackett 教授及其同事生物医学系教授 Guyatt GH 博士在《美国医学会杂志》（JAMA）撰文，首次提出"循证医学"这一术语。

二、循证医学发展

（一）国外循证医学发展

1992 年国际 Cochrane 协作网成立，同年英国 Cochrane 中心注册成立，1995 年成立了澳大利亚 Cochrane 中心，随后，巴西、加拿大、荷兰、法国、意大利、西班牙、德国、挪威、南非、美国等国相继成立了 Cochrane 中心和协作网。现在全世界有 14 个 Cochrane 中心，约 50 个专业协作网，100 多个协作组织分布在 20 多个国家中。

（二）中国循证医学发展

从 20 世纪 80 年代起，我国连续派出数批临床医师到加拿大、美国、澳大利亚学习临床流行病学，有多名医师跟随 David Sackett 教授查房，学习如何用临床流行病学原理与方法解决临床问题（循证医学的雏形），并在上海医科大学、华西医科大学和广州中医药大学分别建立了临床流行病学培训中心，开展这方面的工作。

1996 年，原上海医科大学附属中山医院王吉耀教授将 evidence based medicine 翻译为"循证医学"，发表了我国第一篇关于循证医学的文章《循证医学的临床实践》。

1996 年，四川大学华西医院（原华西医科大学附属第一医院）引进循证医学和 Cochrane 系统综述，创建了中国循证医学/Cochrane 中心，李幼平教授为中心主任，1997 年 7 月获卫生部正式批准，开始在全国推广循证医学概念和系统综述。

1997 年，四川大学华西医院神经内科医生刘鸣教授，在 Cochrane 图书馆发表中国第一篇 Cochrane 系统综述《循证医学最好的证据》。

1999 年 3 月 31 日，中国循证医学中心正式注册成为国际 Cochrane 协作网的第 14 个中心。中国循证医学中心是国际 Cochrane 协作网的成员之一，也是中国与国际协作网的唯一接口，2001 年 10 月成立中国循证医学香港分中心。

2000 年，广州中医药大学（原广州中医学院）临床设计、衡量与评价中心赖世隆教授撰文，首次倡导将循证医学引入中医学。

第二节　循证医学基本概念

一、循证医学概念

循证医学是"循证医学实践"（evidence based medicine practice，EBMP）的简称，即遵循证据的医学实践，是指在从事医疗卫生服务过程中，有意识地、明确地、审慎地利用当前所获得的最好的研究证据，进行科学决策的医学实践过程。循证医学是一种理念，是一种医学思维模式，是一种医学实践过程。

1992 年加拿大 McMaster 大学的 David Sackett 教授首次正式提出循证医学概念，"循证医学是指医疗实践和卫生决策与实践（甚至包括其他类型的社会决策）应该基于对证据效能的系统检索和严格评价"。

1996 年 David Sackett 教授在《英国医学杂志》上发表专论，将循证医学明确定义为"明确、明智、审慎地应用最佳证据做出临床决策的方法"。2000 年 David Sackett 教授在新版《循证医学——如何教学与实践》中，再次定义循证医学为"慎重、准确和明智地应用当前所能获得的最好的研究证据，同时结合临床医师个人专业技能和多年临床经验、考虑患者价值和愿望，将三者完美地结合制定出患者治疗措施"。

二、循证医学核心思想

循证医学的核心思想是，任何医学决策的实施应尽量以客观科学研究结果为依据。临床医疗方案、临床实践指南及医疗卫生决策的制定和实施都应依据当前最好、最新的研究结果，结合专业诊疗经验，充分考虑被实施决策方（如患者）的权利、期望和价值取向，同时兼顾医疗卫生环境的实际情况。

三、循证医学内容

循证医学实践包括循证基础实践、循证公共卫生实践和循证临床实践。

循证基础实践即循证医学实践在基础医学研究领域的实践。

循证公共卫生实践，或称为循证卫生决策，即宏观和群体的医疗卫生决策也必须遵循证据，最早由英国牛津大学卫生科学研究院院长缪尔·格雷爵士提出。同时强调，实现循证医学不但是医生的责任，更是医疗卫生决策者和管理者的责任，是国家和社会的责任。循证公共卫生实践的基本要素包括证据、资源和资源分配中的价值取向。

循证临床实践，早期狭义的循证医学实践主要是针对个体的循证临床实践，即医生针对个体患者的病因、诊断、治疗和转归等临床问题进行的循证医学实践，其基本要素包括医生、患者、证据和医疗环境。循证临床实践在不同专业及科室，有了很多分支，如循证内科实践、循证外科实践、循证护理实践、循证药学实践、循证中医临床实践、循证检验实践等。

目前广义的循证医学既包括针对个体的循证临床实践，又包括针对群体的循证公共卫生实践。

四、循证医学类别

循证医学实践按照分工不同分为两个类别，包括证据提供者（doer）和证据应用者（user），证据提供者是由一批颇具学术造诣的临床流行病学家，各专业临床专家，卫生/医学统计学家，卫生经济学家和社会学家，医学、科学及信息工作者，共同协作，根据临床实践中存在的某些问题，对全球生物医学文献进行收集、分析、评价及综合最佳研究成果（证据），为临床医生提供证据。证据应用者是从事临床医疗服务的医务工作人员，包括医疗管理和卫生政策的决策者，应用证据提供者所提供的最佳证据，理论联系实践，做出医疗决策，两者侧重点不同。具体见表 1-1。

表 1-1　证据提供者与证据应用者区别

项目	证据提供者（doer）	证据应用者（user）
确定临床问题	+++	+++
任务	收集与评价文献	正确应用证据

续表

项目	证据提供者（doer）	证据应用者（user）
	提供最佳证据	
专业基础与技能	临床实践＋＋＋	临床实践＋＋＋
	临床流行病学＋＋＋	临床流行病学＋
	卫生统计学＋＋	卫生统计学＋
	社会医学＋＋	社会医学＋
	计算机技能＋＋＋	计算机技能＋
外语	英语＋＋＋	英语＋
技术力量	团队力量	个体

注："＋"表示掌握程度、能力程度

五、循证医学实践基本要素

医生、患者、证据和医疗环境构成循证医学临床实践的基本要素。

（一）医生

临床医生是实践循证医学的主体，具备专业知识和临床经验是循证临床实践的技术保证，对疾病的诊断和对患者的处理都是通过医生来实施的，因此，临床医生要成为循证临床实践的主体，需要具备：①系统的医学理论知识；②临床基本操作技能；③临床医疗实践经验；④严谨的科学态度；⑤敬业精神；⑥良好的职业道德。

（二）患者

患者是医疗卫生服务实践的主体，由于经济状况、宗教信仰、社会文化背景和个人喜好的不同，所以在循证临床实践过程中，医生要充分尊重患者的价值取向、愿望和需求，从患者的角度思考问题，从患者的利益出发，让患者拥有充分的知情权，与患者良好地合作，确保在诊疗过程中有良好的依从性，形成医生与患者的诊治联盟。

医生对于任何诊治决策的实施，都必须获得患者的接受与合作，才会取得相应的效果。因此，患者平等友好地参与、合作是循证医学临床实践的关键。

（三）证据

证据是指当前所能够获得的最好证据，"最好"不一定是最科学或最佳，而是解决某个患者具体临床实际问题的最适宜手段。证据既包括医生的临床经验，也包括应用临床流行病学原理和方法获得的研究结论，以及系统综述（systemetic review，SR）和临床实践指南（clinical practice guideline，CPG），还包括基础实验研究结论等。但是，循证医学临床实践应用的证据必须具有真实性、可靠性、适用性和临床价值。

（四）医疗环境

循证医学临床实践要在具体的医疗环境下进行。因为在医疗环境不同（如不同的国家地区、不同级别的医院、同一级别不同的设备条件和医务人员的业务水平等）情况下，医生针对同一个患者，可以选择的最好证据（如诊断和治疗措施）是不同的。因此，循证临床实践必须结合当地、当时具体的医疗环境进行。

医生、患者、证据和医疗环境构成循证医学临床实践的基础，缺一不可。

第三节　循证医学与中医学

一、中医的循证医学属性

中医学较早地应用观察性研究方法指导临床医疗，中医师通过望、闻、问、切采集有关疾病的信息，做出证候的判断，并依此实施治疗，这种辨证论治的医疗模式成为早期的、朴素的循证思维和实践。循证医学的先驱 David Sackett 教授及其团队在 20 世纪 90 年代正式提出了"循证医学"（evidence based medicine）这一概念。中医药学属于传统医学的范畴，世界卫生组织在 2005 年倡导所有的医学包括传统医学都应当开展循证医学的实践与决策。美国政府机构国立卫生研究院（NIH）1995 年成立了补充替代医学研究中心（NCCAM），政府提供大量的研究经费，用于补充与替代医学疗法的效果和安全性评价。循证医学在中医药学中的应用产生了中医循证医学（evidence based Chinese medicine），在中西医结合医学中应用产生了中西医结合循证医学。

根据 David Sackett 教授在 2000 年第二版《循证医学——如何教学与实践》一书中的记述，循证医学的理念最早起源于中国清朝乾隆年间的《考证》一书，即用研究记录的证据去解释孔夫子著述中有关干预的评价。实际上全世界最早记载的对照临床研究出自于中国的《本草图经》，当时为了评价人参的效果，选择二人，一人服用人参，另一人不服用人参，令其二人奔跑，视其疲劳的程度而评价其疗效。由此可见，循证理念的起源和发展与中医是完全契合的。

二、循证医学方法在中医药应用的现状

循证医学的理念和方法自 20 世纪 90 年代引入中国以来，目前已广泛应用于中医药的临床评价，即在中医理论指导下对中医的辨证和治疗在临床的应用加以验证，以确证其有效性和安全性。中医临床评价已经成为临床医生、患者以及卫生行政部门共同关心的问题，它关系到进一步的临床决策和卫生资源的合理分配，也关系到医疗质量改进和医生业务素质的提高。传统的临床评价多以中医专家和医生在临证实践过程中对个案病例或系列病例的经验总结，多为回顾性研究，缺乏严格设计的前瞻性对照临床试验研究。其明显的不足之处在于偏倚（bias）难以控制，使个体的临床经验难以在群体水平得到重复，使名老中医的临床经验难以提高和升华，好的疗法得不到推广应用。循证医学提倡的证据是指前瞻性的随机对照试验所获得的结果，是针对某一疾病或病症采用某一干预措施对随机选择的病例进行试验干预后所观察到的客观效应。而循证医学的另一种级别更高的证据则是对单个随机对照试验的证据进行系统、全面的鉴定、评价与合并所获得的单一综合效应，即系统综述（systematic review，SR）或 Meta 分析（Meta analysis）。因此，中医药各种疗法和药物的疗效评价应当而且可以采用循证医学的研究方法。

近 20 年来临床试验方法在中医药的应用呈显著增长的趋势。随机对照试验作为国际上公认的评价干预措施效果的金标准方案，应用于中医药的临床疗效评价具有重要意义。我国的《新药审批办法》中也规定了 Ⅱ、Ⅲ 期临床试验采用随机对照试验的设计方法。多中心、双

盲、随机临床试验已经成为国际发展的趋势。随机临床试验可用于评价两种干预措施的优劣、确定某一干预措施的利弊、证实某一干预措施的有效性和安全性。因此，严格设计的随机临床试验将对临床上使用的医疗干预措施的效果做出肯定或否定的结论，通过推广应用有效的治疗，摒弃无效的治疗，能够节省医疗卫生资源，避免低水平的重复研究从而造成人力、物力的浪费，提高医疗水平。按病种或疗法进行系统综述对指导医疗实践、正确的科研选题可提供可靠的依据，并有助于确定临床相关的评价指标，为新药开发提供线索。

自 20 世纪 90 年代初，由于中医临床研究中引入了临床流行病学的研究方法，中医临床研究的水平得以大幅提高，人们开始认识到随机对照试验的重要性，发表的临床研究报告也越来越多。检索国内期刊文献中发表的中医药临床试验文章数量逐年增多，但是，国内外方法学专家对中医临床研究质量的评价发现，这些临床研究仍然存在不少问题。例如，缺乏以临床实践问题为导向的研究，研究设计的质量不高，方法学描述过于简单，没有足够的样本量，观察指标不够明确，证候或疗效判断指标都难以达到规范化和量化，报告的疗效可重复性较差，且疗效指标多为临床症状等"软"指标，缺乏长期随访的终点"硬"指标，如病死率、致残率等。这些问题影响了研究结果的可靠性，其试验的科学价值难以得到国际认可。

学者们对中国发表的中医药随机临床试验方法学质量的评价还发现，极少有大规模、多中心或随机双盲安慰剂对照试验，"随机"的概念被误用或滥用，中药临床试验中对照的设置不够合理，如中药与中药相比较的临床试验；存在发表偏倚和系统误差（偏倚）使研究结果可靠性减低，疗效评价指标选择不恰当，疗效的评价未能体现中医特色，临床试验报告不够规范（未按照 CONSORT 声明的原则）。此外，尚未建立达到国际标准的临床试验机构和评价机构，缺乏对现有临床研究证据的研究综合。

循证医学对中医疗效评价提出更高的要求，其中包括中医药疗效评价的全过程，即疗效评价研究的设计类型，试验样本量的大小，准确选择研究对象（公认的诊断标准与中医辨证依据），详细描述干预措施的细节，如所用中药材的产地、收获季节、加工处理方式，产品或制剂的质量控制，治疗干预方案（剂量、用法、疗程），患者对治疗的依从性。而针灸的临床试验则强调治疗的依据和背景、针刺的器具、针刺的手法、对照措施及辅助干预措施、针灸师的资质和经验等。

三、中医药循证医学研究的特点

中医药界已普遍认识到循证医学对中医临床研究与临床实践的重要性和必要性，强调要走循证中医药的道路，将循证医学的理念和方法应用于中医药的临床研究与评价中。由于循证医学与传统医学有着重要的区别，人们更加重视临床实践从经验向实证的转化。传统医学多以个人经验为主，医生以自己的实践经验、高年资医生的指导、教科书以及从医学期刊上获得的研究报告为依据来治疗病人。其临床实践的结果是：一些真正有效的疗法因不为公众所知而长期未被临床采用；而一些实际无效甚至有害的疗法因从理论上推断或从非人体研究的结果判断可能有效而被长期、广泛地使用。循证医学的实践既重视个人临床经验又强调采用现有的、最好的研究依据，两者缺一不可。这种研究的依据主要是指临床研究证据，而基础理论或动物实验等依据，只是在没有临床研究证据的情况下作为参考。一种治疗方法在动物身上或理论上的效果并不等于在病人身上的实际效果，可实际效果需在人体临床试验中予以证明。

中医药的现代化必须借助于循证医学的思路和方法，中医药循证研究的特点体现在将分析与综合、微观与宏观辩证统一起来，以中医理论为指导，确定科研的选题、方案设计和研究方法，把实验结果同中医理论的要素结合加以评价。通过前瞻性临床研究和系统综述，将对中医证候的客观化研究、方剂的适应病症、疗效和评价指标体系的系统研究、针灸的疗效和评价方法研究等方面可以产生突破性进展。

将循证医学方法用于中医药治疗性研究文献的系统性评价将在下述几方面发挥重要作用：①全面了解中医药临床科研方法应用的状况、存在的问题，对研究质量的现状和总体水平做出评估；②对中医药或中西医结合治疗疾病的有效性进行客观的评价，以指导临床治疗决策；③对未来的临床研究设计提供重要意见；④为中医药临床研究的方法学改进提供了建议；⑤使用科学证据决策，提高有效卫生资源的利用；⑥有利于中医药的国际交流，促进中医药走向世界。

实践循证的中医药学将在以下几个方面促进中医药的现代化进程：①促使中医药临床研究的水平不断提高，并最终与国际接轨；②制定循证的中医药临床评价指标体系，从而可以客观、科学地对中医药疗法的有效性和安全性做出评价；③通过在临床医疗实践中应用循证医学评价的证据，促进中医的临床实践，提高疗效；④成为中医临床医生自我学习的继续教育模式；⑤开展循证的中医药学教学，科学地设置课程，倡导以问题为导向的学习方法以及学生参与教学的方式，科学地评价教学效果，开展循证中医药学教学的研究，培养懂得现代医学科学方法、具有创新思维的新一代中医生；⑥借助相关的国际组织，开展中医药国际协作研究，学习并引进先进的研究方法和组织管理机制。

引入循证医学和其他现代科学的方法和新思路，采取多学科的合作模式，继承与发展相结合，以提高中医药防病、治病能力，以中医药学术水平为中心，重点放在提高临床疗效和培养新一代名中医的目标，经过我国中西医科学工作者的共同努力，中医药的现代化终将会实现。

四、发展循证中医药所面对的挑战与对策

实践循证的中医药可能面对的挑战包括：中医师和研究人员的观念更新和转变，是否能够接受新的科学评价方法；其次，需要对中医药行业从业人员和临床研究人员进行方法学的培训与教育；培养循证实践的技能（包括提出正确的问题、查找文献与鉴定研究的能力、严格评价的技能、综合研究的能力、解释与使用证据的能力）；最后，需要对现有的研究方法学进行改进或创新，并确定中医药临床研究的优先领域。

循证医学方法应用于中医药的临床疗效评价可以从以下几方面着手：按病种或药物（疗法）确定需评价的目标病种或极有潜力的药物（疗法）；对综合评价后不能提供疗效证据的药物（疗法）进行严格的临床试验，如对中成药进行上市后的再评价；对现有中医药的临床试验进行系统地鉴定、整理和综合，为临床实践提供证据，为进一步的临床研究提供线索；重新确定主要病种药物疗效评价的，体现中医特色的指标体系。

发展循证中医药的几个方法：①通过国内、国际的协作，充分发挥优势互补，用3～5年时间使中医药临床疗效评价有大发展；②培养循证中医药科研的人才；③循证医学的基础学科是临床流行病学和医学统计学，需在国内中医院校的教学中，尤其是针对研究生和长学制学生教育中开设临床流行病学、医学统计学、计算机文献检索、循证医学的课程；④对重大疾病的

主要中医药疗法进行系统综述，为中医药疗效提供证据，为高质量的临床研究提供相关线索。

五、中医循证医学的发展方向

虽然中医药研究已取得了显著成绩，但与现代医学在诸多领域的重大突破相比，还存在着较大的差距，发展速度较缓慢。20 世纪 80 年代前，中医药临床研究大多以经验医学模式为主。80 年代后，随着临床流行病学方法的引入，传统医学模式逐渐被现代医学模式所取代，经验医学开始朝着以科学证据为基础的循证医学发展。90 年代以后逐步采用新药研发的模式开展中医疗效评价。中医学由于重视个人临床实践，强调个人经验总结，是一门典型的经验医学，其疗效的可重复性较差；加之其理论构成体系是在中国特定历史和哲学思想的影响下形成和发展起来的，故其理论、诊断、治疗和语言自成一体，很难与西方的现代医学进行交流与沟通。因而难以走出国门，更广泛地为世界人民服务。

随着中国改革开放的不断发展，中国加入世界贸易组织（WTO）之后，医疗体制的改革与转型，西方医药和现代化的检查仪器设备大举进入中国医疗机构及市场，对中医药造成了很大的冲击，面临着前所未有的挑战。中医药临床研究的质量也需再提高。虽然中医药的期刊杂志数量和发表文章的数量在不断增长，然而，现有的 130 余种中医药和其他传统医药期刊杂志中，仅有两本杂志（《中国中西医结合杂志》英文版和《中医杂志》英文版）被国际权威检索工具 SCI 扩展版收录。临床研究中的随机对照试验数量和比例均较低，且发表文章的质量不高。中医药界临床科研队伍的素质和能力普遍较低。这些因素都明显制约着中医药现代化的发展。

2008 年，由科技部、卫生部、国家中医药管理局、国家食品药品监督管理局等 16 部委联合发布了《中医药创新发展规划纲要（2006 – 2020 年）》，这是继 2002 年国务院办公厅转发《中药现代化发展纲要》后，又一事关中医药创新发展全局的纲领性文件。《纲要》中明确提出，坚持"继承与创新并重，中医中药协调发展，现代化与国际化相互促进，多学科结合"的基本原则，推动中医药传承与创新发展。该《纲要》确立了我国中医药创新发展的总体目标：通过科技创新支撑中医药现代化发展，不断提高中医药对我国经济和社会发展的贡献率，巩固和加强我国在传统医药领域的优势地位；重点突破中医药传承和医学及生命科学创新发展的关键问题，争取成为中国科技走向世界的突破口之一；促进中西方医学优势互补、相互融合，为建立具有中国特色的新医药学奠定基础；应用全球科技资源推进中医药国际化进程，弘扬中华民族优秀文化，为人类卫生保健事业做出新贡献。

《纲要》中指出，中医药创新发展的基本任务是："继承、创新、现代化、国际化"，将中医临床研究、中药产业发展、基础理论研究、标准规范研究、创新体系建设和国际科技合作确定为中医药发展的领域优先。因此，抓住机遇，促进中医药走向世界，是当代广大中医药工作者的重大使命。中医药学与循证医学的结合必将使中医药取得更快、更好的发展。

复习思考题

1. 循证医学对临床医学的发展起到什么样的作用？

2. 循证医学如何促进中医的临床实践与科研工作？

推荐阅读

1. 刘建平．循证医学与个体化医疗．中西医结合学报，2009，7（6）：505 – 508.

2. Evidence Based Medicine Working Group. Evidence – based medicine. A new approach to teaching the practice of medicine. JAMA，1992，268（17）：2420 – 25.

参考文献

［1］王泓午．循证医学．北京：中国中医药出版社，2012.

［2］唐金陵，Paul Glasziou．循证医学基础．北京：北京大学医学出版社，2010.

［3］Muir Gray，唐金陵．循证医学循证医疗卫生决策．北京：北京大学医学出版社，2004.

［4］詹思延．流行病学．第 7 版．北京：人民卫生出版社，2012.

［5］谭红专．现代流行病学．北京：人民卫生出版社，2008.

第二章　循证医学理论基础

第一节　循证医学证据

循证医学的证据（evidence）是指以患者为研究对象的各种临床研究（包括病因、诊断、预防及治疗干预措施、经济学研究及评价等）所得到的结果和结论。证据来源主要包括数据库（互联网在线数据库、公开发行的 CD 等）、杂志及指南等。不同的临床问题要求不同的研究证据，循证医学强调证据应是由多种研究方法、多种来源的研究结果构成的"证据体"（evidengce body）。

一、证据分类

根据研究和应用的不同需要，证据有以下几种分类方法。

（一）按照研究方法分类

按照研究方法不同可以分为原始研究证据和二次研究证据。

1. 原始研究证据（primary research evidence）　指直接以受试者（包括健康人及患者）为研究对象，通过进行单个的预防、病因、诊断、干预及预后研究，获得一手数据，经统计学分析和总结后得出的结论。原始研究的基本设计类型包括随机对照试验（randomized controlled trial，RCT）、交叉试验、自身前后对照研究和非随机同期对照研究、队列研究、病例对照研究、横断面研究、病例报告和病例系列分析等。主要来源的数据库有 PubMed、Embase、中国生物医学文献数据库（Chinese Biomedical literature Database，CBM）、中国循证医学中心数据库和国立研究注册（The National Research Register，NRR）等。

2. 二次研究证据（secondary research evidence）　指对某一具体问题系统地收集全部原始研究证据，然后应用科学的标准严格评价、整合处理、分析总结后所得出的结论。二次研究证据是对多个原始研究证据进行再加工后得到的更高层次的证据，主要包括临床实践指南（clinical practice guidelines，CPG）、临床证据手册（handbook of clinical evidence）、系统综述（systematic review，SR）、卫生技术评估（health technology assessment，HTA）报告和卫生经济学（health economics）研究等。二次研究证据的质量取决于原始研究的质量。数据库的主要来源有 Cochrane 图书馆（Cochrane library，CL）、Ovid 循证医学数据库、BMJ Best Practice 和美国国立卫生研究院卫生技术评估与导向发布数据库等。

除了以上研究证据外，还有个人经验、专家意见等非研究证据，对于没有研究证据的少见或复杂病例，有着重要的参考价值。

（二）按照研究问题类型分类

按照研究问题类型的不同可将证据分为预防、病因、诊断、治疗、预后及不良反应等研究证据。

（三）按照用户需求分类

按照用户需求可分为临床证据手册、临床实践指南、临床决策分析、系统综述、卫生技术评估报告及健康教育资料等，主要面向临床医生、卫生政策制定者、广大群众及患者。

（四）按获得渠道分类

按照获得渠道可分为公开发表的研究证据、灰色文献、在研的研究证据及网上信息。公开发表的研究证据主要有杂志、专著、手册和光盘等；灰色文献指已完成，还未公开发表的研究证据，主要有非公开出版的政府文献、会议文献、技术档案、企业产品资料及内部刊物等；在研的研究证据指正在进行未完成的原始研究和二次研究；网上信息包括不同医学组织和机构建设的各种数据库。

二、证据评价

由于临床证据繁多、来源复杂、质量良莠不齐，为了便于临床决策，需要对研究证据的质量做出科学的鉴别。临床证据评价的基本要素包括证据的真实性（validity）、重要性（importance）和适用性（applicability）。首先应分析研究结果是否真实可靠；若真实可靠，要进一步评价其是否具有临床应用价值；最后要分析该证据是否适用于具体的临床实践。研究证据的真实性是评价研究证据的核心，是指该证据本身研究方法是否合理、统计分析是否正确、结论是否可靠。研究证据的重要性主要采用客观指标来评价，研究类型不同，其评价指标也不同，治疗性研究常采用相对危险度降低率（relative risk reduction，RRR）、绝对危险度降低率（absolute risk reduction，ARR）和防止某种事件的发生需要治疗的病例数（number needed to treat，NNT）等指标，同时利用可信区间（confidence interval，CI）分析估计值的精确度。研究证据的适用性是指证据的结果和结论在不同人群、不同地点对具体的病例具有应用价值。

单项 RCT 研究一般从以下几个方面评价证据的真实性：①研究对象是否进行随机化分组和随机分配方案隐藏；②是否随访了纳入研究的所有患者；③随访期是否足够长；④是否分析了所有随机分配入组的患者；⑤是否采用了盲法；⑥除试验干预措施外，组间的其他治疗措施是否一致。目前评价 RCT 证据质量尚无金标准，目前多采用 CONSORT 声明来规范 RCT 报告（详见附录）。除 CONSORT 声明外，目前较常用的评价标准为 Jadad 量表（Jadad scale），又称为 Jadad 评分或牛津评分系统，是独立评价临床试验方法学质量的工具（见表 2 - 1）。

表 2 - 1　Jadad 量表的质量标准（Jadad 2002）[*]

项目	分值与内容
随机序列的产生	1. 恰当：计算机产生的随机数字或类似方法（2分） 2. 不清楚：随机试验但未描述随机分配的方法（1分） 3. 不恰当：采用交替分配的方法如单双号（0分）
随机化隐藏	1. 恰当：中心或药房控制分配方案，或用序列编号一致的容器、现场计算机控制、密封不透光的信封或其他使临床医生和受试者无法预知分配序列的方法（2分） 2. 不清楚：只表明使用随机数字表或其他随机分配方案（1分） 3. 不恰当：交替分配、病例号、星期日数、开放式随机号码表、系列编号信封以及任何不能防止分组的可预测性的措施（0分） 4. 未使用（0分）

续表

项目	分值与内容
盲法	1. 恰当：采用了完全一致的安慰剂片或类似方法（2分） 2. 不清楚：试验陈述为盲法，但未描述方法（1分） 3. 不恰当：未采用双盲或盲的方法不恰当，如片剂和注射剂比较（0分）
撤出与退出	1. 描述了撤出或退出的数目和理由（1分） 2. 未描述撤出或退出的数目或理由（0分）

注：1~3分视为低质量，4~7分视为高质量。

三、证据分级体系的演进

循证医学是通过使用证据指导临床实践，面对众多的临床研究，临床医生需要根据研究人员预先确立的证据分级标准和推荐意见使用各种证据。

（一）定义

证据分级（level of evidence）是指按照论证强度将证据定性分成多个级别，以进一步定量评价证据质量的系列方法。

证据强度（strength of evidence）是指证据的研究质量高低及结果真实性、可靠性程度。

推荐强度（strength of recommendations）是指证据被介绍给证据使用者并可能被接受的程度。证据等级水平并不一定完全决定推荐级别，如某项治疗措施经大样本随机对照临床试验验证，但仍存在争议，虽然证据级别高，但不一定推荐强度高。影响推荐强度的三个要素分别为：①证据的利弊权衡；②证据质量高低；③价值观、意愿的交会以及资源利用。一般而言，证据利弊间差别越大，越适合做出强推荐。干预措施的有利方面包括发病率和病死率降低、生活质量提高、医疗负担降低和资源消耗减少等；反之即为其不利方面。证据质量越高，相应推荐强度也越高。而价值观和意愿差异越大，处理措施的成本越高则不适合做出强推荐。

（二）演进阶段

20世纪60年代，美国两位社会学家Campbell和Stanley首次提出证据分级的概念，至今已有多个组织和机构提出了不同的证据分级体系及推荐意见，其演进过程分为三个阶段。

1. 第一阶段　1979年由加拿大定期体检工作组（Canadian Task Force on the Periodic Health examination，CTFPHE）的专家们首次根据研究设计将证据强度分为3级4等，设计良好的RCT证据强度最高，专家意见级别最低。该标准没有将推荐意见和证据级别相对应，推荐强度分为支持和不支持两类，支持又分为考虑该疾病的证据充分、尚可和缺乏三级；不支持分为不考虑该疾病的证据尚可、充分两级。据此对78种体检项目的证据进行分级，从而方便了体检医生的工作，也提高了决策的科学性，其为今后分级标准的建立提供了基础。1986年，CTFPHE成员之一David Sackett针对1979年标准的不足进行了修改和完善，将证据分为3级5等，对Ⅰ级证据的RCT按研究质量分为大样本和小样本两级，并将证据质量与推荐强度的等级相对应，推荐强度分为三级。

2. 第二阶段　1992年，美国卫生保健政策研究所（Agency for Health Care Policy and Research，AHCPR，现改名为Agency for Healthcare Research and Quality，AHRQ）制定的临床实践

指南将证据分为 4 级，推荐强度分为 3 级。首次将 Meta 分析和单个 RCT 共同作为一级证据，且以多项 RCT 的 Meta 分析作为最高级别证据。1996 年，英格兰北部循证指南制定项目（North of England Evidence Based Guidelines Development Project，NEEBGDP）将证据和推荐强度均分为 3 级，把 RCT、Meta 分析和 SR 共同作为 Ⅰ 级证据。2001 年，苏格兰院际指南网络（The Scottish Intercollegiate Guidelines Network，SIGN）发布了更详细的证据分级体系，将证据分为 4 级 8 等，推荐强度分为 4 级。荷兰（1977）、新西兰（1999）和澳大利亚（2000）等国家也在本国临床指南中引入和修订了各自的证据分级和推荐标准。以上分级从只规定研究设计类型到开始重视研究质量、证据的内部和外部真实性，但证据分级多局限于疾病治疗领域。

2001 年 5 月，英国牛津循证医学中心（Oxford Centre for Evidence Based Medicine，OCEBM）网络发布了新的分级标准，涉及预防、病因、诊断、治疗、预后、危害及经济学分析等 7 个领域，把治疗类型的临床证据分为 5 级，并细化为 10 等，推荐强度依据证据等级分为 4 级。证据分级依据包括研究设计、研究结果评价和临床适用性等方面。在 Ⅰ 级证据中除传统的 RCT、Meta 分析外，还首次纳入了"全或无"证据，即无对照的研究证据。所谓"全"即当引入干预措施之前，所有患者均能够预测会发生某一结局，而采用该干预措施之后，有部分患者不会发生该结局事件；所谓"无"是指在引入干预措施之前，部分患者会发生某一结局，而引入干预措施之后，所有的患者均不发生该结局事件。该体系分级详细，针对性强，且较客观，不同评价者对证据分级的认同一致性高，已成为循证医学教学和循证临床实践中公认的经典标准。但该分级体系过于复杂和深奥，初学者不易掌握，另外其直接把证据分级简单转化为推荐强度，没有权衡利弊及临床结果的重要性，没有明确的方法根据"证据体"做出单一推荐强度。

在第二阶段，随着循证医学的快速发展和 Cochrane 协作网的全球参与，证据分级日趋成熟。但其内容较复杂，标准不尽相同，不利于指导世界范围内全部医疗机构的循证实践。

3. 第三阶段 2001 年美国纽约州立大学医学中心（Medical Center of State University of New York）提出证据金字塔（the evidence pyramid），首次将动物研究和体外研究纳入证据分级系统，拓展了证据范畴，具有简洁、直观的优点。

针对证据分级及推荐意见存在的不足及同一证据根据不同分级体系可能被评为多种等级的问题，2000 年包括世界卫生组织在内的 19 个国家和国际组织的 67 名指南指定者、系统综述作者和临床流行病学专家共同参与成立的推荐、评估、发展和评价分级工作组（the Grading of Recommendations Assessment，Development and Evaluation，GRADE），于 2004 年正式发布国际统一的证据质量（the quality of evidence）分级和推荐强度标准。GRADE 分级体系避免了过去主要从研究设计角度评价证据质量的现象，综合考虑了研究设计、研究质量、研究结果的一致性和证据的直接性，依据未来研究对目前疗效评价结果可信度的影响大小，将证据分为高、中、低和极低 4 个等级，其推荐强度简化为强、弱 2 级。该体系强调证据对临床应用的影响，明确和提高了判断利弊的透明度，确保对净健康获益的判断过程透明，且简明易用、适用范围广，目前已被世界卫生组织和 Cochrane 协作网和国际组织所采纳。GRADE 系统适用于制作系统评价、卫生技术评估及指南。但由于制定委员会规模不断扩大和观点的多元化，有时难以达成共识，针对该问题，又发明了 GRADE 网格。

在 2009 年，由 Jeremy Howick 领导的国际小组对 OCEBM 证据分级体系进行修改，2011 年正式完成并发布。该体系不仅像以前那样对证据有严格的评价，且能让临床医生和患者快速回答临床问题，其显著特征是证据级别涵盖了临床全部问题，且依照使用者遇到临床问题的流程排序。相比 1999 年 OCEBM 证据体系，2011 年 OCEBM 证据体系调换了原来的行和列，增加了对筛查研究的评价，删除了经济学和决策分析研究证据评价。

从整个证据分级体系的发展来看，早期的体系仅依据研究的设计，相对简单，对单一研究的评价应用方便，但其机械地认为观察性研究证据等级低于 RCT 研究。目前的证据分级体系在评价证据时，考虑的因素包括研究设计和证据的直接性、一致性和准确性等，其对证据的评价较准确，但复杂、费时，且不易应用。早期的证据分级体系主要是帮助临床医生和其他的研究者评价治疗措施的证据质量，现阶段的证据分级体系正致力于为系统综述或指南制定人员在证据分级时提供帮助。

四、常见证据分级体系

常见的证据分级及推荐强度主要有英格兰院际指南网络发布的证据分级体系、美国纽约州立大学医学中心提出证据金字塔、英国 OCEBM 证据分级和 GRADE 标准。

1. SIGN 证据分级体系 2001 年由英格兰院际指南网络发布，证据分级及推荐强度分别见表 2 – 2，表 2 – 3。

表 2 – 2 SIGN 证据分级

证据级别	定义
1 + +	高质量 RCT 的 Meta 分析、SR，或偏倚可能性很小的 RCT
1 +	较高质量 RCT 的 Meta 分析、SR，或出现偏倚可能性小的 RCT
1 –	RCT 的 Meta 分析、SR，或出现偏倚可能性大的 RCT
2 + +	高质量病例对照或队列研究的 SR，或出现混杂、偏倚和机遇可能性很小而反映因果关联可能性大的高质量病例对照或队列研究
2 +	出现混杂、偏倚和机遇可能性小而反映因果关联可能性较大的较高质量的病例对照或队列研究
2 –	出现混杂、偏倚和机遇可能性大而反映因素关联可能性明显不足的病例对照或队列研究
3	非分析性研究，即病例报告、病例系列分析
4	专家意见

表 2 – 3 SIGN 证据推荐强度

推荐强度	具体描述
A	直接适用于目标人群的 1 + + 或 1 + 级证据
B	直接适用于目标人群的 2 + + 级证据或 1 + + 或 1 + 级证据的外推证据
C	直接适用于目标人群的 2 + 级证据或 2 + + 级证据的外推证据
D	3 或 4 级证据，或 2 + 级证据的外推证据

2. 证据金字塔 2001 年由美国纽约州立大学医学中心提出，越向上其证据强度越高，见图 2 – 1。

3. OCEBM 证据分级体系（2009） 自 1999 年 11 月，由 Bob Phillips，Chris Ball，David Sackett 等共同制定证据分级标准，于 2001 年 5 月正式发表在英国牛津循证医学中心（Oxford Centre Evidence BasedMedicine，OCEBM）的网络上。在 2009 年 3 月由 Jeremy Howick 更新上述

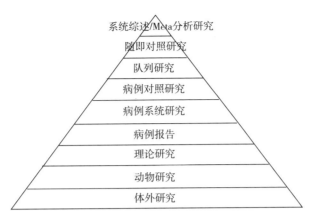

图 2 - 1　证据金字塔

标准，新标准增加了症状现况研究及鉴别诊断的证据分级，并修改了证据推荐强度，见表 2 - 4，表 2 - 5。

表 2 - 4　英国牛津循证医学中心证据分级（March 2009）

证据级别	治疗、预防、病因、危害研究	预后研究	诊断性研究	症状现况研究/鉴别诊断	经济学和决策分析
1a	同质随机对照试验的系统综述	同质起始队列研究[i]的系统综述或在不同人群验证过的临床决策规则（Clinical Decision Rule, CDR）	同质 1 级的诊断性试验的系统综述，来自多个临床中心的 1b 级研究的 CDR	同质前瞻性队列研究的系统综述	同质 1 级经济学研究的系统综述
1b	可信区间窄的单个随机对照试验	随访率≥80% 的单个起始队列研究，或在单个人群中验证过的临体决策规则	有好的参考标准，且经验证的队列研究，或在单个临床中心的临床决策规则	随访率高的前瞻性队列研究	基于临床合理成本或替代方案分析；或证据的系统综述；包括复合敏感度分析
1c	"全或无"[ii]	观察结果为"全或无"的病例系列研究	绝对的特异度高即阳性者可确诊，或绝对的灵敏度高即阴性者可排除	观察结果为"全或无"的病例系列研究	绝对价值更优或更劣的分析[iii]
2a	同质队列研究的系统综述	以下两类同质研究的系统综述：①回顾性队列研究；②对照组为未治疗者的单个随机对照试验	证据水平 > 2 级同质诊断性研究的系统综述	证据水平为 2b 和更高水平同质研究的系统综述	证据水平大于 2 级同质经济学研究的系统综述
2b	单个队列研究（包括低质量的单个随机对照试验，如随访率 < 80%）	回顾性队列研究；或对照组为未做治疗患者的单个随机对照试验；或源自临床决策规则；或仅由分割样本验证[iv]	有好的参考标准的探索性队列研究；推导的临床决策规则；仅由分割样本或数据库验证	回顾性队列研究或低随访率的队列研究	基于临床合理成本、替代方案分析；证据有限回顾或单个研究；包括复合敏感度分析
2c	结局性研究[v]，或生态学研究	结局性研究	-	生态学研究	审计或结局研究

续表

证据级别	治疗、预防、病因、危害研究	预后研究	诊断性研究	症状现况研究/鉴别诊断	经济学和决策分析
3a	同质病例对照研究的系统综述	–	证据水平为3b和更高水平同质研究的系统综述	证据水平为3b和更高水平同质研究的系统综述	证据水平为3b和更高水平同质研究的系统综述
3b	单个病例对照研究	–	非连续性研究；或未采用一致参考标准	非连续性队列研究；或来自有限的总体	基于有限的选择或成本分析，资料质量差，但包括合并了临床上合理变量的敏感度分析
4	系列病例观察（低质量的队列研究和病例对照研究）	系列病例观察（低质量的预后队列研究）	病例对照研究；低质量或非独立的参考标准	病例系列研究或使用已被替代的参考标准	无敏感性分析的研究
5	经过严格评估的专家意见或基于生理、实验室研究或按"优先原则"得出的结论	经过严格评估的专家意见或基于生理、实验室研究或按"优先原则"得出的结论	经过严格评估的专家意见或基于生理、实验室研究或按"优先原则"得出的结论	经过严格评估的专家意见或基于生理、实验室研究或按"优先原则"得出的结论	经过严格评估的专家意见或基于经济学理论或按"优先原则"得出的结论

注：i 起始队列研究是指由一组相同的某病病情初期患者构成的队列研究。

ii "全或无"是指某干预措施实施前某病病死率为100%，推行后低于100%，或推行前某病患者存在死亡或治疗失败现象，推行后无死亡或治疗失败。

iii 价值更优是指成本低或成本相同时效果好；价值更劣是指效果相同但成本更高，效果差且成本相同或更高。

v 结局性研究是指描述、解释、预测某些干预或危险因素对最终结局作用和影响的研究。最终结局不同于中间结果或临床结果，主要包括生存与去疾病生存、健康相关生存质量、卫生服务满意度和经济负担等。

iv 分割样本验证是指采用相同的方式收集研究对象的信息，然后人为地把研究对象分为推断样本和验证样本。

表2-5   英国牛津循证医学中心证据推荐强度（March 2009）

推荐强度	具体描述
A	一致性的1级证据
B	一致性的2、3级证据，或基于1级证据的推断 i
C	4级证据，或基于2、3级证据的推断
D	5级证据，或不同证据间存在严重不一致，或尚无定论

注：i 基于证据的推断此处是指证据将被应用的环境与产生证据的环境有潜在的临床重要差异。

4. GRADE分级体系　2004年正式发布的GRADE证据等级及推荐强度分别见表2-6、表2-7。

表2-6   GRADE证据等级及其定义

证据级别	定义
高	未来研究几乎不可能改变现有疗效评价结果的可信度
中	未来研究可能对现有疗效评价有重要影响，可能改变评价结果的可信度
低	未来研究很有可能对现有疗效评价有重要影响，改变评价结果可信度的可能性较大
较低	任何疗效的评价都很不确定

表 2 - 7　GRADE 推荐强度

推荐强度	具体描述
强	明确显示干预措施利大于弊或弊大于利
弱	利弊不确定或无论质量高低的证据均显示利弊相当

除证据质量外，还有一些因素可以影响推荐意见的强弱。如：

（1）证据的方法学质量是否足以支持评估疗效、风险、费用等；

（2）治疗可预防结局指标的重要性；

（3）疗效量度大小，疗效评价的精确度；

（4）治疗相关的风险；

（5）治疗负担；

（6）发生目标事件的风险大小；

（7）费用和不同的价值观。

在 GRADE 证据分级标准中，同一研究设计的质量并不一致。为方便应用，Cochrane 协作网开发了 GRADE 评估工具（GRADEprofiler soft - ware，简称 GRADEpro，下载地址：http：// tech. cochrane. org/revman/gradepro），适用于随机对照试验、非随机对照试验和其他类型观察性研究的证据评价。GRADEpro 评价证据时对每个测量指标分别评估，有 5 种因素降低随机对照试验证据质量，有 3 种因素提高观察性研究证据等级（见表 2 - 8、表 2 - 9）。在对研究质量准确评价的基础上，将证据分为高质量证据、中等质量证据、低质量证据和极低质量证据四个级别。

表 2 - 8　降低随机对照试验证据质量的因素及 GRADE 工具选项

因素	GRADE 工具选项
现有研究设计和实施有缺陷，提示存在偏倚的可能性高。包括选择偏倚、信息偏倚和选择性报告结果偏倚等。	没有任何缺陷选 "no"； 有严重缺陷选 "serious"，证据质量降 1 级； 有十分严重缺陷选 "very serious"，证据质量降 2 级。
研究结果不一致，即有异质性，结果不一致可来自于人群差异、干预措施差异和结果差异等。	没有任何结果的异质性，选 "no"； 有严重结果不一致，选 "serious"，证据质量降 1 级； 有很严重的结果不一致，选 "very serious"，证据质量降 2 级。
非直接证据，包括间接比较和非直接从人群、干预措施、对照或结果得到的证据。	直接证据，选 "no"； 严重怀疑证据直接性，选 "serious"，证据质量降 1 级； 很严重怀疑证据直接性，选 "very serious"，证据质量降 2 级。
结果不精确，总样本含量小，而且结局事件发生率低。	结果精确，选 "no"； 严重不精确，选 "serious"，证据质量降 1 级； 很严重不精确，选 "very serious"，证据质量降 2 级。
发表偏倚，由于选择性发表研究而系统性高估或低估获益和损害效应量。	无发表偏倚，选 "unlikely"； 有高度可能存在发表偏倚，选 "likely"，证据质量降 1 级； 有很高可能存在发表偏倚，选 "very likely"，证据质量降 2 级。

表 2 - 9 提高观察性研究证据质量的因素及 GRADE 工具选项

因素	GRADE 工具选项
效应量大、一致性好的研究。	效应量不大（0.5 < RR < 2），选"no"； 效应量大，选 RR > 2 或 RR < 0.5，证据质量提高 1 级； 效应量很大，选择 RR > 5 或 RR < 0.2，证据质量提高 2 级。
所有明显混杂因素均减弱了干预组效应值时仍能观察到组间疗效的差别，将有可能提高证据的级别。	无证据显示任何可能混杂偏倚减少效应量，选"no"； 有证据显示可能混杂偏倚减少效应量，选"yes"，证据质量提高 1 级。
存在剂量 - 反应关系的研究证据可提高证据的级别。	没有剂量 - 反应关系证据，选"no"； 有剂量 - 反应关系证据，选"no"，证据质量提高 1 级。

5. OCEBM 证据分级（2011）　2011 年 OCEBM 证据分级体系等级由 2001 年版 5 级 10 等减少为 5 级，在 1 ~ 3 级证据中不再细化，将 SR 证据等级提升，将 RCT 和观察性研究证据等级下调。证据等级会因研究质量差、不准确、不直接相关、多个研究间不一致和绝对效应量小等因素被降级；也会因有较大的效应量而被提高。见表 2 - 10。

表 2 - 10 英国牛津循证医学中心证据分级（2011）

问题	第一步（1 级）	第二步（2 级）	第三步（3 级）	第四步（4 级）	第五步（5 级）
该问题普遍吗？（患病率）	当地目前的抽样调查或普查	与当地环境相近调查的系统综述	当地非随机抽样研究	病例系列分析	—
诊断或鉴别诊断试验准确吗？（诊断）	应用统一标准和盲法的横断面研究的系统综述	应用统一标准和盲法的单个横断面研究	非连续性，或无统一标准的研究	病例对照研究；差的或无独立参考标准研究	基于推理的结论
如果不采取治疗措施，会怎么样？（预后）	起始队列研究的系统综述	起始队列研究	队列研究；随机对照试验的对照组	病例系列研究；病例对照研究；质量差的预后队列研究	—
该干预措施会有什么帮助？（治疗收益）	随机对照试验的系统综述或以确定最优方案为目的的随机对照试验	随机对照试验；效应显著的观察性研究	非随机对照队列研究或随访研究	病例系列分析；病例对照研究；历史性队列研究	基于推理的结论
常见危害 * 是什么？（治疗危害）	随机对照试验和巢式病例对照研究的系统综述；以确定最优方案为目的的随机对照试验；效应显著的观察性研究	单个的随机对照试验；效应显著的异常观察性研究	非随机对照队列研究或随访研究（上市后的监测）有足够数量的观察对象以排除常见的危害（对远期危害，随访时间必须足够长）。	病例系列研究；病例对照研究；历史性队列研究	基于推理的结论
罕见危害是什么？（治疗危害）	随机对照试验的系统综述或以确定最优方案为目的的随机对照试验	随机对照试验；效应显著的异常观察性研究			
早期检测值得吗？（筛查）	随机对照试验的系统综述	随机对照试验	非随机对照队列研究或随访研究	病例系列研究；病例对照研究；历史性队列研究	基于推理的结论

注：* 以超过 20% 受试者出现为常见伤害。

第二节 系统综述方法和步骤

一、系统综述概述

随着医学研究的不断发展，医学文献层出不穷，每年呈指数级增加。面对巨大的信息量，临床医生不可能对所有的研究文献逐一查寻阅读。因此，文献综述成为了获取本专业研究进展和最新信息的重要途径。但是，传统的叙述性综述缺乏统一的检索、评价文献的方法，不能全面、广泛地收集文献，在纳入文献时也没有对其真实性、可靠性进行严格评价，所得的结论往往是不完整的、有偏倚的，甚至是错误的，对临床决策达不到指导作用。而系统综述（systematic review，SR）是一种全新的文献综述，需要按照一定的标准化方法来进行，如需要针对具体临床问题制订出研究计划、全面系统地检索当前所有已发表及未发表的相关研究文献、严格的文献纳入、排除标准、严格的文献质量评价标准及科学的定性或定量地合成结果等。它是循证医学中最佳证据的主要来源之一，与循证医学的发展密切相关。

（一）系统综述概念

系统综述，其概念是在 1979 年由英国临床流行病学家 Archie Cochrane 提出。基本含义是指针对某一具体的临床问题，系统、全面地检索目前已发表及未发表的相关临床研究文献，并用事先确定的纳入、排除标准及质量评价标准严格筛选出合格的文献，提取相应的数据定量或定性地合成结果的研究方法。它是鉴定并获取可靠证据的最佳方法，需要随着新的临床研究结果的出现及时更新。

Cochrane 系统综述是指在 Cochrane 协作网相应评价小组指导下，严格遵循其系统综述手册的相关规定完成并在 Cochrane 图书馆发表的系统综述。它是系统综述的一种特殊形式。

（二）系统综述与传统综述的区别

传统综述（traditional review），或称为叙述性综述（narrative review），是指特定领域的某个专家阅读同一个主题的研究，综合研究结果，得出一个结论，这类综述述评有明显的局限性。系统综述与传统综述的区别见表 2 – 11。

表 2 – 11 系统综述和传统综述的区别

特点	系统综述	传统综述
研究计划书	有	多无
提出问题范围	常集中于某一具体的医学问题	涉及的范围常较广泛
文献要求	具有严格要求	缺少明确要求
原始文献来源	全面、明确且为多渠道搜集	不全面，常不交待
检索方法	制定明确的检索策略，常由专业人员参与	常未说明
原始文献选择	遵循明确选择标准，具有客观性	具有主观性，存在潜在偏倚
原始文献评价	遵循严格的评价标准	评价方法不统一
结果的合成	定性与定量结合	常采用定性方法
结论推断	客观性强，遵循研究依据	较主观，有时遵循研究证据

续表

特点	系统综述	传统综述
结果更新	随着新的研究文献出现，需要定期更新	未定期更新
技术力量	团队	多为个人

（三）系统综述的局限性

系统综述的结论比较客观可靠，很大程度上提高了医学信息的可靠性和科学性，可选择性地用于指导临床实践或临床科研。但是，系统综述也只是对原始文献资料的二次分析与综合，属于观察性研究，其结论必然受到原始文献质量、研究者对系统综述方法的理解、掌握程度及主观认识的制约，因此在阅读与应用系统综述的证据时，需要持谨慎的态度，不能盲目接受以避免误导。

二、实施系统综述的方法和基本步骤

系统综述相当于进行一项回顾性的观察研究。实施系统综述需要确定研究选题，制订研究计划，收集和分析资料，最后对结果进行解释并获得结论。不同的学术组织对系统综述有不同的要求和规定，Cochrane 系统综述有非常严格的制作程序和要求，是循证医学高级别证据之一，下面以 Cochrane 系统综述为例说明其设计与实施的基本步骤。

（一）研究选题与注册

1. 提出研究问题，确定研究目的　确定系统综述的研究目的是决定其选题要素的关键，而清晰明确的研究问题能为设计与实施过程提供策略指导，多数情况下，系统综述的目的是为了指导临床医生进行临床决策，比较适用于根据目前临床研究难于肯定的临床干预措施的选择或某干预措施在临床应用存在较大争议的情况。因此，系统综述的问题应来源于临床实践的需要。首先是提出的研究问题要有意义，即能够为患者提供帮助或为临床医生提供指导或者为医疗卫生决策者提供信息。其次是研究问题的结果具有不确定性，如果该研究问题的结果已经非常明确，没有任何争议，那么对该研究问题继续进行研究意义不大。最后，为了提高系统综述工作的可操作性，研究问题最好具有针对性，是针对临床、预防或政策等方面的具体问题，研究目的应当简单明确，便于参与系统综述工作的研究人员理解，也便于研究的检索、筛选和资料汇总分析。

2. 选题原则　一般而言，提出研究问题可以采用 PICO（patient, intervention, comparison, outcome）原则将研究问题结构化，即对临床研究问题从病人或疾病类型（patient/problem）、干预（intervention）或暴露、比较（comparison）、结局（outcome）来界定。而且，为了避免重复，在确定系统综述的题目前应该进行全面、系统的检索，了解此问题的系统综述是否存在。如果有，其质量如何？出版年代是否过时或有更新？如果现有的系统综述质量较差或已经过时，也可考虑重新研究。另外，系统综述的选题还应符合"FINER"标准，即可行（feasible）、有趣（interesting）、新颖（novel）、符合伦理（ethical）和有意义（relevent）。其中可行性是基础，即是否存在一定量的高质量的原始研究文献以支撑系统综述的研究。因为系统综述属于二次研究，其质量很大程度取决于原始研究的质量和数量。

3. 选题范围　系统综述的选题范围可宽可窄，但应注意以下两点：

（1）选题范围过窄：有可能提高系统综述的同质性，但不适用于复杂环境、人群以及干预措施的选择，并使所获资料或纳入研究较少，推广价值受到限制，甚至可能得到错误或偏倚的结论。

（2）选题范围过宽：有可能适用于复杂环境、人群以及干预措施的选择，使所获资料或纳入研究较多，实用性和推广价值较好，但提高了系统综述的异质性，使研究结果难以解释，而且相对于较窄的选题会消耗更多的资源和时间。

4. 选题注册与变更 确定题目后，需要与 Cochrane 相关评价小组联系，表达研究兴趣。Cochrane 系统综述小组经过 2~3 周的评审，若同意注册，将会通过 Email 发送题目注册表，否则，提出建议修改题目，或告知另换题目或参加系统综述相关知识技能培训。原则上，选题应在系统综述计划书中确定，但随着研究过程中证据的积累，有时需要适当修改先前提出的研究问题。为了避免选题变更后出现偏倚，在改进立题时需要考虑以下问题：①修改研究问题的动机是什么？②研究问题变更后，检索策略是否仍合适（尤其是已执行的检索策略）？③数据收集是否适于变更后的研究问题？

（二）系统综述计划书撰写与发表

系统综述是一项研究工作，其开展的过程也应该采用科研的步骤进行，即在提出和确定研究问题以后，需要制定一个详细的研究方案，系统综述的题目获得批准注册后，作者就应开始撰写系统综述计划书。它的内容主要包括：系统综述的题目，研究背景与意义，研究方法等。其中研究方法应包括文献检索方法、文献的纳入和排除标准、文献质量评价方法、原始资料的提取内容、统计分析的方法等。研究方案的所有内容都必须在研究开始之前确定下来，并严格按此方案实施，可避免研究者在执行过程中根据原始文献的数据和结果更改系统综述的内容，产生主观性偏倚而使结果失真。Cochrane 系统综述小组将会在计划书形成期间免费提供相关培训、软件、制作流程和模板等信息，帮助作者完善计划书。同时，提供有关检索策略、方法学实施计划和内容的建议。

1. 计划书内容 Cochrane 系统综述计划书有统一的格式，有的专业组还提供固定模版，其主要内容包括：背景、目的和方法。系统综述计划书的正文应该包括：背景、目的、选择标准、文献检索与查找、选择纳入、评价与分析方法和致谢；与全文内容比较，区别在于前者没有结果、讨论、结论和摘要等。

（1）背景：研究背景主要是提出选题依据，描述研究问题的重要性及不确定性、干预措施可能有效的作用机制等。主要内容如下：

1）研究情况描述：包括：①基本概念：对拟研究疾病或健康问题进行简明扼要准确地定义，一两句话即可；②流行病学：应基于全球视角，说明拟研究疾病或问题的危害性和重要性；③危险因素：指与疾病发生、发展相关的主要危险因素，以及其与不同治疗方案选择的相关性；④临床诊断标准：简要介绍疾病或健康问题相关目前公认的诊断标准，注意鉴别诊断和排除要点；⑤现有治疗方案及存在的问题：治疗方案的选择、适用条件及局限性。

2）干预措施的描述若干预措施是药物，应当描述临床用药的剂量范围、代谢、效果、持续时间等；若是非药物，应描述其定义、作用机制等。

3）制作系统综述的必要性如对同一临床问题有结论不同的证据或证据质量不高不足以确定研究结果的临床价值。

（2）目的：应尽量简明准确地表述系统综述制作的主要目的，明确关注干预措施对某疾病或健康问题的具体治疗效果。

（3）方法：方法学是撰写计划书的重点，其主要内容包括：纳入与排除标准、文献检索策略、数据收集和分析的方法。

2. 评审和修改计划书　计划书完成后，经过评价小组审阅，编辑组内外方法学和同行专家评审，根据其修改意见和建议，再做修订，而后再送审，直至符合发表要求为止。

3. 发表计划书　计划书经过 Cochrane 系统综述小组内外 3 ~ 5 位评审专家审评及多次修改完善，同意后方能发表在 Cochrane 图书馆。

4. 更改计划书　原则上，应按照计划书事先设定的方法进行操作，确实需要修改时，必须报告所有改变的细节。

（三）文献检索

制订了研究方案后，系统综述的下一步工作就是按照研究方案中制订的检索策略（search strategy），全面、系统地检索所有相关的原始研究文献。

1. 确定检索数据库　为制作系统综述进行的计算机检索，应包括以下数据库：Cochrane 图书馆试验注册库、相关专业数据库、MEDLINE、EMBASE。同时，尽可能补充检索其他资源，如灰色文献（内部报告、会议论文等）。

2. 制定检索策略　检索策略应包括所需要检索的数据库及每个数据库的详细检索方法。一项合格的系统综述必须在明确检索来源名称、检索起止时间和文献语种后，可参考与所研究问题相关、已发表的系统综述（尤其是 Cochrane 系统综述）检索策略，根据 PICO 原则进行检索。通常需要进行预检索，根据检索结果不断修正完善检索策略。同时必须清楚地记录检索过程及原始文献的出处，以便重复检索时可获得相同的结果。另外，除了检索已发表的研究文献外，系统综述还要求收集未发表及正在进行的研究资料。未发表的研究文献如毕业论文、学术报告、会议论文集、内部资料及正在进行的试验研究等可通过与同事、专家、政府部门、基金会等联系进而收集。获取未发表的研究文献可减少发表偏倚。

（1）检索词：对拟解决的临床问题进行相关文献检索，首先要正确选择检索词。检索词是表达信息需求和检索课题内容的基本单元，检索词选择恰当与否直接影响检索效果。检索词的制订主要依据 PICO 原则对提出的临床问题进行分解。通常检索词主要来源于 P（研究对象）和 I（干预措施），而较少采用 C（对照措施）和 O（结果指标）。当根据 P 和 I 检索结果太多时，可考虑通过 C 和 O 进行限定。用于表达文献主要内容的词语属于文献检索语言中的主题检索语言，其中应用较多的是主题词法和关键词法。

（2）检索策略：检索策略是指在解析相关问题的基础上，明确检索的目的和信息需求，选择适当的数据库，确定检索词并构造检索式，从而制定出较为完善的检索计划和方案，根据检索的实际情况适当地修改和调整检索策略，以达到最佳的检索效果。不同数据库，检索策略不全相同，因此制定循证医学检索策略，必须要熟悉检索系统的特点，掌握基本检索技巧和方法。

制定检索策略时常需要确定检索的灵敏度（sensitivity）和特异度（specificity）。选择高的灵敏度，可扩大检索范围，提高相关文献被检出的比例，提高查全率；选择高的特异度，可以缩小检索范围，排除非相关文献被检出的比例，提高查准率。不同的检索策略，灵敏度和特异度不同，且灵敏度和特异度成反比，提高灵敏度的同时必然降低特异度，反之亦然。检索者要根据检索目的来选择检索策略的灵敏度或特异度。常见处理情况如下：

1）扩大检索范围，提高查全率：当检索记录太少时，可以使用以下方式提高查全率。①采用主题词进行检索：可使用所选词的上位词进行检索、对主题词进行扩展检索、选用多个主题词检索、选用全部副主题词或对副主题词进行扩展检索、选用词表提示的相关词或以前的检索词进行检索。②采用自由词检索：自由词的数量与检索出来的文献量成反比，因此，如果一个语句由多个自由词组成，应选用最能表达该概念的最少的自由词进行检索。③采用"OR"运算符检索：用"OR"运算符时可将不同名称术语的检索词（如对疾病名称的不同提法）或将同义、近义的检索词叠加组合起来检索，因此扩大了检索范围。④采用截词检索：在检索词的词根或词尾加上截词符"＊"进行扩展检索，可扩大检索词的范围，并防漏检。但用截词法耗时，容易产生假命中，应谨慎使用。⑤采用通配符检索：将通配符"？"加在检索词中进行检索，可以检索出拼法不同而意义相同或相近的词，从而扩大检索范围。⑥采用索引词表（Index）检索：可选多个检索词进行检索，此时检索软件自动用"OR"运算符构成检索式进行检索，从而扩大检索范围。

2）缩小检索范围，提高查准率：如果检索出的文献太多，可以用以下方法来缩小检索范围：①采用主题词表进行检索：如果选用主题词专指性不强，且该词下还有下位词，可选用下位词检索。②选用"主题词/副主题词"组配检索，并选择恰当的副主题词进行检索。③采用限定字段的检索方式进行检索：常用的字段有 TI、AU、AD、PY、CP、AB、MESH、MJME、TG、NM、PT 等。④采用运算符：常用于缩小范围、提高查准率的运算符常用 AND、WITH、NEAR、NOT 等。⑤通过"Suggest"功能选词：输入自由词后点击"Suggest"按钮，系统显示一组主题词供选择，结合专业知识对这组词进行浏览和选择，提高检索的准确性。

制定好检索策略后，针对选择的数据库进行检索。

（四）原始研究的筛选与评价

1. 筛选文献 选择文献是通过研究方案制订的文献纳入排除标准，从检索到的所有原始文献中挑选出符合标准的文献资料的过程。文献的纳入排除标准主要根据研究问题及文献的构成要素来制订，需要考虑的因素主要包括：研究的设计类型、疾病的诊断标准、研究对象的特征、干预措施或暴露的规定、主要及次要结局指标的规定、研究方法学的要求、干预和观察随访时间的要求。除此之外，也可对文献语言、文献来源等进行限定。选择文献一般可分三步进行：

（1）初筛：根据题目和摘要去除明显不合格的文献，对可能合格的文献查出全文。

（2）阅读全文：逐一阅读和分析可能的合格文献的全文，根据纳入和排除标准确定合格文献。

（3）与原文作者联系：如果文献中提供的信息不全面或者存在疑问时，应与作者联系，以获得所需要的信息再进行评价以决定取舍。

虽然制订了文献的纳入排除标准，但在选择文献过程中尤其在对有疑问文献的取舍时仍存在一定的主观性，所以在选择文献时要求有两名研究者分别进行，并通过讨论或请第三方审核的方法解决分歧。另外，要注意详细记录可能合格文献被排除的原因，以便读者判断该系统综述的结论是否客观。

2. 纳入研究的质量评价 系统综述需要利用临床流行病学评价文献质量的原则和方法对

入选的合格文献的研究质量进行评价，文献质量评价应该至少包括 3 个方面的内容即方法学质量、研究的精确度、研究的外部效度。其中方法学质量是文献质量评价的重要内容，主要考虑研究设计和实施过程中可能产生的偏倚及其大小，如对于临床试验文献的方法学质量评价主要包括研究设计是否合理（是否随机，是否同期对照），随机分组方法是否恰当（随机序列号产生方法，随机隐匿方法），盲法设置（是否设置盲法，设盲的对象，盲法设置是否合理），是否制定了详细的纳入和排除标准，是否交代了主要结局和次要结局指标，是否交代研究对象的失访、退出及不良反应，统计分析数据集（全数据集或符合方案集等），组间基线资料是否可比，患者的依从性，资金资助等其他可能导致结果产生偏差的因素等。研究的精确度主要考虑随机误差的大小，可通过可信限的宽度来体现。研究的外部效度主要考虑研究的外部真实性，即研究结果外推的程度。

对于临床试验研究的质量评价可以采用 Cochrane 图书馆系统综述指南中所列出的风险评估要求的条目来进行，也可以采用 GRADEpro 软件进行。

（五）数据提取

提取数据是根据系统综述的研究目的，确定需要从合格原始文献中提取信息的种类和数量，制订数据提取表格，收录有关的数据资料。提取的数据应包括以下几个方面：

1. 原始研究的一般资料　如杂志名称、卷、期、第一作者及通讯作者姓名及单位、资金资助等信息。

2. 临床特征　如研究对象年龄、性别、干预措施、各组对象的年龄及性别等。

3. 方法学　如样本含量计算方法、随机分组方法、随机隐匿方法、盲法等。

4. 研究结果　如结局指标的率、均数和标准差等。

资料提取表需要仔细设计，并通过反复试用和修改加以完善。正式提取数据时，应由两名研究者分别独立进行，以避免错误。另外，资料的提取需采用双人录入，并对两人不一致的资料进行校对，以保证资料提取的正确性。

（六）数据分析

根据所获得资料的性质，系统综述有定性和定量两种分析方法。定性分析通常是采用描述的方法，将合格研究的特征按设计方法、研究对象、干预措施、研究结果及研究质量等进行总结，对比不同研究间的研究方法、研究质量及研究结果之间的差异，解释结果。定量分析又称为 Meta 分析，它是对单个研究收集的资料进行概括合成的一种统计学方法。定量分析一般包括三个方面：

1. 异质性检验　指对不同原始研究之间结果的变异程度进行检验，通常采用 χ^2 检验方法进行。异质性检验是进行效应指标定量合成的基础，如果异质性检验结果没有显著性差异，可认为不同研究之间是同质的，其结果的差异是由随机误差导致，效应指标可以进行定量合成；反之，则认为不同研究之间存在明显的异质性，在进行定量合成时需要慎重，如果异质性较大，则效应指标不宜进行定量合成，如果异质较大，尚可接受，可定量合成效应指标值，但需要采用随机效应模型并解释异质性产生的原因。

2. 效应指标的定量合成　计量资料的效应指标主要有均数差和标准化均数差两种，计数资料的效应指标则包括比值比、危险比、率差等。定量合成的方法包括固定效应模型和随机效应模型两种，当原始研究间的异质性检验无统计学意义时，通常采用固定效应模型，如果研究间的异质性较明显但合并具有临床意义时，采用随机效应模型进行定量合成。

3. 敏感性分析和亚组分析 敏感性分析是通过改变某个（些）可能影响合成结果的重要因素，如研究质量、随访时间、统计方法等，观察改变前后合成研究结果之间的变化，从而判断合成结果的稳定性。亚组分析是将原始研究根据可能产生异质性的原因或某项特征如研究对象的特征、干预的特征等分成若干亚组，在不同亚组内分别进行定量合成的方法，通过亚组分析可找出产生异质性的原因。

（七）结果与结论

系统综述结果的解释包括结果的讨论与结论两部分，在进行结果解释时通常需要考虑的因素包括：

1. 证据的强度 即通过对纳入研究的方法学质量及其不足之处进行分析，讨论其对系统综述结论论证强度的影响。

2. 实用性 通过评价干预措施对患者的利弊，纳入研究对象的生物学特征、社会文化背景、依从性、疾病特征等，确定系统综述结果的应用价值。

3. 经济学意义 对干预措施的利弊和费用进行卫生经济学分析。

4. 对未来研究的指导意义 总结概括该系统综述结果对未来同类临床研究的指导价值。

对于系统综述的讨论与结论建议采用下列格式（EPICOT）来讨论系统综述结论对临床应用的推荐意见。

E（evidence，证据）：目前的证据是什么。

P（population，人群）：目标人群的疾病分布特征，包括诊断措施、疾病阶段、并发症、危险因素、性别、年龄、种族、特定的纳入和排除标准、临床环境。

I（intervention，干预措施）：所研究干预措施的类型、频次、剂量、疗程、预后因素。

C（comparison，对照）：未来研究应采取的对照措施，如安慰剂、常规护理、替代的治疗或管理。

O（outcome，结局）：哪些临床或患者相关结局指标是研究者所需要测量、改善和获取的？需要使用什么测量方法？

T（time stamp，时间标记）：文献检索的日期或推荐的日期。

（八）系统综述全文的撰写与发表

为了提高系统综述和 Meta 分析文章报告的质量，2009 年由国际著名专家组成的系统综述和 Meta 分析优先报告的条目（Preferred Reporting Items for Systematic Reviews and Meta-Analyses：The PRISMA Statement）小组在国际重要医学期刊上同步发表了《系统综述与 Meta 分析优先报告条目：PRISMA 声明》。Cochrane 协作网使用 PRISMA 声明来规范报告质量。

全文完成后提交至相关 Cochrane 系统综述小组编辑部，接受 3~5 名同行专家和用户评审。作者按照修改意见和建议修改全文，经相关人员复审，复审合格后才能在 Cochrane 图书馆上发表全文。

如果系统综述在两年内没有按计划书完成，则该系统综述应从 Cochrane 综述数据库中撤出。除作者中止系统综述之外，其他情况下撤出一份系统综述都会在某一期 Cochrane 系统综述数据库中发表剔除通知。撤出的系统综述信息将会在 Cochrane 系统综述小组中传达。完成的系统综述若要在国际英文杂志上发表，必须事先经过相关小组同意。为确保权威性和质量，维护其版权，Cochrane 协作网规定，未经相关小组授权，任何作者不得擅自将已注册的系统综述以任何形式提前或重复发表。

（九）系统综述的修正与更新

随着新的研究证据的出现，应对这些新的研究证据进行汇总和分析，并根据更新的研究证据汇总结果修正或更新系统综述。Cochrane 系统综述要求每两年更新一次，更新写作完成后需要重新提交发表。定期更新系统综述是 Cochrane 系统综述与其他系统综述的主要区别之一。

第三节　Meta 分析方法

Meta 分析方法是一种整合系列独立研究结果的方法，该方法的提出和建立解决了系统综述制作过程的二次数据定量合成问题。尽管不是所有的系统综述都能得到丰富的数据进行合理的定量合成，但能进行 Meta 分析的系统综述往往具有更好的研究深度和说服力，现将其理论和方法介绍如下。

一、效应尺度指标和精度

（一）效应尺度

效应量（effect size）的测量是进行 Meta 分析的前提。效应量是一个广义的概念，效应量可以是比值比、风险比、风险差，也可以是标准化均值差或相关系数等。这个概念包含了临床疗效评价中常用的治疗效应量（treatment effect）。效应量的选择应符合一致性、可得性和统计学上可用性要求，在专业意义上，效应量应用应是有意义而且可解释的。效应量的统计学常见分类如下。

1. 定量数据的效应量　当原始研究记录了均数和标准差时，效应量通常是原始数据均数差、标准化均数差或反应比。

（1）原始均数差 D 计算：令 μ_1 和 μ_2 分别为治疗组和对照组的真实均值，即总体均数值，则总体均数差为 $\Delta = \mu_1 - \mu_2$。据此，可以计算独立分组设计和配对设计的效应量的估计值。

独立样本设计：令 $\overline{X}_1$ 和 $\overline{X}_2$ 分别是两个独立样本的均数，Δ 值的样本估计值就是样本均数差，即 $D = \overline{X}_1 - \overline{X}_2$。设 s_1 和 s_2 为两组样本的标准差，n_1 和 n_2 为两组的样本量，当两组总体方差相等时，D 的总体方差估计如下：

$$s_D^2 = \frac{n_1 + n_2}{n_1 n_2} s_c^2 \tag{3.3.1}$$

$$s_c = \sqrt{\frac{(n_1 - 1)s_1^2 + (n_2 - 1)s_2^2}{n_1 + n_2 - 2}} \tag{3.3.2}$$

其中：s_c 为合并标准差。

当总体方差不相等时，D 的总体方差估计值为：

$$s_D^2 = \frac{s_1^2}{n_1} + \frac{s_2^2}{n_2} \tag{3.3.3}$$

以上各式中 s_D 即为样本均值 D 的标准误。

配对设计：配对设计的数据是成对的数据，该设计能减少抽样误差，增加统计学效率。这时候效应量的均数差则为差值的平均数，用 d 表示配对差值，效应量的估计值为 $\overline{X}_d$，方差为 $s_{\overline{d}}^2 = s_d^2/n$，$s_{\overline{d}}$ 即为标准误。若两个配对样本的标准差分别为 s_1 和 s_2，r 为两个对子个体间的相关系数，则有：

$$s_d = \sqrt{s_1^2 + s_2^2 - 2 \times r \times s_1 \times s_2} \tag{3.3.4}$$

可以证明，r 越接近 1，差值的标准误将越小，当 $r = 0$ 时，差值的标准误等于每组样本量为 n 的独立样本设计的标准误。

（2）标准化均数差：当原始研究采用不一致的测量方法来评价结局时，各研究间的测量单位将存在差异，合并原始均值差将变得没有意义，而标准化均值差则是不同研究间进行比较的可行指标。它将所有数据转化到组间标准差为 1 的尺度上，反映了组间分布的差异及其代表性。

令 μ_1 和 σ_1 为第一组的总体均值和标准差，μ_2 和 σ_2 为第二组的总体均值和标准差。假设两个总体方差齐性，标准化均值差的总体为：$\delta = (\mu_1 - \mu_2)/\sigma$。据此，可以计算独立分组设计和配对设计的标准化均值差效应量的估计值。

独立样本设计：令 $\overline{X}_1$ 和 $\overline{X}_2$ 分别是两个独立样本的均数，标准化均值差的估计值 d 为：

$$d = \frac{\overline{X}_1 - \overline{X}_2}{s_c} \tag{3.3.5}$$

其中：分子为两样本合并方差，d 的方差由下式求得：

$$V_d = \frac{n_1 + n_2}{n_1 n_2} + \frac{d^2}{2(n_1 + n_2)} \tag{3.3.6}$$

那么，d 的标准误为 $se_d = \sqrt{V_d}$。但由于小样本时，采用 d 估计 δ 时偏高，其无偏估计称为 Hedges' g，即采用校正因子 J 对 d 进行校正：

$$J = 1 - \frac{3}{4\nu - 1} \tag{3.3.7}$$

上式中 ν 为自由度，即 $\nu = n_1 + n_2 - 2$，则有 $g = J \times d$，$V_g = J^2 \times V_d$，$se_g = \sqrt{V_g}$。

配对样本设计：令 $\overline{Y}_1$、$\overline{Y}_2$ 为干预前后或配对组的均数，则，$\overline{Y}_d = \overline{Y}_1 - \overline{Y}_2$，那么差值总体均数 δ 的样本估计值为：

$$d = \frac{\overline{Y}_d}{s_{within}} = \frac{\overline{Y}_1 - \overline{Y}_2}{s_{within}} \tag{3.3.8}$$

其中：s_{within} 为组内标准差，由下式计算得到：

$$s_{within} = \frac{s_d}{\sqrt{2(1 - r)}} \tag{3.3.9}$$

d 的方差为：

$$V_d = \left(\frac{1}{n} - \frac{d^2}{2n}\right)2(1 - r) \tag{3.3.10}$$

其中 n 是对子数，d 的标准误正好是 $\overline{Y}_2$ 的平方根。由于配对间的相关系数需要被用来计算合并差值的组内标准差，因此必须假设此相关系数已知。同样可以采用（3.7）计算 Hedges' g 和相关统计量，J 自由度为 $n-1$，n 为对子数。

2. 二分类数据的效应量　当原始研究结局指标是两分类变量时（如发生和未发生），效应量通常是风险比（RR）、比值比（OR）或风险差（RD）。原始数据可表示为表 2 - 12 所示：

表 2 - 12 治疗组和对照组结局指标的四格表

分组	发生	未发生	合计
治疗组	a	b	n_1
对照组	c	d	n_2

（1）风险比的计算：风险比是两组风险率的比值，如治疗组和对照组考察的结局是以是否死亡为终点，风险比则为治疗组和对照组的死亡率之比。风险比的公式如下式：

$$RR = \frac{a/n_1}{c/n_2} \tag{3.3.11}$$

风险比的合并是在对数尺度下进行的，因此进行 Meta 分析需要先计算风险比的对数值，然后进行合并，合并完再转换为原始单位。计算流程如图 2 - 2：

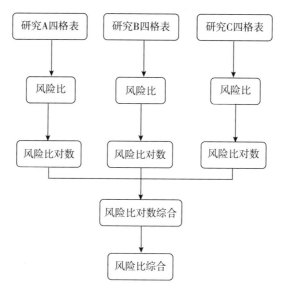

图 2 - 2 基于对数单位的风险比的分析

风险比的对数为 $\text{Log}RR = \ln(RR)$，近似方差和标准误为：

$$V_{LogRR} = \frac{1}{a} - \frac{1}{n_1} + \frac{1}{c} - \frac{1}{n_2} \tag{3.3.12}$$

$$se_{LogRR} = \sqrt{V_{LogRR}} \tag{3.3.13}$$

值得注意的是 Meta 分析采用风险比的对数及其方差来估计合并效应及可信区间，然后采用下式转化为初始尺度的风险比。

$$RR = \exp(\text{Log}RR) \tag{3.3.14}$$

风险比的可信区间：下限 $LL_{RR} = \exp(LL_{LogRR})$，上限 $UL_{RR} = \exp(UL_{LogRR})$。

（2）比值比的计算：风险比是两个风险率之比，而比值比则是两个比值之比。如果事件的风险率很低，此时的比值比和风险比就很相似。尽管比值比没有风险比那么直观，但是比值比的数据属性使之成为 Meta 分析的最好选择。比值比与风险比一样，需要在对数尺度下才能进行效应合并，其合并程序相似，但计算公式有些差别。比值比及其对数值计算公式如下：

$$OR = \frac{ad}{bc} \tag{3.3.15}$$

$$LogOR = \ln(OR) \tag{3.3.16}$$

近似方差和标准误如下：

$$V_{LogOR} = \frac{1}{a} + \frac{1}{b} + \frac{1}{c} + \frac{1}{d} \tag{3.3.17}$$

$$se_{LogOR} = \sqrt{V_{LogOR}} \tag{3.3.18}$$

在对数尺度下，合并比值比，然后应用 $OR = \exp(LogOR)$ 转化为原尺度比值比，可信区间：下限 $LL_{OR} = \exp(LL_{LogOR})$，上限 $UL_{OR} = \exp(UL_{LogOR})$。

（3）风险差的计算：风险差是两个风险率之差，也可称之为率差。需要注意的是，风险差的合并需要采用原始单位，而不是对数单位，这和风险比和比值比不同。

$$RD = \frac{a}{n_1} - \frac{c}{n_2} \tag{3.3.19}$$

$$V_{RD} = \frac{ab}{n_1^3} + \frac{cd}{n_2^3} \tag{3.3.20}$$

$$se_{RD} = \sqrt{V_{RD}} \tag{3.3.21}$$

3. 相关数据的效应量　当研究报告相关系数时，通常相关系数本身可以作为效应量。其 Meta 分析合并量的计算，需要进行 Fisher's z 转换，用转换值进行 Meta 分析，然后将综合效应重新转化为相关系数，其合并程序如图 2 - 3：

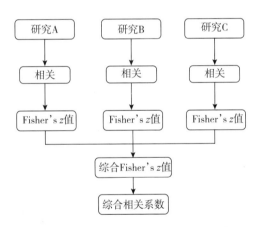

图 2 - 3　Fisher's z 转换单位分析相关系数

相关系数 r 的 Fisher's z 转换公式为：

$$z = 0.5 \times \ln\left(\frac{1+r}{1-r}\right) \tag{3.3.22}$$

r 的近似方差和标准误如下式：

$$V_z = \frac{1}{n-3}, \quad se_z = \sqrt{V_z} \tag{3.3.23}$$

应用上式转化后的值得到一个综合效应和可信区间，再用下式将 z 值转化为相关系数。

$$r = \frac{e^{2z} - 1}{e^{2z} + 1} \tag{3.3.24}$$

（二）精度

效应量精度的估计和测量在原始研究和 Meta 分析中都很重要。在单个研究中，精度反映了效应估计值在真实效应附近的一个可能范围。在 Meta 分析中，精度的大小将与权重赋予大小密切相关，越精确的单个研究就有更多的权重。单个原始研究的精度除了和个体变异、效应指标的类型相关外，其决定因素主要是样本量和研究设计类型。样本量含量较大的研究对效应量的估计有更高的精度，同样，配对设计比独立成组设计有较高的精度，而群组随机设计则具有较低的估计精度。效应量的精度估计，统计学上可以采用标准误或可信区间来反映，较小的标准误或较窄的可信区间有较高的研究精度。下面以样本量为例来说明。

表2-13中A、B、C三个研究比较了独立成组设计的均值，计算标准化均值差。其中标准化均值差值 d 为0，三个研究的样本含量分别是100、200、400，方差依次是0.020、0.010、0.005，A和C研究显示，样本含量每增加为原来的4倍，方差缩小为原来的1/4，而标准误则会变为原来的1/2（即1/4的平方根）。

表 2-13　样本含量对方差的影响

研究	设计	每组样本例数	标准误	方差
A	独立	100	0.141	0.020
B	独立	200	0.100	0.010
C	独立	400	0.071	0.005

（取自 Michael Borenstein 2009）

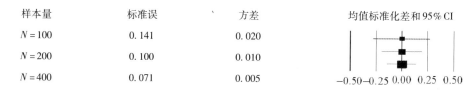

样本量	标准误	方差	均值标准化差和95% CI
$N = 100$	0.141	0.020	
$N = 200$	0.100	0.010	
$N = 400$	0.071	0.005	$-0.50\ -0.25\ 0.00\ 0.25\ 0.50$

图 2-4　样本含量对方差的影响

（取自 Michael Borenstein 2009）

图2-4采用正方形和可信区间形象地显示了每个研究的精度。图中显示：①正方形面积和每个研究的方差倒数成比例；②正方形的任意一边与每个研究的标准误的倒数成比例；③每个正方形的可信区间与该研究的标准误成比例。后面将会讨论 Meta 分析是如何分配每个研究的权重，如通常假设权重与方差成反比，那么 C 研究的权重将是 A 研究的4倍。因此，具有较高精度估计的效应量研究会提供更多的信息，在 Meta 分析中将会给予更高的权重。

二、固定效应和随机效应

（一）真实效应和观察效应

在 Meta 分析中，真实效应是否变化是区分固定效应和随机效应的关键，也将决定其具有不同的合并效应的算法。所谓真实效应是指一个研究的潜在人群总体的效应值，如果有一个无限大的样本研究人群，其观察到的效应值就是真实效应。通常情况下，原始研究几乎都是小样本的研究，基于样本研究观察到的效应量就是研究的观察效应，观察效应不可避免地存在抽样误差。同质原始研究间的效应量只存在抽样误差，而不同质或异质的原始研究间的效应量间既存在抽样误差，又存在真实差异。

（二）固定效应

1. 真实效应量的特征　在固定效应模型下，Meta 分析中的所有原始研究具有相同的真实

效应值 θ。由于所有研究观察效应值的真实效应相同，故称为固定效应模型。实际观察效应量间的差异是由抽样误差所致，如果给定研究的抽样误差，可以估计误差的抽样分布，所图 2 – 5 所示。

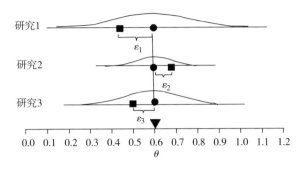

图 2 – 5　固定效应模型的抽样误差的分布

（取自 Michael Borenstein 2009）

上图中，ε_1、ε_2、ε_3 分别表示三个研究的抽样误差，研究 1 和研究 3 具有较小的样本量，而研究 2 具有较大的样本量，原始研究的观察效应值 $Y_i = \theta + \varepsilon_i$。显然研究 2 具有较高的估计精度。

2. 固定效应模型分析　在固定效应模型中，Meta 分析对研究人群的效应真值的精确估计采用加权均数，研究权重的设定可以降低研究内的抽样误差。每个研究的权重是对应研究的方差倒数 $W_i = 1/V_{Y_i}$，加权均值 M 表示为：

$$M = \frac{\sum_{i=1}^{k} W_i Y_i}{\sum_{i=1}^{k} W_i} \qquad (3.3.25)$$

综合效应的方差和标准误为：

$$V_M = \frac{1}{\sum_{i=1}^{k} W_i}$$

$$se_M = \sqrt{V_M} \qquad (3.3.26)$$

综合效应的 95% 可信区间可表示为：下限 $LL_M = M - 1.96se_M$，上限 $LL_M = M + 1.96se_M$。推断真实效应值是否为 0 的假设检验的 u 值为：$u = M/se_M$，p 值可以通过标准正态 u 分布得到：$p = 2[1 - \varphi(\pm|u|)]$，差异在期望的方向时选择 " + "，否则选择 " – "。这里的 $\varphi(u)$ 为标准正态分布的累积分布概率。

（三）随机效应

1. 真实效应量的特征　固定效应模型是基于各原始研究真实效应一致的基础上进行 Meta 分析。实际上，由于各个研究纳入的研究对象特征、疾病类型、干预实施方式等差异，这种假设往往很难满足，因此各研究间的效应真值往往不同。假设三个研究服从正态分布，θ_1、θ_2、θ_3 分别表示其真实效应，μ 表示三个研究的总均值，ζ 表示每个研究的真实效应与总均值的差，则有：$Y_i = \mu + \zeta_i + \varepsilon_i$，即观察效应由效应总均值、研究的真实效应与总均值的差及抽样误差三个部分组成。图 2 – 6 显示了它们之间的关系。

因此，预测效应值 Y 在 Meta 分析中的总均值 μ 附近变化，其估计需要考察 ζ 和 ε 的方差。

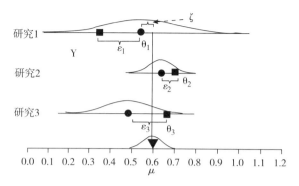

图 2 – 6　随机效应模型的真实效应的变异分布

（取自 Michael Borenstein 2009）

θ_1、θ_2、θ_3 间变异取决于真实效应值分布的标准差，称为 τ（τ^2 为方差）。值得注意是，从 θ 到 Y 的距离反映了样本效应值关于参数 θ 的抽样分布，这是由每个研究观察效应值的方差 V_{Y_i} 决定。

2. 随机效应模型分析　在随机效应模型中，观察效应值间的差异由研究内方差 V_{Y_i} 和研究间方差 τ^2 决定。因此，权重的估计将变得复杂，总方差的估计需要考虑以上两部分。参数 τ^2 的估计值 T 称为 DerSimonian – Laird 法，计算公式如下：

$$T^2 = \frac{Q - df}{C} \tag{3.3.27}$$

$$Q = \sum_{i=1}^{k} W_i Y_i^2 - \frac{\left(\sum_{i=1}^{k} W_i Y_i \right)^2}{\sum_{i=1}^{k} W_i}, \quad df = k \tag{3.3.28}$$

每个研究的权重计算为：$W_i^* = 1/V_{Y_i}^*$，其中 $V_{Y_i}^*$ 为：$V_{Y_i}^* = V_{Y_i} + T^2$，$k$ 为研究数，其他计算与固定效应模型相同，此处不再重复。

三、异质性评估和分析

Meta 分析是对同类研究文献的二次分析，这些个案研究往往在研究设计、研究对象、样本量、干预措施和效应指标的测量等方面不可避免地存在各种差异，这就导致了不同研究间存在异质，从统计学上解析，这种差别有两类，一类表现为研究内的变异，即各研究的总体效应相同，效应量统计量差别仅仅是由于抽样误差不同所导致，另一类变异则表现为研究间变异，即各研究对象本质上来自不同的总体，其效应值的总值不同，即表现为研究的总体异质性。

异质性的识别或检验是进行 Meta 分析之前必须要考虑的问题，依据统计学原理，同质的资料才能合并，如果研究间存在异质性，必须简单地进行合并，要仔细考虑异质性大小，构建多水平模型最大限度地解释异质性的来源。异质性检验（heterogeneity test）一般采用 Q 统计量（Q Statistic），如果异质性检验不拒绝 H_0，则表示研究间具有同质性，可不考虑研究间的变异，Meta 分析采用固定效应模型（fixed effect model）；如果异质性检验拒绝 H_0，表明研究间存在变异，关于异质性的处理，有很多策略，最重要的是要分析产生异质性的原因，再考虑不同研究间能不能进行合并，具体措施有选择随机效应模型、亚组分析、Meta 回归和多水平模型等，若异质性过大，特别在效应方向上极其不一致，有研究者主张不宜做 Meta 分析，只作一般的统计描述。

四、常见类型的 Meta 分析方法

（一）分类资料的 Meta 分析

1. 资料整理　作为分类资料数据，每个原始研究可以整理成如表 2 - 14 的四格表形式，若有 k 个独立研究，对其进行 Meta 分析，数据整理如表 2 - 15 所示。

表 2 - 14　四格表资料的基本格式

研究 i	发生结局	未发生结局	合计
试验组	a_i	b_i	n_{1i}
对照组	c_i	d_i	n_{2i}
合计	m_{1i}	m_{2i}	N_i

表 2 - 15　k 个研究两组独立样本的分类变量 Meta 分析数据整理表

k 个研究	试验组			对照组			N_i
	阳性 a_i	阴性 b_i	n_{1i}	阳性 c_i	阴性 d_i	n_{2i}	
$i = 1$	a_1	b_1	n_{11}	c_1	d_1	n_{21}	N_1
$i = 2$	a_2	b_2	n_{12}	c_2	d_2	n_{22}	N_2
$i = 3$	a_3	b_3	n_{13}	c_3	d_3	n_{23}	N_3
…	…	…	…	…	…	…	…
$i = k$	a_k	b_k	n_{1k}	c_k	d_k	n_{2k}	N_k

（二）计算效应量

根据不同研究类型计算每个研究的 OR_i、RR_i、RD_i。

比值比：
$$OR_i = \frac{a_i d_i}{b_i c_i} \tag{3.3.29}$$

近似方差：
$$Var(lnOR_i) = \frac{1}{a_i} + \frac{1}{b_i} + \frac{1}{c_i} + \frac{1}{d_i} \tag{3.3.30}$$

相对危险度：
$$RR_i = \frac{a_i / n_{1i}}{c_i / n_{2i}} \tag{3.3.31}$$

近似方差为：
$$Var(lnRR) = \frac{1}{a_i} - \frac{1}{n_{1i}} + \frac{1}{c_i} - \frac{1}{n_{2i}} \tag{3.3.32}$$

率差（危险差）：
$$RD_i = \frac{a_i}{n_{1i}} - \frac{c_i}{n_{2i}} \tag{3.3.33}$$

近似方差为：
$$Var(RD_i) = \frac{a_i b_i}{n_{1i}^3} + \frac{c_i d_i}{n_{2i}^3} \tag{3.3.34}$$

权重系数为方差的倒数。

（三）异质性检验

异质性检验又称同质性检验（tests for homogeneity），用于检验多个相同研究的统计量是否存在统计学异质性。

1. Q 检验　即检验统计量 Q 是否服从自由度为 $k - 1$ 的卡方分布，通过卡方分布假设检验，故此检验又称作卡方检验。检验步骤如下：

【1】建立假设，确定检验水准

H_0：各纳入研究的效应指标相等，即 $\theta_1 = \theta_2 = \cdots = \theta_k$

H_1：各纳入研究的效应指标不等或不全相等。

检验水准为 α，$\alpha = 0.10$（双侧）。

【2】计算 Q 统计量

计算公式为：

$$Q = \sum [W_i(\theta_i - \bar{\theta})]^2 = \sum (W_i\theta_i^2) - \frac{[\sum(W_i\theta_i)]^2}{\sum W_i}, \upsilon = k - 1 \tag{3.3.35}$$

θ_i 为每个研究的统计量，如 $\ln RR_i$、$\ln OR_i$、$\ln PetoOR_i$、RD_i 等，$\bar{\theta}$ 为合并效应量，如 $\ln OR_{合并}$、$\ln PetoOR_{合并}$、$RD_{合并}$ 等，W_i 为每个研究的权重 $[W_i = 1/Var(\theta_i)]$。

【3】确定 p 值，做出推断

Q 服从于自由度为 $k-1$ 的 χ^2 分布，Q 值越大，其对应的 p 值越小。

若 $Q \geqslant \chi^2_{1-a}$，则 $p \leqslant \alpha$，拒绝 H_0，接受 H_1，可以认为各研究的效应指标不相同，即各研究间存在异质性，这些研究来自 2 个或多个不同的总体。

若 $Q < \chi^2_{1-a}$，则 $p > \alpha$，不拒绝 H_0，尚不能认为各研究的效应指标不相同，即可以认为各研究间是同质的，这些研究来自于同一个总体。

若 $p > 0.10$ 时，可认为多个研究具有同质性，可选择固定效应模型计算其合并统计量。

若 $p \leqslant 0.10$，可认为多个研究结果有异质性，可选择随机效应模型计算其合并统计量。

2. I^2 指数 用于衡量多个研究结果间异质程度大小的指标。效应量估计的总变异，是由随机误差和异质性两部分所组成，其中异质性部分在总变异中所占的比重就是 I^2 指数。

借助 I^2 指数粗略评价异质性程度，若异质性明显，则应探讨异质性的来源并作相应处理；若异质性过大，应放弃 Meta 分析，只对结果做统计描述。

I^2 的计算公式如下：

$$I^2 = (Q - df)/Q = \frac{Q - (k-1)}{Q} \times 100\% \tag{3.3.36}$$

式中 Q 为异质性检验的卡方值 χ^2，df 为自由度，k 为纳入 Meta 分析的研究个数。在 Cochrane 系统综述中，只要 I^2 不大于 50%，其异质性可以接受，若 $I^2 > 50\%$，则说明存在比较明显的异质性。

（四）合并效应量的 u 检验

当异质性检验 p 值 > 0.10，分类变量资料的 Meta 分析采用固定效应模型，用 M-H 法（Mantel-Haenszel method）、Peto 法（Yusuf-Peto method）和通用方差法（general variance-based）；当异质性检验 p 值 $\leqslant 0.10$，分类变量资料的 Meta 分析采用随机效应模型的 D-L 法。

合并统计量的检验除使用 $Z(U)$ 检验外，还可以使用可信区间法，当试验效应指标为 OR 或 RR 时，其值等于 1 时试验效应无效，此时其 95% 的可信区间若包含了 1，等价于 $p > 0.05$，即无统计学意义；若其上下限不包含 1（均大于 1 或均小于 1），等价于 $p < 0.05$，即有统计学意义。当试验效应指标为 RD、MD 或 SMD 时，其值等于 0 时试验效应无效，此时其 95% 的可信区间若包含了 0，等价于 $p > 0.05$，即无统计学意义；若其上下限不包含 0（均大于 0 或均小于 0），等价于 $p < 0.05$，即有统计学意义。

1. M - H 法:

【1】建立假设，确定检验水准

H_0：$\mu_1 = \mu_2 = \cdots = \mu_i$，多个同类研究的合并统计量无统计学意义

H_1：$\mu_1 \neq \mu_2 \neq \cdots \neq \mu_i$，多个同类研究的合并统计量有统计学意义

检验水准为 $\alpha = 0.05$（双侧）。

【2】计算 Z 统计量

根据选定模型的公式，计算 Z（或 U）值。

$OR_{合并}$效应量及其方差和可信区间的计算

OR_{MH}的点估计：
$$OR_{MH} = \frac{\sum W_i OR_i}{\sum W_i} \tag{3.3.37}$$

In（OR_{MH}）的标准误：

$$SE\{ln(OR_{MH})\} = \sqrt{\frac{PR}{2R^2} + \frac{PS + QR}{2RS} + \frac{QS}{2S^2}} \tag{3.3.38}$$

其中，
$$PR = \sum \frac{(a_i + d_i)a_i d_i}{N_i^2} \tag{3.3.39}$$

$$PS = \sum \frac{(a_i + d_i)b_i c_i}{N_i^2} \tag{3.3.40}$$

$$QR = \sum \frac{(b_i + c_i)a_i d_i}{N_i^2} \tag{3.3.41}$$

$$QS = \sum \frac{(b_i + c_i)b_i c_i}{N_i^2} \tag{3.3.42}$$

95%可信区间（上、下限）：$exp(lnOR_{合并} \pm 1.96 \sqrt{Var(lnOR_{合并})})$ (3.3.43)

$RR_{合并}$效应量及其方差和可信区间的计算

RR_{MH}的点估计：
$$RR_{MH} = \frac{\sum W_i RR_i}{\sum W_i} \tag{3.3.44}$$

ln（RR_{MH}）的标准误：$SE\{ln(RR_{MH})\} = \sqrt{\dfrac{P}{R \times S}}$ (3.3.45)

其中，$RR_i = \dfrac{a_i/n_{2i}}{c_i/n_{2i}}$ (3.3.46)

$$W_i = \frac{n_{2i}c}{N_i} \tag{3.3.47}$$

$$P = \sum \frac{n_{1i}n_{2i}(a_i + c_i) - a_i c_i N_i}{N_i^2} \tag{3.3.48}$$

$$R = \sum \frac{a_i n_{2i}}{N_i} \tag{3.3.49}$$

$$S = \sum \frac{c_i n_{1i}}{N_i} \tag{3.3.50}$$

95%可信区间（上、下限）：

$$exp(lnRR_{合并} \pm 1.96 \sqrt{Var(lnRR_{合并})}) \tag{3.3.51}$$

$RD_{合并}$效应量及其方差和可信区间的计算

RD_{MH}的点估计：
$$RD_{MH} = \frac{\sum W_i RD_i}{\sum W_i} \tag{3.3.52}$$

RD_{MH}的标准误：
$$SE\{RD_{MH}\} = \sqrt{\frac{P}{Q^2}} \tag{3.3.53}$$

其中，
$$RD_i = \frac{a_i}{n_{1i}} - \frac{c_i}{n_{2i}} \tag{3.3.54}$$

$$W_i = \frac{n_{1i}n_{2i}}{N_i} \tag{3.3.55}$$

$$P = \sum \left(\frac{a_i b_i n_{2i}^3 + c_i d_i n_{1i}^3}{n_{1i} n_{2i} N_i^2} \right), \quad Q = \sum \frac{n_{1i} n_{2i}}{N_i}$$

95% 可信区间（上、下限）：
$$RD_{合并} \pm 1.96 \sqrt{Var（RD_{合并}）} \tag{3.3.56}$$

合并效应量的检验公式：

$$OR_{MH}: z = \frac{\ln(OR_{MH})}{SE\{\ln(OR_{MH})\}} \tag{3.3.57}$$

$$RR_{MH}: z = \frac{\ln(RR_{MH})}{SE\{\ln(RR_{MH})\}} \tag{3.3.58}$$

$$RD_{MH}: z = \frac{RD_{MH}}{SE\{RD_{MH}\}} \tag{3.3.59}$$

【3】计算 p 值，统计结论

根据 $Z（U）$ 值得到该统计量的概率 p 值：若 $p \leqslant 0.05$，表明多个研究的合并统计量有统计学意义；若 $p > 0.05$，表明多个研究的合并统计量没有统计学意义。

2. peto 法

【1】建立假设，确定检验水准

H_0：$\mu_1 = \mu_2 = \cdots = \mu_i$，多个同类研究的合并统计量无统计学意义。

H_1：$\mu_1 \neq \mu_2 \neq \cdots \neq \mu_i$，多个同类研究的合并统计量有统计学意义。

检验水准为 $\alpha = 0.05$（双侧）。

【2】计算 Z 统计量

$PetoOR_{合并}$及其方差和可信区间的计算

OR_{Peto}的点估计：

$$OR_{Peto} = \exp\{\ln(OR_{Peto})\} = \exp\left[\frac{\sum w_i \ln(OR_i)}{\sum w_i} \right] \tag{3.3.60}$$

$\ln(OR_{Peto})$ 的标准误：
$$SE\{\ln(OR_{Peto})\} = \frac{1}{\sqrt{\sum w_i}} \tag{3.3.61}$$

其中，

$$OR_i = \exp\left[\frac{\left\{ a_i - \frac{(a_i + b_i)(a_i + c_i)}{N_i} \right\}}{V_i} \right] \tag{3.3.62}$$

$$w_i = V_i = \frac{(a_i + b_i)(c_i + d_i)(a_i + c_i)(b_i + d_i)}{N_i^2(N_i - 1)} \qquad (3.3.63)$$

95%可信区间（上、下限）：

$$\exp\left(\mathrm{lnPetoOR}_{合并} \pm 1.96 \sqrt{\mathrm{Var}\left(\mathrm{lnPetoOR}_{合并}\right)}\right) \qquad (3.3.64)$$

合并效应量的检验公式：

$$z = \frac{\ln(OR_{\mathrm{Peto}})}{\mathrm{SE}\{\ln(OR_{\mathrm{Peto}})\}} \qquad (3.3.65)$$

【3】计算 p 值，统计结论

根据 $Z(U)$ 值得到该统计量的概率 p 值：若：$p \leqslant 0.05$，表明多个研究的合并统计量有统计学意义；若 $p > 0.05$，表明多个研究的合并统计量没有统计学意义。

3. D – L 法：

【1】建立假设，确定检验水准

H_0：$\mu_1 = \mu_2 = \cdots = \mu_i$，多个同类研究的合并统计量无统计学意义

H_1：$\mu_1 \neq \mu_2 \neq \cdots \neq \mu_i$，多个同类研究的合并统计量有统计学意义

检验水准为 α，$\alpha = 0.05$（双侧）。

【2】计算 Z 统计量

研究间方差 τ^2 的估计：

$$\tau^2 = \frac{Q - (k - 1)}{C} \qquad (3.3.66)$$

其中：Q 值计算见公式（3.3.35），C 值计算如下：

$$C = \sum W_i - \frac{\sum W_i^2}{\sum W_i} \qquad (3.3.67)$$

其中，OR_i 与 W_i 的计算与 Mantel – Haenszel 法相同，随机效应权重 W^* 的计算公式为：

$$W^* = \frac{1}{V_{Y_i} + \tau^2} \qquad (3.3.68)$$

OR_{IV} 的点估计：$OR_{合并} = \exp[\ln(OR_{合并})] = \exp\left[\dfrac{\sum W_i^* \ln(OR_i)}{\sum W_i^*}\right]$ 　$(3.3.69)$

标准误：$SE[\ln(OR_{合并})] = \dfrac{1}{\sqrt{\sum W_i^*}}$ 　$(3.3.70)$

合并效应量的检验：$z = \dfrac{\ln(OR_{合并})}{SE[\ln(OR_{合并})]}$ 　$(3.3.71)$

【3】计算 p 值，做出推断

根据 $Z(U)$ 值得到的概率 p 值：若：$p \leqslant 0.05$，表明多个研究的合并统计量有统计学意义；若 $p > 0.05$，表明多个研究的合并统计量没有统计学意义。

（五）应用举例

下面以通用方差法为例介绍其应用，其他检验方法计算类似。

【例 2 – 1】 表 2 – 16 显示了高剂量与正常剂量的他汀类药物预防死亡和心肌梗死的效应 4 个研究的原始数据，试验用 Meta 分析。

表 2 – 16　他汀（statin）预防死亡和心肌梗死的研究资料

研究编号 i	高剂量组			正常剂量组		
	样本量（n_{ti}）	发生（a_i）	未发生（b_i）	样本量（n_{ci}）	发生（c_i）	未发生（d_i）
PROVE IT	2595	496	2099	2617	554	2063
A – to – Z	3160	895	2265	3076	844	2232
TNT	6400	1405	4995	6683	1677	5006
IDEAL	5615	1176	4439	5819	1370	4449

1. 异质性检验　目的是考察 4 个研究间是否具有同质性，为下一步模型选择做好准备。

H0：4 个研究来自同一总体，即每个研究的总体效应水平相同；

H1：4 个研究来自不同总体，即各个研究的总体效应水平不全相同；

根据表 2 – 16 数据，计算每个研究的 RR_i、$y_i = \lg(RR_i)$、y_i 的方差 v_i、权重 w_i 及 $w_i y_i$、$w_i y_i^2$，第 i 个研究的相对危险为：

$$RR_i = \frac{a_i / n_{Ti}}{c_i / n_{Ci}} = \frac{a_i n_{Ci}}{c_i n_{Ti}}$$

$\lg(RR_i)$ 的方差和权重为：

$$Var[\lg(RR_i)] = \frac{1}{a_i} + \frac{1}{c_i} - \frac{1}{n_{Ti}} - \frac{1}{n_{Ci}}, \quad w_i = \frac{1}{Var[\lg(RR_i)]}$$

根据以上公式，计算结果如表 2 – 17。

表 2 – 17　他汀（statin）预防死亡和心肌梗死的研究资料 Meta 分析用表

研究编号	RR_i	y_i	v_i	w_i	$w_i y_i$	$w_i y_i^2$
pROVE IT	0.9029	– 0.1021	0.0031	– 32.9355	– 32.9355	3.3627
A – to – Z	1.0322	0.0317	0.0017	588.2353	18.6471	0.5911
TNT	0.8749	– 0.1337	0.0010	1000.0000	– 133.7000	17.8757
IDEAL	0.8896	– 0.1170	0.0012	833.3333	– 97.5000	11.4075
合计				2744.1493	– 245.4884	33.2370

根据下式计算异质性检验 Q 统计量：

$$Q = \sum w_i (y_i - \bar{y})^2 = \sum w_i y_i^2 - \frac{\left(\sum w_i y_i\right)^2}{\sum w_i} = 33.2370 - \frac{(-245.4884)^2}{2744.1493} = 11.465$$

Q 服从自由度为 $k-1$ 的 χ^2 分布，如果 Q 不大于设定的界值，则不拒绝 H0，可以认为纳入的研究同质性较好，否则，不能认为研究间具有同质性。本例 Q 统计量为 11.465，$P = 0.009$，且 $I^2 = (Q - df)/Q = 73.833\%$，拒绝 H0，即认为研究间存在异质性，宜采用随机效应模型。

$$T^2 = \frac{Q - df}{C} = 0.004, \quad w_i^* = \frac{1}{Var[\lg(RR_i)] + T^2}$$

其中，

$$C = \sum w_i - \frac{\sum w_i^2}{\sum w_i}$$

应用上面公式重新计算权重。

2. 效应合并值的点估计

$$RR_{合并} = \exp\left(\frac{\sum w_i^* \ln(RR_i)}{\sum w_i^*}\right) = 0.922$$

3. 效应合并值的 95% CI

$$\exp\left[\ln(RR_{合并}) \pm \frac{1.96}{\sqrt{\sum w_i^*}}\right] = (0.855, 0.994)$$

4. 效应合并值的假设检验

$$H_0: RR = 1; \ H_1: RR \neq 1。$$

$$z = \frac{\ln(OR_{合并})}{SE[\ln(OR_{合并})]} = -2.116$$

以上的 z 值服从标准正态分布，$z = -2.116$，$p = 0.034 < 0.05$，拒绝 H_0，因此认为他汀（statin）预防心肌梗死有效。

（六）数值资料的 Meta 分析

1. 数据资料整理 假如有 k 个研究，则每一个研究整理如表 2-18 所示。

表 2-18 k 个研究两组数值变量 Meta 分析数据整理表

k 个研究	试验组			对照组			N_i
	均数 $\overline{X}_{1i}$	标准差 S_{1i}	例数 n_{1i}	均数 $\overline{X}_{2i}$	标准差 S_{2i}	例数 n_{2i}	
$i=1$	$\overline{X}_{11}$	S_{11}	n_{11}	$\overline{X}_{21}$	S_{21}	n_{21}	N_1
$i=2$	$\overline{X}_{12}$	S_{12}	n_{12}	$\overline{X}_{22}$	S_{22}	n_{22}	N_2
$i=3$	$\overline{X}_{13}$	S_{13}	n_{13}	$\overline{X}_{23}$	S_{23}	n_{23}	N_3
…	…	…	…	…	…	…	…
$i=k$	$\overline{X}_{1k}$	S_{1k}	n_{1k}	$\overline{X}_{2k}$	S_{2k}	n_{2k}	N_k

2. 计算效应量

均数差：$MD_i = \overline{X}_{1i} - \overline{X}_{2i}$ (3.3.72)

若两个方差相等，则：$Var(MD_i) = \dfrac{n_{1i} + n_{2i}}{n_{1i}n_{2i}}s_{ci}^2$ (3.3.73)

其中，$s_{ci}^2 = \dfrac{(n_{1i}-1)sd_{1i}^2 + (n_{2i}-1)sd_{2i}^2}{n_{1i} + n_{2i} - 2}$ (3.3.74)

若两个方差不相等，则：$Var(MD_i) = \dfrac{s_{1i}^2}{n_{1i}} + \dfrac{s_{2i}^2}{n_{2i}}$ (3.3.75)

Hedges' g 校正的标准化均数差

$$SMD_i = \frac{\overline{X}_{1i} - \overline{X}_{2i}}{S_{Ci}}\left(1 - \frac{3}{4N_i - 9}\right) \tag{3.3.76}$$

$$Var(SMD) = \frac{N_i}{n_{1i}n_{2i}} + \frac{SMD^2}{2(N_i - 3.94)} \tag{3.3.77}$$

SMD 第 i 个研究的 S_{Ci} 按下式计算：

$$S_{Ci} = \sqrt{\frac{S_{1i}^2(n_{1i}-1) + S_{2i}^2(n_{2i}-1)}{n_{1i} + n_{2i} - 2}} \tag{3.3.78}$$

样本效应：$d_i = \overline{\mathrm{X}}_{Ei} - \overline{\mathrm{X}}_{Ci}$ (3.3.79)

效应的标准误：$\mathrm{SE}(\overline{\mathrm{X}}_E - \overline{\mathrm{X}}_C) = \sqrt{\dfrac{S_E^2}{n_E} + \dfrac{S_C^2}{n_C}}$ (3.3.80)

各研究的权重：$\omega_i = \dfrac{1}{\mathrm{SE}_i^2}$ (3.3.81)

加权平均的均数差和方差（WMD）：

$$\overline{d} = \frac{\sum \omega_i d_i}{\sum \omega_i} \quad Var(\overline{d}) = \frac{1}{\sum \omega_i}$$ (3.3.82)

3. 异质性分析

（1）Q 检验：

异质性检验的步骤为：

【1】建立假设，确定检验水准

H_0：各纳入研究的效应指标相等，即 $\theta_1 = \theta_2 = \cdots = \theta_k$。

H_1：各纳入研究的效应指标不等或不全相等。

检验水准为 α，$\alpha = 0.10$（双侧）。

【2】计算 Q 统计量

计算公式为：$Q = \sum \omega_i (d_i - \overline{d})^2$ (3.3.83)

【3】确定 p 值，做出统计推断结论

H_0 成立时，服从自由度为 $k-1$ 的卡方分布。若 $p \leq \alpha$，则拒绝 H_0，可以认为各研究间的异质性大，采用随机效应模型；反之，$p > \alpha$，则不拒绝 H_0，采用固定效应模型。

（2）I^2 检验：

I^2 的计算公式同前。

4. 合并效应量的 U 检验 当异质性检验 p 值 > 0.10，定量变量资料的 Meta 分析采用固定效应模型，可采用倒方差法；当异质性检验 p 值 < 0.10，定量变量资料的 Meta 分析采用随机效应模型，可采用 D－L 法。

（1）倒方差法：

【1】建立假设，确定检验水准

H_0：$\mu_1 = \mu_2 = \cdots = \mu_i$，多个同类研究的合并统计量无统计学意义

H_1：$\mu_1 \neq \mu_2 \neq \cdots \neq \mu_i$，多个同类研究的合并统计量有统计学意义

检验水准为 α，$\alpha = 0.05$（双侧）。

【2】计算 Z 统计量

①$\mathrm{MD}_{合并}$ 及其方差和可信区间的计算：

$$\mathrm{MD}_{合并} = \frac{\sum (W_i d_i)}{\sum W_i}$$ (3.3.84)

$$Var(\mathrm{MD}_{合并}) = \frac{1}{\sum W_i}$$ (3.3.85)

其中，$W_i = \dfrac{1}{Var(\mathrm{MD}_i)}$ (3.3.86)

95%可信区间（上、下限）：$MD_{合并} \pm 1.96 \sqrt{Var(MD_{合并})}$ (3.3.87)

②$SMD_{合并}$及其方差和可信区间的计算：

$SMD_{合并}$及 Var（$SMD_{合并}$）的计算与 $MD_{合并}$相同。

$$SMD_{合并} = \frac{\sum (W_i d_i)}{\sum W_i} \tag{3.3.88}$$

$$Var(SMD_{合并}) = \frac{1}{\sum W_i} \tag{3.3.89}$$

其中，$w_i = \dfrac{1}{Var(SMD_i)}$ (3.3.90)

95%可信区间（上、下限）：$SMD_{合并} \pm 1.96 \sqrt{Var(SMD_{合并})}$ (3.3.91)

合并效应量的检验：$z = \dfrac{\theta_{合并}}{s_e\{\theta_{合并}\}}$ (3.3.92)

这里的 θ 为 MD，SMD 等。

【3】计算 p 值，统计结论

根据 Z（U）值得到该统计量的概率 p 值：若 $p \leqslant 0.05$，表明多个研究的合并统计量有统计学意义；若 $p > 0.05$，表明多个研究的合并统计量没有统计学意义。

（2）D–L 法：

D–L法，是1986年由 DerSimonian 和 Laird 首先提出，可用于分类变量和数值变量的随机效应模型。主要特点是对 W_i 进行校正。

【1】建立假设，确定检验水准

H_0：$\mu_1 = \mu_2 = \cdots = \mu_i$，多个同类研究的合并统计量无统计学意义。

H_1：$\mu_1 \neq \mu_2 \neq \cdots \neq \mu_i$，多个同类研究的合并统计量有统计学意义。

检验水准为 α，$\alpha = 0.05$（双侧）。

【2】计算 Z 统计量

$$W_i^* = \left(D + \frac{1}{Wi} \right)^{-1} \tag{3.3.93}$$

式中：

$$D = \frac{Q - (k-1)}{\left(\sum W_i - \dfrac{\sum W_i^2}{\sum W_i} \right)} \tag{3.3.94}$$

$$\bar{\theta} = \frac{\sum (W_i^* \theta_i)}{\sum W_i^*} \tag{3.3.95}$$

$$Var(SMD_{合并}) = \frac{1}{\sum W_i^*} \tag{3.3.96}$$

其中：

$$W_i = \frac{1}{Var(SMD_i)} \tag{3.3.97}$$

式中 $\bar{\theta}$ 为合并效应量。

【3】计算 p 值，统计结论

根据 Z（U）值得到该统计量的概率 p 值：若 $p \leqslant 0.05$，表明多个研究的合并统计量有统计学意义；若 $p > 0.05$，表明多个研究的合并统计量没有统计学意义。

（七）应用举例

【例 2-2】　pph 手术即吻合器痔环切术，适用于各类痔疮，尤其是重度内痔和部分直肠黏膜脱垂的病人。pph 手术的主要优点是：痛苦少，出血少，恢复快，一般只需住院 1~3 天。数据如下表 2-18，试用 Meta 分析比较 pph 手术与传统手术在病人疼痛得分方面的差别。

该例分析步骤如下：

1. 异质性检验　目的是考察 5 个研究间是否具有同质性，为下一步模型选择做好准备。

H_0：5 个研究来自同一总体，即每个研究的总体效应水平相同。

H_1：5 个研究来自不同总体，即各个研究的总体效应水平不全相同。

表 2-19　pph 和传统手术治疗痔疮患者后的疼痛得分的资料[*]

研究编号	ppH 手术			传统手术		
i	样本量（n_{1i}）	疼痛得分（$\bar{x}_{1i}$）	标准差（sd_{1i}）	样本量（n_{2i}）	疼痛得分（$\bar{x}_{2i}$）	标准差（sd_{2i}）
1	40	0.70	0.20	40	2.40	0.50
2	20	2.70	2.20	20	6.30	3.60
3	42	2.80	1.40	42	5.50	1.40
4	100	2.50	1.30	100	7.60	0.70
5	42	3.64	1.79	42	6.36	1.44

根据表 2-19 数据，计算每个研究的效应指标 y_i（即每个研究的 ppH 手术与传统手术的均数差）、y_i 的方差 s_i^2、权重 w_i 及 $w_i y_i$、$w_i y_i^2$，结果见表 2-20。

其中 y_i、s_i^2 计算如下：

$$y_i = \frac{\bar{x}_{1i} - \bar{x}_{2i}}{s_{ci}}, \quad s_{y_i}^2 = \frac{n_{1i} + n_{2i}}{n_{1i} n_{2i}} + \frac{d_i^2}{2(n_{1i} + n_{2i})}$$

$$s_{ci}^2 = \frac{(n_{1i} - 1)sd_{1i}^2 + (n_{2i} - 1)sd_{2i}^2}{n_{1i} + n_{2i} - 2}$$

因 y_i 估计存在偏差，需要将其转化为 Hedges' g，这里要用 J 校正因子：

$$J = 1 - \frac{3}{4df - 1}$$

$$g = J \times y \quad s_g^2 = J^2 \times s_{y_i}^2 \quad w = \frac{1}{s_g^2}$$

表 2-20　pph 和传统手术治疗痔疮患者后的住院天数的 Meta 分析用表

研究编号	g_i	$s_{g_i}^2$	w_i	$w_i g_i$	$w_i g_i^2$
1	-4.4214	0.1712	5.8411	-25.8259	114.1868
2	-1.1827	0.1136	8.8028	-10.4111	12.3132
3	-1.9109	0.0685	14.5985	-27.8964	53.3071
4	-4.8664	0.0791	12.6422	-61.5221	299.3913
5	-1.8237	0.0665	15.0376	-27.4241	50.0133
合计			56.9223	-153.0796	529.2116

计算异质性检验 Q 统计量：

$$Q = \sum w_i (g_i - \bar{g})^2 = \sum w_i g_i^2 - \frac{\left(\sum w_i g_i\right)^2}{\sum w_i} = 529.2116 - \frac{(-153.0796)^2}{56.9223} = 117.572$$

Q 服从自由度为 $k-1$ 的 χ^2 分布。本例 $df = 4$，Q 统计量为 117.572，$p < 0.001$，拒绝 H_0，即认为研究间存在异质性，需要考察异质性大小，$I^2 = (Q - df)/Q = 96.598\%$，采用随机效应模型合并统计量。

$$T^2 = \frac{Q - df}{C} = 2.556 , \quad w_i^* = \frac{1}{s_{g_i}^2 + T^2}$$

应用上面公式重新计算权重。

2. 效应合并值的点估计

$$g_{合并} = \frac{\sum w_i^* y_i}{\sum w_i^*} = 2.833$$

效应合并值的 95% CI 为：

$$\left[g_{合并} \pm \frac{1.96}{\sqrt{\sum w_i^*}} \right] = (-4.261, -1.405)$$

3. 效应合并值的假设检验

H_0：总体效应 $= 0$，H_1：总体效应 $\neq 0$。

$$Z = \frac{g_{合并}}{s_e} = \frac{2.833}{0.729} = 3.888$$

以上的 z 值服从标准正态分布，$Z = 3.888$，$p < 0.0001$，拒绝 H_0，即认为 $pp\text{II}$ 新手术与传统手术在病人住院天数方面的差别，pph 手术住院天数短。

（八）两种类型数据统计模型选择的比较

下表简要地显示了两种类型数据的合并统计量及统计模型选择，及其相应计算方法。根据不同的资料类型，不同的效应量和统计模型选择不同的统计方法。见表 2-21。

表 2-21 常用 Meta 分析方法一览表

资料类型	合并统计量	模型选择	计算方法
分类变量	OR	固定效应模型	peto 法或 M-H 法
		随机效应模型 *	D-L 法
	RR 或 RD	固定效应模型	M-H 法
		随机效应模型 *	D-L 法
数值变量	WMD 或 SWM	固定效应模型	倒方差法
		随机效应模型 *	D-L 法

*注：在异质性分析和处理以后，若异质性检验仍出现 $p \leqslant 0.05$ 才考虑使用。

五、高级 Meta 分析方法

（一）累积 Meta 分析

1. 累积 Meta 分析的概念 累积 Meta 分析是指各原始研究按照某个变量的变化依次引入

Meta 分析过程的一种独特的显示方法。就统计分析而言，它和标准分析方法相比，并没有本质的差别，只是将一系列独立分析结果显示在一张表或图中。累积变量最常见模式的是按照年代顺序排列，此时结果会显示证据是如何随时间累积的。

2. 累积 Meta 分析应用示例 例如 Lau 等研究者在 1992 年发表了链激酶对预防心肌梗死影响的系统综述，该系统综述合成了 33 个原始研究的数据，研究时间跨度达 29 年之久。标准的 Meta 分析结果显示每一行代表某个原始研究的结果，直至第 31 行。累积 Meta 分析从图中仍然能看到 33 个研究，但是每一行的结果并不是对应于该研究的分析数据，而是基于这一行之前研究（包含本行研究）的 Meta 分析的合并效应。显然随着年代的增加，森林图显示的效应趋于稳定，可信区间越来越窄，这是因为数据量的增加。

3. 累积 Meta 分析用途 累积 Meta 分析作为一种显示系列独立 Meta 分析结果在一张表或图中的方法，它的好处可以形象地显示证据的累积过程或模式，在实际应用中，它的用途可归纳如下几个方面：①累积 Meta 分析应用于教育。累积 Meta 分析用于说明对研究过程的潜在影响，并将此作为研究过程的一部分，可以说明 Meta 分析和系统综述的必要性。②累积 Meta 分析确认数据中的模式。累积 Meta 分析不仅能显示证据随时间变化的模式，而且可以显示其他变量诸如研究质量、样本量大小等的效应累积模式。③累积 Meta 分析用于评估预测。当原始研究被完成后，累积 Meta 分析要求研究结果及时地增加到 Meta 分析中，随着新的原始研究的出现，不断重复进行分析，直到出现确定的结果，分析过程就终止，这个过程可称为前瞻性的累积 Meta 分析。

值得注意的是累积 Meta 分析方法是显示数据的方法，而不是分析方法。以上内容说明其有重要的应用功能，但如果研究目的是确认某个因素和效应的关系，那么合适的分析方法就要选择 Meta 回归或亚组分析。

（二）Meta 回归分析

1. Meta 回归分析概念 一个高质量的 Meta 分析相当于开展了一个多中心的研究，理想状态下，各个中心研究之间具有很好的同质性，但事实上纳入 Meta 分析的各个研究由于研究者、研究对象、依从性、随访时间等因素的不同，必然使其之间存在异质性。Meta 回归分析的实质就是以研究水平上的协变量解释研究间的差异，以提高估计精度的一种回归模型，即采用回归分析的方法，探讨某些试验或病例特征等协变量对 Meta 分析中合并效应的影响，以试图明确各研究间异质性的来源。

2. Meta 回归分析应用示例 以国内外女性被动吸烟与肺癌的相关研究的文献数据为例，来说明 Meta 回归分析是如何进行的。首先，将原始研究中的数据摘录整理，然后进行异质性检验（$Q = 44$，$df = 27$，$P = 0.017$，$I^2 = 39.6\%$），提示存在中度异质，则开始 Meta 回归分析，从可能影响异质性的因素（研究时间、地区、样本量、病例对照比值）中筛选出可能的因素，提示样本含量为异质性的因素（P 最大值为 0.014），地区可能为异质性的因素（$P = 0.091$），其余因素可能性不太大。

3. Meta 回归分析用途 Meta 回归分析用途主要在于找出可以解释研究间异质性的一个或多个协变量（因素），在调整协变量影响（如进行亚组分析）后估计合并效应。

（三）网络 Meta 分析

1. 网络 Meta 分析概念 对于某些疾病，可能存在多种不同的治疗措施。目前临床决策的最佳证据是 RCT 的系统综述或 Meta 分析，而系统综述或 Meta 分析往往关注的就是两种治疗措施的直接比较，例如一篇文献是 A 药与 B 药比较，一篇文章是 A 药和 C 药比较，缺少 B 药和 C 药比较的文章，此时需要间接比较 B 药和 C 药。网络 Meta 分析（Network Meta Analysis）是进行间接比较的重要方法之一，又称为"混合治疗比较"或贝叶斯网络 Meta 分析。

2. 网络 Meta 分析应用示例 以一项抗血小板预防短暂性脑出血发作或卒中后严重心血管事件的网络 Meta 分析的数据为例，该文中共纳入 25 项试验，5 种治疗方法，其中 8 项试验是安慰剂和 ASA 比较，3 项是安慰剂、ASA、ASA + DP 三者之间比较，2 项是安慰剂和 Thieno 比较，一项是安慰剂和 ASA + DP 比较，4 项是 ASA 和 Thieno 比较，3 项是 ASA 和 ASA + DP 比较，2 项是 ASA 和 Thieno + ASA 比较，2 项是 Thieno 和 Thieno + ASA 比较。经过网络 Meta 分析后可以得到从未直接比较的两种治疗方法 Thieno + ASA 对 ASA + DP 的比值比为 1.14。

3. 网络 Meta 分析用途 网络 Meta 分析主要用途在于借助间接比较技术对处于同一个证据体的所有干预措施同时进行综合评价并排序。

六、发表偏倚检测

最初是用每个研究的处理效应估计值为 X 轴，样本含量大小为 Y 轴的简单散点图。对处理效应的估计，其精确性是随样本含量的增加而增加，小样本研究的效应估计值分布于图的底部，其分布范围较宽；大样本研究的效应估计值分布范围较窄。当无偏倚时，其图形呈对称的倒漏斗状，故称为"漏斗图"。

当处理效应是相对危险度或比值比时，应该使用这些指标的对数尺度为 X 轴绘制漏斗图，以确保相同效应尺度但方向相反的量与 1 保持等距。统计中检验效能高低不仅受样本含量大小的影响，还受某一事件发生率的影响。在 RevMan 软件中 漏斗图采用 OR 或 RR 对数值为横坐标，OR 或 RR 对数值标准误的倒数 $1/SE_{lnRR}$ 为纵坐标绘制；再以 OR 或 RR 值标明横坐标的标尺，而以 SE_{lnRR} 标明纵坐标的标尺（在图 2 - 7 中 Y 轴右侧和 X 轴上方以数字标尺）。

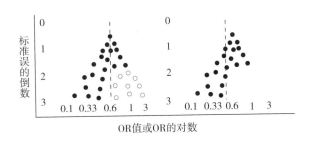

图 2 - 7 漏斗图示意图

左图，研究围绕中心线对称排列，表明没有发表偏倚；右图，呈不对称分布，表示存在发表偏倚；空心散点代表结果无效的小样本研究。

漏斗图主要用于观察 Meta 分析结果是否存在偏倚。如果资料存在偏倚，会出现不对称的漏斗图，不对称越明显，偏倚程度越大。导致漏斗图不对称的主要原因可能有：选择性偏倚（如发表偏倚、语言偏倚、引用偏倚、重复发表偏倚等）、小样本研究、真实异质性、抄袭等。

若 Meta 分析的研究个数较少时不宜做漏斗图，原则上 Meta 分析的研究个数在 5 个及以上时才需要做漏斗图。

七、Meta 分析应用注意事项

Meta 分析的数据是已经形成的历史性数据。Meta 分析只能对已形成的研究结果进行统计合并，它不能排除原始研究中存在的偏倚，因此 Meta 分析结果只是系统综述的重要部分之一，研究者必须在系统综述制作过程中，对原始研究质量和可能存在的偏倚进行严格评价，同时在效应合并和结果解释时需要慎重。正确应用 Meta 分析，不仅可以定量估计多个原始研究的综合效应，而且可以大大提高统计学检验效能。

为了提高 Meta 分析结果的真实性，在进行 Meta 分析时需注意以下几个问题：

①全面、系统的收集与 Meta 分析课题相关的文献，这是完成一份高质量的 Meta 分析报告的基础。如果漏检了重要文献就可能直接影响分析结果的可靠性和真实性。因此，在制定检索策略时最好有专业信息检索人员参与。

②制定明确的文献纳入和排除标准，标准既不能过宽也不能过严，标准太严，当然可以保证各研究间较好的同质性，但往往进行分析的文献不多，这就限制了通过 Meta 分析来增加统计学功效的目的；标准太宽，会出现合并的结果没有意义，会出现类似"合并苹果、橙和柠檬"的现象。

③要对纳入研究的质量进行评价，低质量的研究纳入 Meta 分析，直接影响了研究的真实性和可靠性，因此其结果解释要慎重，否则会导致误导，必要时要做敏感性分析。

④根据各研究间异质性程度，选择合适的统计分析模型，必要时要对异质性来源进行深入的分析，值得注意的是，随机效应模型是针对异质性资料的统计处理方法，它不能代替导致异质性原因的分析。

八、Meta 分析软件资源和应用

(一) Meta 分析软件资源

多种软件可用于 Meta 分析，如 Review Manager、Excel、SPSS、SAS、R、Stata、Comprehensive Meta analysis（CMA）、Metawin Version 2.0 等。

使用 Excel 格式进行 Meta 分析，对于学习或教学是非常好的选择。研究者可以充分使用公式，但因 Excel 表分析容易出错，有一定的局限性，一般不用于专业分析。常见的统计软件包有 SPSS、SAS、R 或 Stata 等。它们并不能直接进行 Meta 分析，研究者可以应用这些软件包分析原始研究，因为没有提供 Meta 分析（特别是随机效应分析）权重分配的简单选项，分析起来较复杂。在亚组分析（方差分析）或 Meta 回归的情况下，Meta 分析与一些主要研究方法分配自由度的规则不一样，所以直接使用这些软件进行 Meta 分析，得到的 p 值可能有误。

这些软件包常规是不可以直接用来作 Meta 分析的，它需要编程（宏）整合到程序中再做 Meta 分析。对于大部分主要软件包，Meta 分析算法已经有相应的程序，而且这些程序可以被其他人获得并使用。

(二) Review Manager 分析软件应用

Review Manager 软件是进行 Meta 分析的免费软件，它的功能部分还提供了系统综述制作的过程和方法，是一种最常用的软件，现如下介绍该软件。

1. Review Manager 软件下载与安装 RevMan（Review manager）是由 Cochrane 协作网为了

进行 Cochrane 系统综述而创建的软件。下载软件安装文件后，直接点击安装即可，安装结束后点击快捷图标运行该软件，进入到 RevMan5.3 程序主界面（图 2 - 8）。

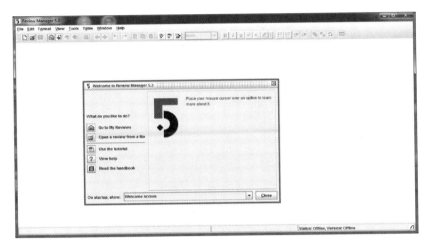

图 2 - 8　RevMan5.3 界面

2. 数据导入

（1）创建新的系统综述：

①打开软件选择菜单栏：File→New，打开对话框 New Review Wizard，点击 Next，选择创建系统综述类型（Type of Review）：○ Intervention review（Cochrane 干预类型系统综述）、○ Diagnostic test accuracy review（Cochrane 诊断试验类型系统综述）、○ Methodology review（Cochrane 方法学类型综述）、○ Overview of reviews（Cochrane 同类系统综述）、○ Flexible review（柔性综述）。

下面以干预类型系统综述为例说明其创建过程，选择后点击 Next。

②在 Tile 中输入系统综述的标题，共有四个类型：［Intervention］for［health problem］：某个干预对某个健康问题的影响；［Intervention A］versus［intervention B］for［health problem］：A 干预措施与 B 干预措施相比对某个健康问题的影响；［Intervention］for［health problem］in［participant group/location］：某个干预措施对某个人群或地区的某个健康问题的影响；［Use if title does not fit any of the formats above］：自定义标题。选择标题后，点击 Next 即进入一个对话框。

现以例 2 - 1 为例，选择［Intervention A］versus［intervention B］for［health problem］，输入［Intensive Statin］versus［Moderate Statin］for［Cardiovascular Outcomes］，即高剂量他汀和标准剂量他汀预防心血管事件的系统综述。

③在 Stage 中选择系统综述完成阶段：○ Title only，仅有标题，此项不可选；○ protocol，方案阶段；○ Full review，系统综述全文阶段。这里我们选择最后一项。

完成以上选择后，点击 Finish 就创建了一个新的系统综述。如图 2 - 9 所示：

（2）增加新的纳入研究：下面介绍添加新的研究。

①树形目录框中的 Tables 栏，会出现 Characteristics of included studies 子目录，右击添加研究（Add Study），出现如图 2 - 10 对话框。

在"Study ID"一栏中填入新研究：PROVE IT，点击 Finish 完成研究的添加。

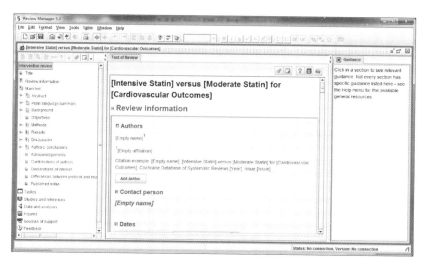

图 2-9 新创建的系统综述界面

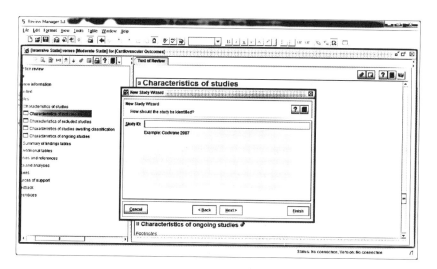

图 2-10 添加新研究对话框

②重复上述过程，可以添加本例其他三个研究，如图 2-11 所示。

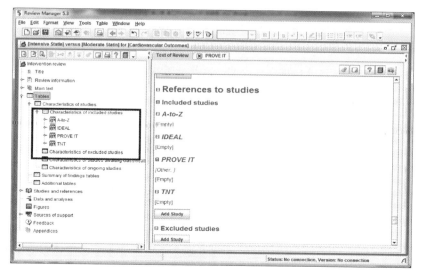

图 2-11 在 RevMan5.3 软件中添加新的研究

（3）增加比较组：右击 Data and analysis 子目录，选择弹出的 Add Comparison 选择，在弹出的对话框中输入 "Intensive statin vs Moderate statin"，即高剂量组和标准剂组比较，然后点击 "未完成" 即可。

（4）增加结局指标：

①在增加的 "Intensive statin vs Moderate statin" 栏右击，会出现 Add Outcome，在弹出的对话框中选择数据类型。这里选择 "两分类变量（dichotomous）"，如下图 2 – 12 所示。

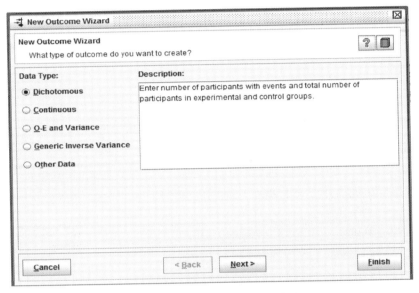

图 2 – 12　选择结局指标的变量类型

②点击 Next，在 Name 栏填入结局指标 "Cardovascular outcomes"，点击 Finish 完成结局指标添加。

（5）增加结局指标数据：

①右击结局指标 "Cardovascular outcomes"，选择 Add Study Data，弹出 New Study Data Wizard 向导窗口，如图所示，选择四个研究，点击 Finish 完成四个研究项目的添加，如图 2 – 13 所示。

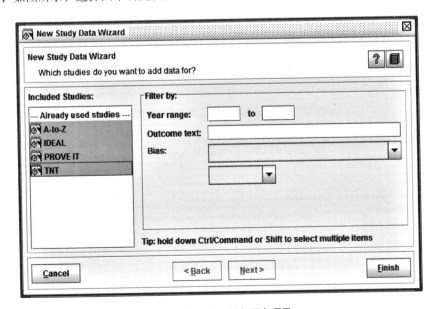

图 2 – 13　添加所有研究项目

②在右边表格中录入相应数据，完成数据添加，如图 2 – 14 所示。

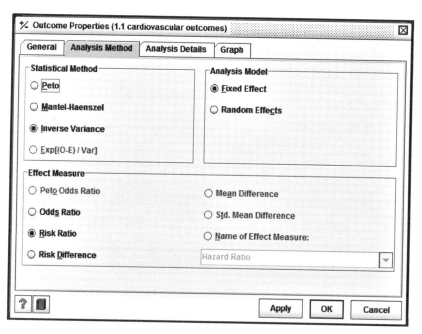

图 2 – 14　数据录入格式

3. 选择效应量和统计模型　右击结局指标"Cardovascular outcomes"，选择 properties，弹出 Outcome properties 向导窗口，点击 Analysis Method，定制统计方法（Peto 法、Mantel – Haenszel 法和 Inverse Variance 法）、效应量和统计分析模型。定制完点击 Apply 选项即可，本例选择 RR 值，统计方法为倒方差法，统计模型为随机效应模型，如下图 2 – 15 所示。

图 2 – 15　效应量和统计分析方法及模型定制

4. 森林图制作　输入数据和定制效应量和统计方法及模型后，即可以产生分析结果及森林图，如下图 2 – 16 所示。

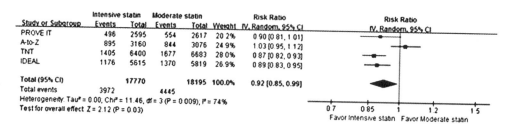

图 2 – 16　RevMan5. 3 中的森林图

5. 发表偏倚分析　点击 Funnel Plot 即可产生漏斗图，如下图 2 – 17 所示。

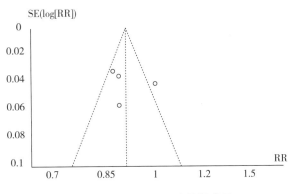

图 2 – 17　RevMan5. 3 中的漏斗图

第四节　系统综述的报告标准

近年来，涌现出大量系统综述与 Meta 分析的文章，虽然总体质量逐年有所提高，但是在研究设计、资料搜集以及论文撰写方面还存在着一系列问题，导致报告不规范，无法判断是搜集资料的研究本身质量不高还是系统综述与 Meta 分析报告书写问题所造成的。因此，这类论文的报告标准有待规范。本节对近年来国际上提出的几种主要相关报告标准进行介绍。

一、PRISMA 声明

2005 年 6 月，由系统综述作者、方法学家、临床医生、医学编辑及一名使用者在内的 29 名参与者在加拿大渥太华成立了 PRISMA（Preferred Reporting items for Systematic Reviews and Meta Analyses）制定委员会，会议产生了 PRISMA 清单，称为 PRISMA 声明，包括 7 个方面，27 个条目（见附录）和 1 个四阶段的流程图（见附录）[1]。PRISMA 是系统综述的报告学评价指南，该指南在《内科学年鉴》《临床流行病学杂志》《英国医学杂志》以及美国《公共科学图书馆医学杂志》等国际重要医学期刊同步发表，对于系统综述以及 Meta 分析报告质量的改进与提高起到了重要作用。声明的目的在于帮助作者改进系统综述以及 Meta 分析的撰写和报告，主要针对的是随机对照试验的系统综述，但也适合作为其他类型研究的系统综述与 Meta 分析的基础规范，尤其是对于干预措施进行评价的研究。同时，PRISMA 声明也可以对已发表的系统综述做出严格评价。

为了便于系统综述以及 Meta 分析作者能够明确了解清单每个条目的内容及意义，PRISMA 制定委员会还同时发表了 PRISMA 解释和阐述手册以便理解，降低了作者和读者适应新的发表指南的难度。PRISMA 制定委员会还建立了专用网站（http：//www. prisma – statement. org/index. htm），里面包括了 PRISMA 所有相关内容，读者亦可从网站上免费下载 PRISMA 清单及流程图，有 ". pdf" 和 ". doc" 两种格式，方便实用。

二、MOOSE 声明

观察性研究是流行病学研究的重要组成部分，包括队列研究、病例对照研究以及横断面调查等多种研究设计，主要用于描述疾病的三间分布，从而对暴露因素与疾病之间的关联性进行评估。近年来，从分子水平上探索遗传因素在人类疾病中作用的遗传关联性研究就归属于此。由于观察性研究很难排除一切偏倚以及混杂因素产生的效应，如果对于同一研究目的的观察性研究在研究过程中存在相同的系统误差，将其进行 Meta 分析后只会加大这些偏倚与混杂引发的效应。因此，观察性研究的 Meta 分析结果重点要放在检查研究结果异质性的可能来源上。

1997 年 4 月，由美国疾病预防控制中心资助，召集了 27 名由临床实践、现场干预、流行病学、统计学社会科学以及生物医学编辑等方面的专家组成专题研究小组，探讨并制定了流行病学中观察性研究的 Meta 分析（Meta analysis of observational studies in epidemiology，MOOSE）的报告规范，以帮助更加规范的撰写、编辑、阅读此类文献（见表 2 - 22），并于 2000 年正式发表于 JAMA 杂志[2]。MOOSE 报告规范要求观察性研究报告的内容包括 6 个部分，共 35 个条目[3]。

表 2 - 22　观察性研究的 Meta 分析（MOOSE）的推荐报告内容

项目	内容
研究背景	定义研究问题
	陈述研究问题假设
	确定研究结局
	暴露/干预措施
	研究设计类型
	研究人群
文献检索策略	文献检索的资格（例如图书管理员和调查员）
	文献检索策略，包括文献检索的时间范围和使用的关键词
	尽可能获取所有文献，包括研究文献作者的个人通信方式
	检索的数据库和档案库
	采用检索软件及其版本号，包括使用的特殊功能（如进行主题词及其下位词的扩展检索）
	手工检索（例如已有文献的参考文献清单）
	列出纳入和排除的文献，以及判断标准
	处理非英语文献的方法
	处理只有摘要和未发表文献的方法
	介绍个人通信的情况
研究方法	描述检索文献是否符合研究问题
	数据整理和编码的基本原则（例如有完善的临床编码规则或便于编码）
	数据分类和编码的记录（例如多个文献评价者，盲法，以及文献评价者之间的一致性）
	混杂的评估（例如入选研究中病例和对照的可比性）
	评价研究质量，包括对质量评价者采用盲法，对研究结果的可能预测进行分层分析或回归分析
	评价研究异质性
	详细介绍统计分析模型，以便能重复该研究（例如详细描述采用的固定效应模型或者随机效应模型，采用该研究模型分析研究结果的理由，剂量反应关系模型，或者累积 Meta 分析）
	提供合适的统计图表
研究结果	绘图总结入选各研究和汇总研究结果
	列表描述入选各研究结果
	研究结果的敏感性分析（例如亚组分析）
	研究结果统计学稳健性的指标

续表

项目	内容
讨论	定量评价偏倚（例如发表偏倚）
	解释排除标准的合理性（例如排除非英语文献）
	评价入选研究的质量
研究结论	导致观察到结果的其他可能原因
	根据研究所得的数据，在评价文献涉及的领域，对研究结论进行适当地外推
	为以后该问题的研究提供指导意见
	公布研究资助来源

遗传流行病学的关联性研究实质上属于观察性研究，基本可参考 MOOSE，但要注意遗传流行病作为一门交叉学科，具有自身的特殊性，在进行 Meta 分析时必须考虑遗传学以及生物统计学的前提条件，包括异质性分析，Hardy – Weinberg 平衡的拟合度，多组数据的两两比较的多重校正等问题。

三、Cochrane 系统综述格式

Cochrane Handbook for Systematic Reviews of Interventions 最初是由挪威卫生知识服务中心的 Andrew D. Oxman 等人为 Cochrane 系统综述作者撰写的方法学指南，于 1994 年作为"Cochrane 协作网工具包"第四部分，即"准备并维护系统综述"发表。Cochrane 系统综述囊括了 Meta 分析的内容，属于广义性质的系统综述。此手册于 1996 年 10 月正式独立成为 Cochrane 协作手册（第 3 版），主要关注随机对照试验的系统综述的方法，2003 年修订时扩充到诊断性试验的系统综述，非随机对照试验的系统综述指南正在进一步完善。手册 5.1.0 版共分为 3 个部分，共 22 个章，Cochrane 系统综述的格式放在第一篇第二章第二节（Format of A Cochrane Review）中[4]。

Cochrane 系统综述的格式有以下几个目的：首先它可以帮助读者快速查阅研究结果及评价其真实性、适用性和意义；其次它可以指导评价员简明清晰地报道他们的工作，减少不必要的劳动；另外此格式也适于电子出版及更新，其设计的报告通过电脑或打印后阅读可提供大量的信息，可读性强。每个评价包括：

- 封面——各处标题，引文内容和联系地址
- 概要——用非专业的语言（避免术语）简介研究目的、方法、结果与结论
- 摘要——使用结构式格式
- 评价正文——包括引言（背景和目的），材料（选择标准和检索策略）和方法，结果（研究描述，方法学质量和结果），讨论和评价员结论
- 图形和表格——显示纳入研究的特征，用于比较的干预措施的详细情况，纳入研究的结果，被排除研究列表，附加的与评价相关的图形
- 参考文献

RevMan 软件用于帮助评价员按适当的格式撰写系统综述，并形成便于电子传输的文件。表 2 – 23 介绍的内容是依据 RevMan 5.1.6 中 Cochrane 系统综述全文格式的设置[5]。

表 2 – 23　Cochrane 系统综述全文的格式

主题	内容
标题 *	
计划书/全文信息	
	系统综述编号
	作者姓名及单位 *
	引用格式
	通讯作者 *
	制作各阶段的日期 *
	更新后的新内容概述
	本系统综述的制作历史
正文	
摘要（结构式）	
	背景 *
	目的 *
	检测方法 *
	资料收集和分析 *
	结果 *
	评价者结论 *
研究概要	简明语言概括标题及全文内容 *
背景	描述研究概况 *
	描述干预措施 *
	描述干预措施可能有效的作用机制 *
	研究问题的不确定性和制作系统综述的必要性 *
目的	用一句话表明制作系统综述的主要目的 *
方法	纳入和排除标准（研究设计类型、研究对象、干预措施、结局指标）*
	查找研究的检索策略（计算机检索及其他检索途径）*
	数据收集与分析（研究的选择、数据提取、评估纳入研究的偏倚风险、治疗效果的测量、分析单位、缺失数据的处理、评估异质性、评估报告偏倚、数据合成、亚组分析、敏感性分析）*
结果	描述纳入研究的基本特征 *
	纳入研究的风险偏倚情况 *
	干预效果 *
讨论	主要结果总结 *
	证据质量 *
	研究过程中的潜在偏倚 *
	与其他研究或评价的异同点 *
评价者的结论	对实践的启示 *
	对未来研究的启示 *
表格	研究的特征列表（纳入研究的特征、排除研究的特征、待归类研究的特征、进行中研究的特征）
	结果总结表
	其他表格

续表

主题	内容
致谢	在系统综述制作过程中提供帮助，但不足以或不愿被列为作者的人
研究与参考文献	系统综述的相关研究（纳入的研究、排除的研究、待归类的研究及进行中的研究）其他参考文献（系统综述引用的参考文献、系统综述的其他发表版本、待分类的参考文献）
图形	森林图，漏斗图，风险偏倚图，文献检索流程图，其他与系统综述相关的图形
补充信息	
数据分析	Meta 分析
附录	如检索策略、风险偏倚条目等可以放入此部分
反馈	题目，概述，系统综述制作者的回复，意见反馈者
系统综述的其他信息	
作者贡献	每位作者具体负责的部分
利益冲突声明*	
计划书与全文的不同点	
获得支持情况	内部支持
	外部支持
发表备注	

注：*表示必备内容

　　Cochrane 系统综述的格式保证了其制作的质量，要求至少每两年更新 1 次。在 Cochrane 系统综述中，也可以用流程图来显示文献筛选的过程，RevMan 5 中提供了 PRISMA 流程图模板和自己设计两种形式。与 PRISMA 声明不同的是，Cochrane 格式标题不用注明是否为系统综述或 Meta 分析；在正文之前多了"计划书/全文信息"；增加了"致谢、反馈、作者贡献、计划书与全文的不同之处、发表备注"等内容。

四、动物实验的报告规范

　　动物实验（animal experiments）已经成为现代科学技术不可或缺的一个重要组成部分，是生命科学的基础和条件，是连接基础研究和临床试验的重要桥梁，其目的是通过对动物本身生命现象的研究，初步验证干预措施的安全性和有效性，进而决定新干预措施能否进入临床研究阶段和进一步推广到人类提供直接证据。如今，动物实验的系统综述与 Meta 分析已成为临床前研究的新趋势，分析恰当的系统综述与 Meta 分析可为是否进一步开展临床试验做出很好的评估。

　　2006 年，英国莱特斯大学 Jaime L. peters 等借鉴 QUOROM 及 MOOSE 的条目，设计出了动物实验的系统综述/Meta 分析报告规范 *A Systematic Review of Systematic Reviews and Meta - Analyses of Animal Experiments with Guidelines for Reporting*，内容包括 6 个部分，共 17 个条目（表 2 - 24）[5,6]。

表 2 - 24　动物实验的系统综述/Meta 分析报告规范

标题	副标题	要求
题目		能识别出是否为动物毒理学试验的 Meta 分析（或系统综述）

续表

标题	副标题	要求
摘要	目的	提出明确的科学问题或假设
	资料来源	数据库及其他信息来源
	评价方法	纳入标准（如种系、品系、干预/暴露、结局和研究设计）；真实性评价、数据提取和实验特征，以及数据定量合成的方法
	结果	纳入与排除的实验特征，定量及定性分析结果（如点估计值及可信区间、标准误），清楚的描述剂量－效应曲线，半致死剂量等；以及亚组分析
	结论	描述主要结果及其启示
引言		提出明确的科学问题，阐述干预/暴露的生物学合理性和评价的理由
方法	检索	描述信息的详细来源（如数据库、注册库、个人档案、专家信息、代理机构、手工检索）和对检索的限制（如年代、发表状态及发表语言）；描述获取纳入研究的资料的特别努力（如联系研究作者、搜索灰色文献）
	选择	描述纳入及排除标准（定义干预/暴露、主要结局和实验设计）；列出排除的实验及排除理由
	真实性和质量评价	描述评价标准和过程（如盲法的实施、质量评价的方法及评价的结果）
	资料提取	描述提取的过程和方法（如二人平行提取），包括二人重复性及一致性的信息；描述实验的总体资料或单个动物的资料提取情况
	研究特征	描述设计的类型，动物特征（如种系、品系、年龄、性别），干预/暴露方案（包括给药途径、剂量及持续时间），结局定义，研究来源及异质性评估
	数据定量合成	描述主要的效应指标，结果合并的方法（如固定和随机效应模型、Meta 回归），缺失资料的处理，统计学异质性的评价，不同种系或品系资料的处理，可能的混杂变量的校正，敏感性分析和亚组分析，发表偏倚的评估方法，提供的细节可供重复
结果	检索流程	提供可以展现纳入实验总数进行 Meta 分析的检索流程图
	研究特征	提供每个实验的特征的描述性数据（如种系、品系、年龄、性别、样本量、干预/暴露、剂量、持续时间）
	数据定量合成	报告与科学问题/假设相关的实验筛选及真实性评价的一致性情况；呈现简单合并结果（如森林图），提供计算效应大小和可信区间的数据；鉴定异质性来源，及对研究质量和发表偏倚的影响
讨论		总结关键发现；根据内、外部真实性探讨科学/临床相关性；根据已有的各种证据解释结果，包括来自于人体研究的数据；讨论应用动物实验数据指导人类健康的合理性；严格评价分析过程中潜在的偏倚（如发表偏倚）；给出对未来研究的启示

第五节　系统综述的评价标准与实例评价

一、系统综述的评价标准

系统综述本身的评价涉及到报告内容和报告形式两个方面，一个好的系统综述首先应该选题重要且意义重大，内容撰写应遵循相关规则、规范和声明，客观真实地评价提出的科学问题，同时报告的撰写应参照国际报告标准。下面着重介绍系统综述的报告内容在评价要注意的问题。

1. 是否清楚描述了所关注的问题。

2. 是否纳入正确的研究类型。

3. 是否广泛地进行了检索。

4. 重要的相关文献是否被遗漏。

5. 文献纳入和排除标准是否合适。

6. 是否对纳入研究进行了严格的质量评价和偏倚评估。

7. 是否考虑到所有重要结局指标。

8. 资料提取是否正确。

9. 合并分析是否正确。

10. 合并结果的精确度如何。

11. 是否有效地对系统综述结论的可能获益和损害进行评估。

12. 结果是否可以应用到当地人群。

13. 结果是否利大于弊，成本 – 效果如何。

二、实例评价

中药治疗流行性感冒的系统综述（摘自 Cochrane Database of Systematic Reviews，2013 年，第三期）。

（一）研究背景

流行性感冒是由流感病毒感染引起的急性呼吸系统疾病，根据病毒的核蛋白（nucleocapsideprotein，NP）和基质蛋白（matrix protein，MP）分为甲、乙、丙三型。临床发病表现为突然起病，高热，体温可达 39 ~ 40℃，可有畏寒、寒战，多伴头痛、全身肌肉关节酸痛、极度乏力、食欲减退等全身症状，常有咽喉痛、干咳、鼻塞、流涕、胸骨后不适等。流感在流行期间具有高的发病率和死亡率。严重感冒的病例每年约 300 万 ~ 500 万例，全世界范围内死亡病例约 25 ~ 50 万。目前，注射疫苗是预防流感的主要防制措施。治疗流感的一线抗病毒药物主要有奥司他韦（Oseltamivir）、扎那米韦（Zanamivir）、金刚烷胺（Amantadine）和金刚乙胺（Rimantadine）四种。抗流感病毒药物治疗是流感治疗最基本和最重要的环节。但流感病毒很容易产生耐药毒株，备受关注。中医药预防和治疗流感具有独特中医理论指导，在中国被广泛应用，同时评价中医药治疗流感疗效和安全性的临床试验不断出现，中国每年用于流感防治和研究费用达上千万美元，但目前尚缺乏对过去临床试验的质量和疗效的系统评价，因此，开展中医药治疗流感的系统综述对流感防治及其卫生政策的制定是极其有用的。

（二）对象与方法

通过计算机检索、手工检索和联系作者索取资料，全面搜集了中药治疗流行性感冒的随机对照试验（RCT）。按 Cochrane 协作网系统综述的方法进行评价。

检索数据库有 CENTRAL（2012 年第 11 期）、Cochrane Library（2012. 11）、MEDLINE（2006. 12 ~ 2012. 11）、EMBASE（2006. 12 ~ 2012. 11）、CNKI（1988 ~ 2012. 11），手工检索相关资料及各论文参考文献目录，并向作者索取论文相关信息。世界卫生组织国际临床验注册平台（WHO International Clinical Trial Registration Platform，WHO ICTRP，至 2012 年 11 月）也一并检索。

（三）主要结果

18 个研究共纳入 2521 个病例，其中 17 个研究方法学质量较低。由于纳入的研究中药干预的多样性和对照组抗病毒药的不同，研究间缺乏同质性，导致研究结果难以合并。只有 3 个研究显示中药在预防流感和减轻症状方面可优于抗病毒药物。感冒胶囊在促进恢复和减轻不适症状方面与金刚烷胺相比较具有更好的疗效。10 个试验报告了具有中度的不良事件。

（四）主要结论

由于低质量的研究，中医药治疗流行性感冒有效或无效的证据目前还不能获得。鉴于强有力的证据的缺乏，世界范围内的高质量、大样本的中医药治疗流感的临床研究仍有必要开展，同时要严格按照 CONSORT 声明（2010 版）发表研究论文，提高研究的报告质量。

（五）论文评阅评语

1. 引言中清楚地描述了所关注的问题，流行性感冒的防治是一个全球性问题，治疗流感的一线抗病毒药物主要有奥司他韦（Oseltamivir）、扎那米韦（Zanamivir）、金刚烷胺（Amantadine）和金刚乙胺（Rimantadine）四种，但存在耐药性问题，中药治疗流感具有悠久历史和潜在的疗效，但缺乏有力的证据，随着临床评价研究不断开展，累积了一定的原始研究，从卫生政策的决策上讲，急需要开展系统综述，指导流感的有效防治。

2. 纳入的研究类型为随机对照试验，但诊断标准缺乏病原学诊断，因此权威性不够，干预措施尽管说明地很清晰，但干预措施界定过宽，严重影响研究间的同质性，这是中医药相关系统综述的通病。结局指标分为主要指标和次要指标，交待明确。

3. 文献搜集全面而准确，检索策略清晰，并且检索了当前主要的文献工具，同时进行人工检索，明确时间范围，严格按照 Cochrane 系统评价手册进行质量评价。数据搜集和分析由两位研究者独立完成并互相核对，不同意见达成共识方式解决。

4. 未见重要文献遗漏，但有 3 个研究因未能联系上研究者，这 3 个研究未参加系统综述的数据合并，因此合并结果可能存在遗漏偏倚。

5. 纳入和排除标准较宽泛，中医药治疗流感由于流派差异，存在多种多样的治疗方案，作者纳入了中医药所有干预措施，这不可避免地导致了研究间异质性，同时对照组的限定不唯一，给后期同质性分析带来不便。

6. 论文质量评价严格，并进行了偏倚评估。低质量研究是否要剔除，文中没有交待，影响了结论的可靠性。

7. 考虑了所有重要指标，即主要结局指标有恢复率、死亡率和发生率（预防性研究中），次要结局指标有住院时间、并发症、症状改善和负性事件。

8. 资料提取正确，数据提取具有详细的列表，并有两位研究者独立完成。

9. 合并分析，系统综述尽管具有一定的原始研究数量，但由于缺乏同质性，导致原始研究分入较多的亚组中，阻止研究结果的合并，同时由于原始研究的质量较低，也影响研究结果合并的合理性。

10. 合并精确性未知。同质性研究较少，无法合并。

11. 评估了系统综述结论的可能获益和损害。

12. 结果是否利大于弊，成本 – 效果如何，目前暂时还不能给出结论。

13. 报告的形式符合规范，是一篇较好的系统综述。

参考文献

［1］刘建平．传统医学证据体的构成及证据分级的建议．中国中西医结合杂志，2007

（12）：1061 – 1065.

［2］史楠楠，王思成，韩学杰，等. 证据分级体系的演进及其对中医临床实践指南的启示［J］. 北京中医药大学学报，2011（02）：87 – 91.

［3］康德英，王家良，洪旗，等. 证据分级评价系统及其在临床决策分析中的应用［J］. 中华流行病学杂志，2004（04）：82 – 85.

［4］GroupOcebm Levels of Evidence Working. Levels of Evidence（March 2009）［M］. Oxford Centre for Evidence – Based Medicine. http：//www. cebm. net/index. aspx.

［5］Howick J, Chalmers I, Glasziou P, et al. OCEBM Levels of Evidence Working Group［M］. The Oxford, 2011.

［6］Oxman Andrew D, Group Grade Working. Grading quality of evidence and strength of recommendations［J］. BMJ, 2004, 328（19）：1490 – 1494.

第三章   循证中医临床实践基本步骤

循证临床实践是指以循证医学理念为指导的临床实践活动。循证中医临床实践的基本步骤包括：提出临床问题；查找和获取研究证据；初筛和严格评价研究证据；结合临床实践应用研究证据；对研究证据的应用进行后效评价。

第一节   提出临床问题

"提出临床问题"是循证中医临床实践第一步。医生面对各种由患者、家属、医学同事、以及自己思考提出的临床问题，通过寻找解决问题方法，最终解决临床问题。

一、临床问题来源

（一）与病因相关的问题

患者患病后最常见的临床问题是"他为什么会患病"。疾病的发生往往是因为患者存在该疾病的危险因素以及由危险因素导致的病因，并在某一机制下发病。

1. 危险因素   某一疾病的危险因素是什么？某人或某一类人患某病的危险因素是什么？例如，脑卒中的危险因素是什么？某已婚年轻女子患脑卒中，其危险因素是什么，是否与口服避孕药有关？合并肿瘤的脑卒中患者危险因素是什么，是否与非肿瘤患者不同？

从中医角度，易患因素是什么，体质、生活习惯、性格等？例如，脑卒中的易患因素是否与某些中医体质有关？痰湿体质患者更容易患缺血性脑卒中吗？

2. 病因   某一疾病的病因是什么？某人或某一类人患某病的病因是什么？例如，缺血性脑卒中的主要病因是什么？一位孕妇突发缺血性脑卒中，其病因是什么，是否与凝血机制障碍有关？骨科手术后患者并发缺血性脑卒中的最常见病因是什么，是否与脂肪栓塞有关？

从中医角度，病因有哪些，外感、内伤或其他？例如，脑卒中的病因目前认为是内伤所致，那么情志内伤、劳逸内伤、食积内伤，哪个病因更常见？

3. 发病机制   某一疾病的发病机制是什么？某人或某一类人患这病的机制是什么？例如，缺血性脑卒中的发病机制是什么？某人有房颤、高血压、腹泻数日后发生缺血性脑卒中，其机制是脑栓塞、脑血栓形成，还是低灌注？房颤患者发生脑卒中的机制都是脑栓塞吗？

从中医角度，病机是什么？例如，某人脑卒中的发病机制是阴虚风动、肝阳上亢，还是风痰阻络，或者其他机制？

（二）与临床特点相关的问题

患者表现出一系列症状、体征、实验室以及辅助检查异常，这些临床表现有的是本次疾病的主要表现，有的是既往疾病的表现，也有的是这次疾病并发症的表现。

1. 主要临床表现　某一疾病的临床表现有哪些？同病的不同人群，其临床特点有差异吗？患病的某一个或几个患者的某一临床表现（症状、体征或生化指标异常）是该疾病的共性临床表现，还是个性临床表现？例如，痴呆可以有哪些表现？阿尔茨海默病男性和女性人群的临床表现有不同吗？视幻觉是痴呆的共性表现吗？

从中医角度，疾病的证有哪些、主证是什么，次证是什么？疾病的某一种证型，其症状有哪些？例如，中风的主证是什么？年轻中风患者哪些主证和次证更多见？血管性痴呆虚证和实证患者，其认知障碍有什么不同？

2. 并发症　某患者的并发症有哪些？并发症的严重程度如何，与主要疾病的相互影响如何？例如，某脑卒中患者的并发症有哪些？合并高血压的脑卒中患者，血压状况与脑卒中病情的关系如何？

从中医角度，是否兼有其他病证，兼证对主证有无影响等？例如，合并糖尿病的脑卒中患者，其中医证型是否不同于无糖尿病的脑卒中患者？

3. 并发症　某疾病的并发症有哪些？哪些因素提示患者是某并发症的高危人群？哪些症状是并发症的表现？并发症对主要疾病病情的影响？例如，脑卒中的并发症有哪些？吞咽障碍的脑卒中患者是否容易并发肺部感染？脑卒中患者瘫痪肢体肿胀是深静脉血栓形成的表现吗？并发消化道出血会加重脑卒中病情吗？

从中医角度，疾病的传变会有哪些，是否与证型有关等？例如，脑卒中肺部感染并发症是否与某一证型有关？

（三）与诊断相关的问题

临床医生询问患者病史和体格检查后，会提出一系列问题："患者可能患什么疾病，需要什么辅助检查证实，需要和什么疾病鉴别，是否需要做检查排除这些疾病"。患者和家属也会有类似问题提出。

1. 辅助检查　某疾病的诊断需要做哪些检查？排除某一疾病需要做哪些检查？针对某一疾病，哪些检查是必要的？为诊断或排除某一疾病，在综合考虑辅助检查诊断的特异度、灵敏度、安全性、费用以及患者接受程度的基础上如何选择？针对某一患者，最紧迫、最必要、最有价值、最经济、最安全可行的检查是什么，以及各种辅助检查的时机。例如，脑梗死的诊断是否一定要做头颅 MRI。排除脑出血是优先选择头颅 CT 还是头颅 MRI。针对脑卒中，血管评估、血脂、血糖、同型半胱氨酸等检查是否必须？对于突发昏迷、伴发热和一侧肢体瘫痪的患者，头颅 CT、头颅 MRI、脑血管造影、脑脊液等检查如何选择以及各种检查的时机如何安排。

2. 诊断和鉴别诊断　根据患者的症状、体征，考虑患者的临床诊断可能是什么，需要和什么疾病相鉴别？有些辅助检查的结果有不同的解释，结合临床应诊断为什么？例如，一位患者以"反复短暂头晕"为主诉，诊断和鉴别诊断要考虑哪些疾病，短暂性脑缺血发作、偏头痛、癫痫、小卒中、周围性眩晕或其他。一位缺血性脑卒中患者，病程中出现病情加重，是进展性卒中还是再卒中，如果考虑再卒中，是缺血性还是出血性卒中？

从中医角度，主要关于中医辨病和辨证问题。根据患者的就诊信息，考虑是什么病？需要和哪些疾病相鉴别？根据患者各种症候群，考虑属于什么证型？某一疾病哪种证型更多见？例如，对于肢体瘫痪的患者考虑中风、还是痿证？中风有哪些类型？中风患者中，哪种证型最多见？证型与症状、生化指标相关性如何？例如"高血压痰湿证型是否与炎症因子有关？"。

（四）与治疗相关的问题

患者疾病一旦明确诊断，如何治疗是医患双方关心的问题。临床医生面临的关键问题是如何综合考虑治疗方法、疗效、费用、不良反应等方面，确定针对患者的最佳选择

1. 治疗方法　某一疾病有哪些治疗方法？每一治疗方法的疗效如何？哪一种疗效更好？例如，癫痫治疗有哪些方法？手术治疗癫痫是否优于药物治疗？对于部分性发作型癫痫，哪种药物是首选？

从中医角度，考虑辨病论治、辨证论治以及中西医结合治疗等问题。例如，中药或方剂治疗癫痫的疗效如何？中西医结合卒中单元治疗缺血性脑卒中疗效如何？

2. 不良反应　药物的不良反应是什么？是严重不良反应吗？不良反应是暂时的还是持续的？患者治疗中出现的某一症状是药物不良反应吗？例如，阿司匹林的不良反应有哪些？某患者阿司匹林治疗中出现血尿，是严重不良反应吗，是否立即停用？

从中医角度，中药有不良反应吗？服中药是否需要监测相关生化指标。例如，癫痫治疗中，长期服用有毒虫类药物如全蝎、蜈蚣会有不良反应吗？

3. 费用和收益　该治疗方法的费用是多少？费用高的治疗方法与费用低的方法疗效是否有差异？例如，同样抗血小板治疗，患者服用氯吡咯雷每天的治疗费用是阿司匹林的几十倍，该如何选择？有患者担心阿司匹林的不良反应，改服中成药或汤剂预防脑卒中，其费用高于阿司匹林，是否是值得推荐的预防方法？

4. 最佳治疗方法　临床医生综合考虑研究证据、临床经验、患者意愿以及医疗资源确定最佳治疗方法。对某一患者，哪种方法更适合？例如，某患有高尿酸血症的脑卒中患者二级预防用药，小剂量阿司匹林影响尿酸排泄，但疗效肯定，价格低廉；氯吡咯雷并不影响尿酸排泄，疗效也被认可，但价格昂贵，如何选择？一位血管性头痛发作频繁的患者，治疗方法是发作时服用止痛药，还是尝试中药防治？

（五）与预后相关的问题

预后是指对某种疾病可能病程和结局的预测，是医患共同关注的问题，包括未经治疗的自然预后和经医学干预的治疗预后。

1. 病程　某一疾病的病程是多久？某一症状、体征多久会减轻或消失？某一疾病是否是终身疾患？例如，阿尔茨海默病的一般病程是多久？蛛网膜下腔出血患者头痛症状多久会消失？帕金森病是终身疾患吗？

2. 结局　某一疾病的结局如何？治疗与不治疗是否有差别？某疾病的病死率、残障率、复发率如何？例如，合并肿瘤的脑卒中患者的预后如何？胆囊癌治疗与不治疗对结局影响如何？脑卒中的复发率是多少？

（六）与预防相关的问题

上工治未病，预防发病，尤其预防慢性病发病是临床关注的问题。预防的策略主要涉及生活方式干预、药物预防等。

1. 生活方式干预　关于饮食、情绪、运动等对疾病的影响。例如，低脂饮食可以降低脑卒中的发病率吗？怎样的运动方式、多大的运动量对脑卒中的预防有帮助？舒缓的音乐对预防高血压有利吗？

2. 药物预防　哪些药物可以预防某种疾病？怎样选择药物？预防药物需要服用多长时间等？例如，中药可以预防脑卒中吗？怎样选择抗栓药物，选用抗血小板药物还是抗凝药物？他汀类药物预防脑卒中需终身服用吗？

二、临床问题类型

从循证临床实践角度，临床问题可分为两类，即背景问题和前景问题。

（一）背景问题

背景问题是有关疾病背景知识的问题，主要涉及医学基础知识，涵盖疾病的病因、临床特点、诊断、治疗、预后、预防等方面，实际上是广义的临床问题，也称一般性问题。例如，糖尿病的病因是什么，治疗方法有哪些？

医学生和低年资医师常常考虑和提出背景问题，这类问题往往可以从教材或医学专著中获取相对全面的答案。

（二）前景问题

前景问题是循证临床实践中的主要问题，是有关某一患者疾病诊疗等方面的特定问题，是在疾病背景知识基础上提出的，不仅涉及医学基础知识，而且需要某一领域最新研究进展，前景问题同样涵盖疾病的病因、临床特点、诊断、治疗、预后、预防等方面，实际上是狭义的临床问题，也称特定性问题。例如，一位 81 岁的急性脑梗死患者，无任何并发症，除年龄大 1 岁外完全符合溶栓指征，溶栓治疗是否能使他获益更多。

高年资医师常常考虑和提出前景问题，回答这类问题需要最新最好的证据，往往需要进一步检索和评估文献后获得。

三、提出临床问题

提出能够回答的临床问题是解决临床问题关键的第一步。临床问题来自患者和家属，也来自医生本身的思考。问题的起源往往是一种疑问或模糊的不解，如：某家属问"为什么会发生脑卒中"；某医生发现有一定数量脑卒中患者有肿瘤病史，他疑问"患有肿瘤的脑卒中患者是否预后更差？"，这些问题比较模糊，常常不能直接回答。如果将上述问题转变为"脑卒中的病因、危险因素和发病机制是什么""合并肿瘤的脑卒中患者的预后如何"，这样的问题就比较清晰，可以有针对性回答。

（一）确定临床问题的来源和类型

临床问题多种多样，为了便于回答，针对提出的临床问题，首先分辨其来源是哪一方面，是病因、临床特点、诊断、治疗，还是预后、预防等方面。其次确定这一问题是属于背景问题，容易查找到答案；还是前景问题，需要进一步检索、评价、甚至开展研究。例如，"脑卒中患者的危险因素、病因和发病机制"，是关于病因的问题，教科书上有全面描述，属于背景问题；而"合并肿瘤的脑卒中患者的预后如何"，是关于预后的问题，属于前景问题，需要进一步查找证据。

（二）转化临床问题为可回答的结构性问题

对于提出的临床问题，尤其是前景问题，为了便于寻找答案，需要用合适的、科学的语言将非结构性的临床问题转化为可回答的结构性问题，即构建临床问题。临床问题的构建按照

PICO 格式，PICO 是 patient problem or population（P），intervention（I），comparison（C）and outcome（O）的缩略语。

P（patient problem or population）：患者问题，即临床问题关注的对象。患者的特征包括疾病，以及与诊断和治疗相关的性别、年龄、种族等。

I（intervention/prognostic factor/ exposure）：干预措施、预后因素、暴露因素，即临床问题关注的措施或因素。考虑的是哪一种干预措施，哪一种药物治疗，哪一项检测，或哪一类手术？应考虑影响患者预后、年龄、并发症的因素吗？考虑患者的暴露因素，如吸烟、毒物接触？

C（comparison）：对照，即与关注的措施或因素进行对比的另一措施或因素。如果是治疗性问题，对照可以是另一种药物、安慰剂或不用药，也可以是一种手术疗法。如果是诊断性问题，对照通常为"金标准"的诊断监测。如果是关于预后因素和暴露因素，通常与无相关预后因素、无相关暴露因素的对照相比较。有些临床问题不一定有特定的对照。

O（outcome）：结局，即临床问题关注的目标。干预措施的结局是什么，减轻或消除症状，减少副作用，还是改善功能或测试分数？预后因素的结局是什么，改善预后，还是不利于预后？暴露因素的结局是什么，是患病，还是不患病？

按照 PICO 格式，不同来源的临床问题均可以转化为可回答的结构性问题。例如，病因相关问题"痰湿体质患者更容易患缺血性脑卒中吗？"其中，P：成人；I：痰湿体质；C：其他中医体质；O：缺血性脑卒中。临床特点问题"血管性痴呆虚证和实证患者，其认知障碍有什么不同？"其中，P：血管性痴呆患者；I：虚证；C：实证；O：认知功能。诊断相关的问题"高血压痰湿证型是否与炎症因子有关？"其中，P：高血压患者；I：痰湿证；C：非痰湿证；O：炎症因子。治疗相关问题"中西医结合卒中单元治疗缺血性脑卒中更有效吗？"其中，P：缺血性脑卒中患者；I：中西医结合卒中单元；C：西医卒中单元或中医卒中单元或普通病房；O：病死率、残障率。预后相关问题"合并肿瘤的脑卒中患者的预后如何？"其中，P：脑卒中患者；I：合并肿瘤；C：无合并肿瘤；O：病死率、残障率。预防相关问题"对脑卒中易患人群，中药可以预防脑卒中吗？"其中，P：脑卒中易患人群；I：中药干预；C：无干预或中药安慰剂或阿司匹林；O：脑卒中（缺血性脑卒中或出血性脑卒中）。

第二节　查找和获取研究证据

临床问题一经提出，为了找到解决问题的最佳方案，需要查寻研究证据，在众多的研究证据中初筛并严格评价，最后做出决定。因而，"查找和获取研究证据"是循证临床实践的重要环节。熟悉查找证据的途径、掌握获取证据的步骤、正确查寻，是准确和全面获取研究证据的保证。

一、查找证据的途径

（一）了解循证医学证据资源

循证医学证据资源经历了漫长的发展，其查找途径可以是期刊、电子光盘检索、Internet

电子数据库,也可以是同事、专家、药厂的未发表文献,如学术报告、会议论文、毕业论文等。20世纪90年代以前,主要依靠手工检索工具先获取题录,再从期刊查阅原文,费时费力,检索效果差。90年代以后,应用计算机网络检索,可直接查阅原文,快速方便,检索及时全面。

循证医学证据资源涉及的期刊和数据库多,国际上通常采用加拿大McMaster大学临床流行病学和生物统计学教授Haynes R. Brian提出的"5S"模型来分类证据资源。"5S"即原始研究(studies)、系统综述(syntheses)、证据摘要(synopses)、证据总结(summaries)、证据系统(systems)。证据资源"5S"模型是按证据查找、证据评价、证据利用的快捷性、相关性和有效性进行排列的,层级越往上,证据的优先级别越高,对解决临床问题的时效性和可行性越强,形成以原始研究为基础,证据系统为顶端的金字塔模式。见图3-1。

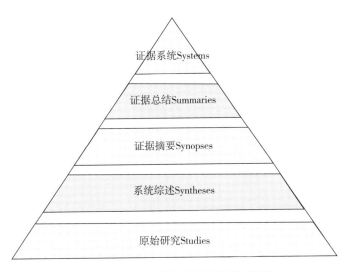

图3-1 循证医学证据资源"5S"模型

1. 原始研究 即原始的临床研究(临床试验),指发表在杂志和综合文献数据库,未经专家评估的文献资源。原始研究是产生和提供证据的基本单位,是所有其他证据衍生的原始材料。

常用资源:

MEDLINE是原始研究最权威的数据库之一,是医学文献的首要数据库。其包含的内容全面,索引和检索系统完善,多数通过Ovid和PubMed进行检索。PubMed Clinical Queries数据库在检索系统预设了针对临床问题的检索策略,可快速检索涉及临床病因、诊断、治疗、预后和预防的相关文献,以及系统综述方面的文献。由于检索简单、快捷,可以直接获得临床应用相关文献,是常用的文献检索数据库。

Cochrane对照试验注册中心数据库(Cochrane central register of controlled trials,CENTRAL)是随机对照试验(Randomized Controlled Trials,RCT)或临床对照试验(Clinical Controlled Trials,CCT)的数据库,该库由Cochrane协助网组织、协调或编制。资料来源于协作网各系统综述小组在MEDLINE和其他文献数据库上检索出的随机对照试验和临床对照试验,以及从有关医学杂志、会议论文集和其他来源中收集到的随机对照试验和临床对照试验。Cochrane协助网对随机对照试验和临床对照试验按照统一规范鉴别及质控,为系统综述提供准确、全面、系统的原始资料。

中国生物医学文献数据库（Chinese Biomedical literature Database，CBM）是中国医学科学院医学信息研究所开发的生物医学领域的专业文献数据库。CBM 收录期刊齐全、更新速度快，涉及基础医学、临床医学、预防医学、药学、中医学等领域，该数据库与 MEDLINE 光盘检索有兼容性，检索入口多，方便易用。

2. 系统综述　针对某个具体的临床问题，系统、全面地收集所有已发表或未发表的临床研究，对其逐个进行严格评价，筛选出符合质量标准的文献，再运用适当的统计方法进行定性或定量合成，得出可靠的综合结论。Cochrane 系统综述特指由 Cochrane 协作网的作者予以评价并发表在 Cochrane 图书馆（Cochrane Library）的系统综述。

常用资源：

CDSR（Cochrane database of systematic reviews）即 Cochrane 系统综述数据库，是 Cochrane 图书馆中的一个子库，也是当今最重要的系统综述文献库。CDRS 是 Cochrane 协作网的评论员在相应的 Cochrane 评价小组对各种健康干预措施所制作的系统综述，包括完成的系统综述、研究方案、评论和批评系统。协作网的系统综述几乎涵盖了整个临床医学研究领域，目前主要是关于随机对照试验的系统综述。Cochrane 协作网有严密的组织管理和质量控制系统，严格遵守 Cochrane 系统综述者手册，应用统一的系统综述软件录入和分析数据，采用固定的格式撰写系统综述计划书和报告，发表后根据新的研究定期更新，有完善的反馈和修改机制。Cochrane 系统综述可以从 Ovid、PubMed、Wiley 网站获取。CDSR 检索方便，摘要免费，但全文需付费。

DARE（Database of Abstracts of Reviews of Effects）即疗效评价文摘库，是 Cochrane 图书馆中的另一个子库，是评价干预措施疗效的系统综述数据库。该库除与健康相关的治疗干预外，还涉及诊断性试验、公共卫生、心理学等，包括了非 Cochrane 协作网成员发表的系统综述的摘要和目录，是对 cochrane 协作网系统综述的补充，由英国 YORK 大学国家卫生服务部评价与传播中心提供。DARE 的特点是其系统综述的摘要包括了作者对系统综述质量的评估，只收录评论性摘要、题目及出处，没有全文。DARE 检索方便，可通过 CRD Database 和 Cochrane Library 等检索库免费索取。

3. 证据摘要　即循证杂志摘要（evidence based journal abstracts），是方法学专家和临床专家共同对原始文献和系统综述从方法学和临床重要性两方面进行严格评价后，筛选出高质量的论著，以结构式摘要形式发表。证据摘要是对临床决策单个方面（诊断、病因、治疗、预后等）证据的评价性摘要。

常用资源：

ACP Journal Club（American College of Physicians Journal Club）由美国内科医师协会于 1991 年创办，主要针对内科及其亚专业。按照循证医学文献要求，从 100 余种世界最具影响力的临床医学杂志中筛选出方法学严谨，涉及临床问题的高质量原始研究和系统综述，由熟悉研究方法的资深临床专家针对每一研究的质量、结果、应用和注意事项等进行简明扼要的总结和述评，整理成证据摘要，并以期刊形式发表。现为双月刊，有纸质版和网络版两种形式，网上可免费获取全文。

Bandolier 由英国牛津大学于 1994 年创办的月刊，涉及临床各专业，提供有关疾病，特别是治疗方面的证据摘要。按照循证医学文献要求，收集关于临床研究的系统综述以及二级研究杂志（second journal）中的证据信息，整理的证据摘要包括评论和推荐意见。Bandolier 有纸质版和电子版，可免费获取全文。

4. 证据总结　整合了较低层次当前可得的最佳证据，针对某一具体疾病提供有关其决策选择的全面证据。证据总结相当于证据摘要、系统综述和原始研究的总和，其检索系统和功能比较完善，使用方便，是一种好的临床决策辅助工具。常用资源：

（1）临床证据数据库：主要有 Clinical Evidence，PIER，UpToDate 等。

Clinical Evidence 由英国医学杂志（British Medicine Journal，BMJ）出版集团出版，是世界上最具权威性的医学数据库之一，以疾病的治疗和预防为主，涉及 200 多种常见疾病的几千种治疗的研究证据，每年更新 1 次，并不断拓展新的题目和领域。该数据库针对每种疾病，严格评估每种治疗方法的疗效和安全性，将总结的治疗措施分为六类，即肯定有益、可能有益、利弊相当、不太可能有益、很可能无益或有害、疗效不确定。Clinical Evidence 方便易用，具有中文导航界面，但除其成员和中低收入国家外，均需付费。

PIER 由美国内科医师学会杂志俱乐部出版。主要涉及内科和初级保健方面的治疗问题，包括疾病诊治、筛查与预防、补充和替代医学、伦理和法律问题、流程、质量测量和药物资源等。该数据库采用多层次结构指导临床医生应用研究证据，所有问题均采用同样结构，所有推荐意见都基于严格的循证医学方法，推荐意见均与研究证据紧密相连。PIER 方便易用，除 APC 成员外均需付费。

Up To Date 隶属于全球信息服务公司威科集团（Wolters Kluwer）旗下的威科健康机构（Wolters Kluwer Health），是一套由医师编撰的循证临床知识系统，是协助医师进行诊疗上的判断和决策的数据库，目前覆盖 17 个专业的 8000 多个临床主题。该数据库由作者们浏览同行评议（peer reviewed）的期刊，采用 GRADE 分级评价证据质量，结合专业经验而提出推荐意见，并承认患者的价值观和意见在临床决策中的重要性。文献附有图片（图表、X 光片、相片、影像文件等），数据库与 Medeline 摘要、参考文献和一个药物数据库相链接，提供 Medeline 引用文献摘要以及药物交互作用。UpToDate 使用方便，但缺乏规范检索，需要付费。

（2）临床指南数据库：常用有 NGC、SIGN，中国临床指南文库等。

NGC（US National Guidelines Clearinghouse Database）为美国国家指南数据库，由美国卫生健康研究与质量机构、美国医学会和美国卫生健康计划协会于 1998 年联合制作的一个提供临床实践指南和相关证据的免费数据库。数据库收集美国和全世界数千个指南，涉及所有主题，具有以下特点：①提供直接检索和分类浏览两条检索路径，能快速、有目的地选择需要的指南；②对指南的内容进行分类，提供指南原文、指南参考文献、指南制作方法、指南评价、指南使用的链接、说明或注释；③提供结构性摘要，具有指南比较功能；④更新速度快，每周更新，更新内容为新的或已修改的指南，并通过免费的 E–mail 提供每周指南更新服务；⑤提供电子论坛，交换临床实践指南方面的信息；⑥编辑后的指南摘要，用户可免费浏览、下载。

SIGN（Scottish Intercollegiate Guideline Network）为苏格兰校际指南网站，由英国皇家学会于 1993 年建立，是基于证据的临床指南，重点关注癌症、心血管疾病和心理卫生等领域。网站的栏目有：指南（按主题排列的指南、按索取号排列的指南）、指南选题提示或范围、当前指南项目组正在进行的工作、指南开发的方法学等。此外该网站还链接有指南制作的支持材料、简介、用户申明及版权细节等内容。免费提供的指南有全文指南（Full Guideline）和快速参考指南（Quick Reference Guide）。

中国临床指南文库（China Guideline Clearinghouse，CGC）由中国医师协会循证医学专业委员会主要发起建设，于2011年正式上线。收录中国医学期刊近5年内发表的临床实践指南，提供临床指南查询平台。CGC检索简单易行，免费查阅，可直接链接到北京大学循证医学中心、NGC、SIGN等网站，方便进一步查询。

5. 证据系统　即计算机决策支持系统（computerized decision support system，CDSS），指针对某个临床问题，概括总结所有相关和重要的研究证据，将个体的患者信息与相关研究的最佳证据相结合的决策支持系统。如整合了计算机决策支持系统的电子病历系统，可根据患者的个体特征自动链接到当前与其具体情况相关的最佳证据，为医护人员提供决策信息。证据系统是最理想化的证据提供系统。

常用资源：医学地图（Map of Medicine）是一个正在建设和发展的临床决策证据系统，是疾病诊治的临床路径与相关证据的结合。医学地图的建设以临床问题为切入，以诊治患者的程序为线索，连接各种类型的研究证据，提供当地诊断和治疗指南，并与患者的病情及其他相关信息链接。

（二）掌握循证医学证据资源的选择标准

循证医学证据资源广泛多样，要快捷、高效地查找证据，正确选择证据资源非常重要，应遵循以下四项标准：

1. 循证方法的严谨性　证据资源为临床问题提供最佳证据，这要求提供证据的资源具有严谨的研究方法，包括：①推论是否严格遵循证据？②提出推荐意见时是否给出支持其结论的证据强度？③是否为读者提供了证据链接以方便阅读？

2. 内容的全面性和特异性　理想的证据资源应该为临床实践中可能遇到的所有问题提供相关证据，但针对某一专业领域的证据资源可以更有效的查找证据。内容的全面性和特异性包括：①是否充分覆盖了检索者的专业领域或内容范围？②是否覆盖了检索者提出的问题类型（病因、诊断、治疗、预后等）？③是否针对检索者临床实践的具体专业领域？

3. 易用性　临床医师工作繁忙，为节省时间，应该选择检索方便快捷的证据资源。易用性指证据资源能否快速、始终如一地提供所需要的信息。

例如：ACP Journal Club收集了内科领域130余种杂志上发表的与临床最相关的高质量证据摘要，其优秀的检索引擎确保读者能容易地查寻该领域的疾病相关信息。MEDLINE是生物医学文献资源最主要的数据库之一，PubMed网络检索系统是检索MEDLINE的方便途径。

4. 可及性　理论上，"5S"模型越接近顶级，可靠性和有效性越高，但资源价格也越高，临床医生个人订阅昂贵期刊和数据库的可能性极小。可及性包括：①是否在所需要使用的任何场所均能方便获取？②是否能支付其费用？通常临床医生利用所在院校的图书馆检索证据资源；中低收入国家的临床医生可通过学术机构的网络进入世界卫生组织的健康网络研究启动项目获取免费证据资源；也有一些资源向全世界免费提供，如PubMed、BMJ、JAMA等杂志在发表6~12个月后可免费检索，发表当时部分文章可免费检索。

二、获取证据的步骤

回答提出的临床问题，需要有最新最佳的临床证据来支持。获取证据首先要构建临床问题，然后选择合适的数据库、确定检索词和制定检索策略、检索和获取文献，最后评估和总结证据。

(一) 按 PICO 格式构建临床问题

临床问题提出后，为了便于查找证据，按照 PICO 格式构建临床问题，使之结构化。PICO 格式易于判断临床问题的来源，明确这类问题的最佳研究设计类型，有助于正确选择数据库资源，获取关键词，确定检索词和制定检索策略，保证检索的查全率和查准率。

例如，初始的临床问题是：活血中成药能否有效预防脑梗死复发？按 PICO 格式构建后的临床问题见表 3－1，由表可以得出该临床问题的类型是"预防相关问题"，针对该问题的最佳研究证据设计方案是"随机对照试验的系统综述"，数据库资源选择系统综述证据资源，关键词已经出现在表中。

表 3－1　临床问题的 PICO 格式举例

PICO 格式	临床问题
P 患者	脑梗死患者
I 干预	活血中成药
C 对照	不用药、安慰剂或阿司匹林
O 结局	脑梗死复发

(二) 选择合适的数据库

计算机检索相关数据库能够快速和高效地获取相关临床问题的最佳证据，随着信息资源的发展，数据库种类繁多，了解各类数据库，才能选择最佳的数据库。

1. 充分了解各数据库数据库　大致分为两类，一类是原始文献数据库，如 MEDLINE、PubMed、Embase、CENTRAL、CBM、CNKI 等。它的优点是时效性强，免费检索，能获得最新最前沿的临床研究证据；缺点是临床医生自己评价文献、分析整合后得出结论，要求医生有较强的临床流行病学知识进行评价分析，比较费时费力；另一类是二次文献数据库，如 Clinical Evidence、PIER、UpToDate、NGC、SIGN、中国临床指南文库、APC Journal Club、Bandolier、CDSR、DARE 等。它的优点是专家对原始文献评价分析和总结证据，临床医生检索到证据后可直接应用，方便省时；缺点是往往不免费，需要定时更新以获取最新最佳证据。

2. 选择专业综合性数据库　如 PubMed、Embase、CBM 等覆盖了医学各专业领域的资料，与综合数据库相比，查寻专业数据库更易获得与专业相关的文献。但专业数据库存在涉及面相对窄，多数需付费的问题，在缺乏专业数据库时，综合数据库依然是最常用证据资源。

3. 选择最佳证据数据库　最佳证据资源（best evidence resources）是指采用明确的研究方法，对研究证据的科学性和临床相关性进行严格评价后建立的数据库。按照证据资源"5S"模型，最佳证据数据库是证据系统，依次为证据总结、证据摘要、系统综述和原始研究。由于医学文献众多，为了快速、高效获取最佳证据资源，临床医师查寻文献应该按照"5S"模型，从证据系统、证据总结、证据摘要、系统综述和原始研究的数据库顺序逐级检索。原则上，如果上一级数据库检索的文献解决了提出的临床问题，则无需继续检索下一级数据库。

(三) 确定检索词和制定检索策略

检索词的确定和检索策略的制定是获取证据资源的重要环节，恰当的检索词和检索策略可以保证准确和全面地获取证据资源。请参考第二章内容。

（四）检索和获取文献

制定好检索策略后，针对选择的数据库进行检索，通过浏览和分析检索结果，判定是否需要扩大或缩小检索范围。如果检索结果能够满足最初的检索目的，则确定需要进一步查阅全文的文献，在进行循证临床研究时通常需要排除的文献包括：①病例复习和回顾性研究；②无对照的临床试验；③历史性对照研究；④动物实验以及细胞和组织研究。原始文献的全文可通过以下途径获取：①电子数据库检索系统中的全文链接；②专业网站的付费订购；③原文传递文献求助板块；④馆际互借方式。

（五）评估和总结证据

针对经检索得到的文献，需要对全文进行评估，并总结证据，以判断其能否回答临床问题。如果为使用证据而检索，主要从证据的级别和临床适用性来判断检索结果的质量和临床实践意义。可信的、有意义的结果未必能在所有不同患者的临床中得到重复，因此，还必须对研究结果在具体患者临床中的外推性进行判断。如果是为制作证据（如撰写系统综述）而检索，需要对检索的文献进行严格质量评价，以确定研究设计的真实性、研究结局的重要性和该研究对所提临床问题的适用性。

如果评估文献后，发现检索结果不能满足最初的检索目的，应分析原因，是数据库不当，亦或检索词、检索策略不合理，还是该临床问题确实无相关研究证据。必要时，再次选择数据库、确定新的检索词和制定新的检索策略，评估新检索的研究结果，并总结研究证据。（图3-2）

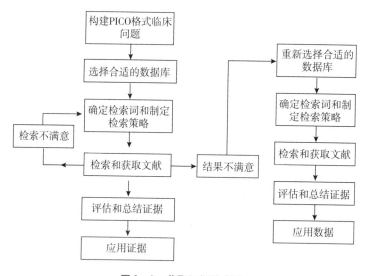

图 3-2　获取证据的步骤

第三节　初筛和严格评价研究证据

证据的评价是循证临床实践的重要步骤，由于新的临床研究不断开展，新的研究证据也不断涌现，要在层出不穷又良莠不齐的研究证据中选用最佳研究证据应用于临床，必须对经检索获得的证据进行评价，通过证据的初筛和证据的严格评价（critical appraisal），以确定其真实性（validity）、重要性（importance）和适用性（applicability）。

一、证据的初筛

面对检索获得的众多研究证据，首先初筛证据的真实性和相关性，以决定是否继续阅读并进一步严格评价。初筛证据的真实性和相关性需要考虑并回答如表 3 - 2 所示问题，只有初筛后真实且相关的研究证据，才有必要继续严格评价。

表 3 - 2　证据的初筛

真实性和相关性问题	是	否
1. 该研究证据是否来自经同行专家评审的杂志	继续	停止
2. 该证据的研究场所是否与你所在的医院相似，可在结果真实时应用于你的患者	继续	停止
3. 该研究是否由某个组织所倡议，其研究设计或结果是否可能因此受影响	暂停	继续
4. 若该证据真实可靠，对患者健康有无直接影响，是否为患者所关心的问题	继续	停止
5. 是否为临床实践中常见问题，证据涉及的干预措施或试验方法在当地是否可行	继续	停止
6. 若证据真实可靠，该证据是否会改变现有的医疗实践方式	继续	停止

二、证据的严格评价

（一）证据评价的基本内容

证据评价是对产生证据的研究工作全过程进行全面评价，研究证据的评价主要包括以下基本内容。

1. 研究目的（假说）　评价研究目的（假说）是否以解决临床问题为目标，是否具有临床重要性，是否表述清晰、明确，是否具有科学性、先进性和可行性。

2. 研究设计　每一种研究设计均有其优缺点和适用性，不同的临床问题可以采用不同证据级别的研究设计。评价证据是否依据临床问题的类型选用了合适的研究设计，其研究设计的证据级别如何。

3. 研究对象　评价目标人群的定义是否正确，能否反映研究目标；研究对象有无诊断金标准或公认的诊断标准；研究对象纳入标准和排除标准是否恰当，是否具有代表性；研究对象的样本量是否足够，对照组是否合适；研究对象分组是否保证组间的均衡性和可比性。

4. 观察（测量）　指标评价是否采用客观指标，指标的测量方法是否恰当，是否采用盲法收集指标数据，指标的判断标准和临床意义如何，是中间性指标还是结局性指标，是否选用公认的结局性指标。

5. 统计分析　评价统计方法是否合适，统计计算过程是否正确，研究中可能出现的混杂、交互作用等是否进行分析，统计推理是否恰当。

6. 质量控制　评价研究中可能出现的偏倚有哪些，是否采取了相应的控制措施，控制偏倚的措施效果如何。

7. 结果表达　评价研究结果是否数据准确、表达清晰，是否有量效关系的研究结果。

8. 卫生经济学对干预措施的研究　评价是否采用成本－效果分析、成本－效益分析、成本－效用分析等指标评价经济效益和社会效益。

9. 研究结论　评价研究结论是否回答了研究假说，与实验室研究结论是否一致，与同类研究结论是否一致，研究结论是否可以外推，是否影响现行临床实践的策略。

（二）证据评价的基本原则

证据评价是对研究证据的质量作科学的鉴别，证据评价的基本原则是真实性、重要性和适用性。首先分析证据的真实性；如果真实可靠，则进一步评价其临床价值；如果真实可靠又有重要临床价值，最后评价其是否能用于具体的临床实践。

1. 证据的真实性　指研究证据的内部真实性，即研究结果正确反映被研究对象真实状况的程度。评价证据的内部真实性重点关注研究的整体设计、研究方法、统计分析、研究结果是否支持研究结论等问题。可以通过严格的研究设计、研究对象的限定、干预措施的合理选择、恰当的统计方法等，消除或控制研究中的混杂因素和偏倚，提高研究证据的真实性。

2. 证据的重要性　指研究证据的临床重要性，即研究结果是否具有临床应用价值。循证医学强调采用客观量化的指标来评价研究结果的临床价值，主要围绕结局指标自身的重要性及其估计结果的实际价值等进行综合评估，不同的研究问题其重要性的评价指标和标准各不相同。治疗性研究采用相对危险度减少率（relative risk reduction，RRR）、绝对危险度减少率（absolute risk reduction，ARR）、获得 1 例有利结果需要干预的病例数（number needed to treat，NNT）等客观指标；诊断性研究采用灵敏度、特异度、似然比等客观指标。评价证据的重要性应重点关注证据涉及的临床问题是否明确具体，所选择的评价指标是否正确等。

3. 证据的适用性　指研究结果与推论对象的真实情况相符合的程度，也称为外部真实性。证据具有外部真实性是指研究结果能够推广应用到研究对象以外人群，涉及最佳证据能否应用于循证医学实践。适用性的影响因素包括研究人群与其他人群在特征上的差异、社会环境和经济状况等因素。评价证据的适用性应重点关注证据所涉及的研究对象的异质性、以及其与拟应用对象在人口社会学特征上的差异性，拟应用对象所处环境是否具备产生证据环境所具备的人力、技术、设施设备等条件。

（三）根据证据的研究类型进行评价

证据的研究类型从方法学角度分为原始研究证据和二次研究证据，从问题来源角度分为病因、诊断、治疗、预后、预防、临床经济学等研究证据。证据的评价依照证据的不同研究类型而采用相应的评价标准。

1. 原始研究证据的严格评价　原始研究证据主要包括病因学研究、诊断试验、治疗性研究和预后研究等证据，其严格评价包括真实性、重要性和适用性的评价。有关病因、诊断、治疗、预后的原始研究证据的评价原则及详细内容，参见表 3 - 3。

表 3 - 3　原始研究证据的评价原则

评价项目	病因学研究	诊断试验	治疗性研究	预后研究
真实性	◆除暴露的危险因素/干预措施外，其他重要特征在组间是否可比 ◆结果测量是否客观或采用盲法 ◆是否随访了所有纳入的研究对象，随访时间是否足够长 ◆研究结果是否符合病因的条件	◆诊断试验是否与金标准进行独立、盲法比较 ◆研究对象是否包括了各型病例 ◆新诊断试验结果是否影响金标准的使用	◆研究对象是否随机分配 ◆基线是否可比 ◆随访时间是否足够长 ◆纳入的所有研究对象是否均进行了随访并纳入结果分析 ◆是否采用盲法 ◆患者接受的其他治疗方法是否相同	◆研究对象的代表性如何 ◆是否为疾病的同一时期 ◆随访时间是否足够长 ◆是否采用客观标准判断结果 ◆是否校正了重要的预后因素

续表

评价项目	病因学研究	诊断试验	治疗性研究	预后研究
重要性	◆暴露因素与结果的关联强度如何 ◆关联强度的精确度如何	◆是否报告了诊断试验的似然比或提供了相关数据资料	◆治疗措施的效应大小如何 ◆治疗措施效应值的精确性如何	◆研究结果是否随时间改变 ◆对预后估计的精确性如何
适用性	◆研究结果是否可应用于当前患者 ◆患者发生疾病/不良反应的危险性如何 ◆患者对治疗措施的期望、选择和价值观如何 ◆是否有备选的治疗措施	◆诊断试验的重复性如何 ◆能否满意用于当前患者 ◆诊断试验结果能否改变患者结局	◆研究结果是否可用于当前患者 ◆治疗措施在本医院能否实施 ◆患者从治疗中获得的利弊如何 ◆患者对治疗结果和治疗方案的价值观和期望是什么	◆研究证据中的研究对象是否与当前患者相似 ◆研究结果能否改变对患者的治疗决策和能否向家属解释

评价证据可以选用一些已有的质量评价工具，原始研究证据的评价工具依据不同的研究设计或研究类型有不同的评价工具，主要介绍如下。

（1）随机对照试验研究：评价方法学质量的评价工具推荐使用"Cochrane 协作网偏倚风险评价工具"（表 3-4），该工具包括 6 个方面的评价条目，每一条目有"正确""不正确""不清楚"的判断，判定依据相应的"Cochrane 协作网偏倚风险评价的具体标准"（表 3-5），减少了评估者的主观因素影响，从而保证评估过程透明，评估结果可信。评价报告质量的评价工具推荐使用 CONSORT（Consolidated Standards of Report Trial）声明（表 3-6），该声明对临床试验报告的规范细致且明确，是每一篇临床试验报告的撰写应该遵循的条例。

表 3-4　Cochrane 协作网偏倚风险评价工具

评价条目	评价内容描述	具体评价问题
1. 随机分配方法	详细描述产生随机分配序列的方法，有助于评估组间可比性	随机化分配序列的产生是否正确
2. 分配方案隐藏	详细描述隐藏随机分配序列的方法，从而帮助判断干预措施分配情况是否可预知	分配方案是否有效地隐藏
3. 盲法	描述对受试者或试验人员实施盲法的方法，以防止他们知道受试者的干预措施，提供判断盲法是否成功的相关信息	盲法是否完善
4. 结果数据的完整性	报告每个主要结局指标的数据完整性，包括失访和退出的数据。明确是否报告以上信息及其原因，是否采用意向性分析（ITT）	结果数据是否完整？
5. 选择性报告研究结果	描述选择性报告结果的可能性及情况	研究报告是否提示无选择性报告结果？
6. 其他偏倚来源	除以上五个方面，是否存在其他引起偏倚的因素，若事先在计划中提到某个问题或因素，应在全文中作答	研究是否存在引起高度偏倚风险的其他因素？

表 3-5　Cochrane 协作网偏倚风险评价的具体标准

评价条目	评价结果	评价内容描述
1. 随机分配方法	正确	采用随机数字表、计算机产生随机数字、抛硬币、掷骰子或抽签等方法
	不正确	①按患者生日、住院日或住院号等的末位数字的奇数或偶数 ②交替分配方法 ③根据医师、患者、实验室检查结果或干预措施的可获得性分配患者入组
	不清楚	信息不详、难以判断正确与否

续表

评价条目	评价结果	评价内容描述
2. 方案隐藏	完善	①中心随机，包括采用电话、网络和药房控制的随机 ②按顺序编号或编码的相同容器 ③按顺序编码、密封、不透光的信封
	不完善	①公开随机分配序列如列出随机数字 ②未密封、透光或未按顺序编号的信封 ③交替分配 ④根据住院号、生日等末位数字的奇数或偶数
	不清楚	信息不详、难以判断是否完善。通常未提及方案隐藏；或信息不全，如使用信封，但未描述是否按顺序编码、密封、不透光
3. 盲法	正确	①没有采取盲法，但结果判断和测量不受影响 ②对患者和主要研究人员采用盲法，且盲法不会被破坏 ③对结果测量者采用盲法，未对患者和主要研究人员采用盲法，但不会导致偏倚
	不正确	①未采用盲法或盲法不完善，结果判断或测量会受影响 ②对患者和主要研究人员采用盲法，但盲法可能被破坏 ③对患者和主要研究人员均未采用盲法，可能导致偏倚
	不清楚	①信息不全，难以判断是否正确 ②文中未提及盲法
4. 结果数据的完整性	完整	①无缺失数据；缺失数据不影响结果分析 ②组间缺失的人数和原因相似 ③缺失数据不足以对效应值产生重要影响；缺失数据采用恰当方法赋值
	不完整	①组间缺失的人数和原因不平衡 ②缺失数据足以对效应值产生重要影响 ③用"as‐treated"分析，但改变随机入组时干预措施的人数较多 ④不恰当应用简单赋值
	不清楚	①信息不全，难以判断数据是否完整（如未说明随机人数，缺失数据的原因未报告） ②文中未提及数据完整性问题
5. 选择性报告研究结果	无选择性报告	①有研究方案，且系统综述关心的方案中预告指定的结果指标（主要和次要结果）均有报告 ②没有研究方案，但所有期望的结局指标包括在发表文献中预先指定的指标均有报告
	有选择性报告	①未报告所有预先指定的主要结局指标 ②报告的一个或多个主要结局指标采用预先未指定的测量和分析方法 ③报告的一个或多个主要结局指标未预先指定 ④系统综述关心的一个或多个结局指标报告不完善，以致不能纳入行 Meta 分析 ⑤未报告重要的结局指标
	不清楚	信息不全，难以判断是否存在选择性报告结果，大多数研究有可能存在这类问题
6. 其他偏倚来源	无	纳入研究无其他偏倚来源
	有	至少存在一种重要偏倚风险； ·与使用的研究设计方案相关的偏倚 ·研究提前终止（数据原因或正规终止原因） ·基线明显不平衡 ·声称有欺骗行为 ·其他问题
	不清楚	①信息不全，难以判断是否存在重要偏倚 ②发现的问题是否导致偏倚，理由或依据不足

表 3 - 6　CONSORT 声明

论文部分和主题	项目	描述
文题和摘要	1a	在文题提示为随机试验
	1b	用结构式摘要概括试验设计、方法、结果和结论
引言		
背景和目的	2a	科学背景和原理解释
	2b	具体的目的或假设
方法		
试验设计	3a	描述试验设计（如平行试验、析因设计），包括分配的比率
	3b	给出试验开始后试验方法的重大改变（如合格标准的改变）及原因
受试者	4a	参加者的合格标准
	4b	资料收集的场所和地点
干预	5	详细描述各组干预的信息，以便重复试验，如何及何时实施了这些干预
结局	6a	明确界定主要和次要结局指标，包括如何以及何时评估这些指标
	6b	试验开始后试验结局指标的任何变化及原因
样本量	7a	明确样本量是如何确定的
	7b	可能的话解释中期分析情况和终止试验的规则
随机化		
顺序产生	8a	描述产生随机分配顺序的方法
	8b	描述随机化的种类，及任何限制（如分区组及各区组样本大小）
分配隐蔽机制	9	描述实施随机分配顺序的方法（如连续编号的容器），在实施干预前隐蔽分配顺序的步骤
实施	10	谁产生的分配顺序，谁登记的参加者，谁将参加者分配到各组
盲法（隐藏）	11a	如果做到了，描述分配干预后对谁设盲（如参加者、医务工作者、评估结局的人），以及如何做的
	11b	描述干预措施的相似之处
统计学方法	12a	描述比较各组主要和次要结局的统计学方法
	12b	描述额外分析，如亚组分析和校正分析方法
结果		
受试者流动（极力推荐使用流程图）	13a	描述每组被随机分配、接受预期处理和分析主要结局的人数
	13b	描述各组随机化后退组和剔除的人数及原因
招募受试者	14a	描述招募和随访日期
	14b	描述结束或终止试验的原因
基线资料	15	用表格描述各组的基线人口统计学资料和临床特征
分析的人数	16	描述各组进入分析的参加者人数（分母），以及分析是否在原先设计的组之间进行
结局和评估	17a	总结各组的主要和次要结局结果，评估的效应大小及其精度（如95%CI）
	17b	对于二分类结局指标，建议报告绝对和相对效应量大小
辅助分析	18	报告任何其他的分析如亚组分析和校正分析结果，指出哪些是事先指定的，哪些是探索性的
危害	19	报告每组的任何重要危害/不良反应事件或非预期效应
讨论		
局限性	20	指出试验的局限性、潜在偏倚、不精确和分析的多样性
普遍意义	21	指出试验结果的普遍意义（外部真实性、适用性）

续表

论文部分和主题	项目	描述
解释	22	解释结果，权衡利害，考虑其他证据
其他信息		
注册登记	23	试验的登记号和名称
试验方案	24	可能的话，告知从何处找到完整的试验方案
资助情况	25	资助或其他支持（如提供药物）的来源，资助者的作用

（2）队列研究：NOS（The Newcastle – Ottawa Scale for Assessing the Quality of Nonrandomized Studies in Meta analysis）系列中的"队列研究的 NOS 评价标准"（表 3 – 7）从研究对象选择、组间可比性、结果测量方面对偏倚风险进行评价。

表 3 – 7　队列研究的 NOS 评价标准

栏目	条目	评价标准
研究对象选择	1. 暴露组的代表性	①真正代表人群中暴露组的特征 * ②一定程度上代表了人群中暴露组的特征 * ③选择某些人群如护士、志愿者 ④未描述暴露组情况
	2. 非暴露组的代表性	①与暴露组来自同一人群 * ②来自不同的人群 ③未描述非暴露组的来源情况
	3. 暴露因素确定	①固定的档案记录（如外科手术记录）* ②采用结构式访谈 * ③研究对象自己写的报告 ④未描述
	4. 肯定研究起始时尚无要观察的结局指标	①肯定 * ②不肯定
组间可比性	设计和统计分析时考虑暴露组和未暴露组的可比性	①研究控制了最重要的混杂因素 * ②研究控制了任何其他的混杂因素 *
结果测量	1. 结局指标的评价	①盲法独立评价 * ②有档案记录 * ③自己报告 ④未描述
	2. 随访时间足够长	①是（评价前规定恰当的随访时间）* ②否
	3. 暴露组和未暴露组随访的完整性	①随访完整 * ②有少量研究对象失访但不至于引入偏倚（规定失访率或描述）* ③有失访（规定失访率），未描述 ④未描述

* 达到此标准，则此条目加 1 分。

（3）病例对照研究：NOS 系列中的"病例对照研究的 NOS 评价标准"（表 3 – 8）从研究对象选择、组间可比性、暴露因素测量方面对偏倚风险进行评价。CASP（Critical Appraisal Skills Programme）系列中的"CASP 病例对照研究质量评价表"围绕研究的真实性、重要性和适用性对病例对照研究进行评价（表 3 – 9）。

表 3 – 8　病例对照列研究的 NOS 评价标准

栏目	条目	评价标准
研究对象选择	1. 病例确定是否恰当	①恰当，有独立的确定方法或人员 * ②恰当，如基于档案记录（如 ICD 码）或自己报告 ③未描述
	2. 病例的代表性	①连续或有代表性的系列病例 * ②有潜在选择偏倚或未描述
	3. 对照的选择	①与病例同一人群的对照 * ②与病例同一人群的住院人员为对照 ③未描述
	4. 对照的确定	①无目标疾病史 * ②未描述
组间可比性	设计和统计分析时考虑病例和对照的可比性	①研究控制了最重要的混杂因素 * ②研究控制了任何其他的混杂因素 *
暴露因素测量	1. 暴露因素的确定	①固定的档案记录（如外科手术记录）* ②采用结构式访谈且不知访谈者的情况（是病例或对照）* ③采用访谈但未实施盲法（即知道病例或对照情况） ④未描述
	2. 采用相同方法确定病例和对　照组暴露因素	①是 * ②否
	3. 无应答率	①病例和对照组无应答率相同 * ②描述了无应答者的情况 ③病例和对照组无应答率不同且未描述

*达到此标准，则此条目加 1 分。

表 3 – 9　CASP 病例对照研究质量评价表

评价标准	条目	备选项		
真实性	研究问题是否清晰具体	口是	口不能回答	口否
	研究者选用的研究方法是否恰当合理?	口是	口不能回答	口否
	病例的纳入是否合适	口是	口不能回答	口否
	对照的选择是否合理	口是	口不能回答	口否
	对暴露因素的测量是否准确、偏倚最小	口是	口不能回答	口否
	研究者考虑了哪些混杂因素，在设计或分析阶段是否考虑了潜在的混杂因素	口是	口不能回答	口否
研究结果及重要性	研究结果有哪些	口是	口不能回答	口否
	研究结果及风险估计的精确度如何	口是	口不能回答	口否
	研究结果的可信度如何	口是	口不能回答	口否
适用性	研究结果是否适合在本地推广应用	口是	口不能回答	口否
	研究结果是否有其他证据支持	口是	口不能回答	口否

（4）诊断性研究：推荐使用 QUADAS 量表（表 3 – 10）评价诊断性研究的方法学质量。QUADAS 量表是基于已有的影响诊断性研究真实性、重要性、适用性的研究证据，采用专家共识方法严格制定的评价工具，共有 11 个条目，每个条目有"是""否""不清楚"的判定。

表 3 – 10　诊断试验评价条目（来自 QUADAS）

条目	评估内容
1. 研究对象代表性	纳入研究对象是否能代表医院接受该试验的患者情况
2. 金标准的合理性	金标准是否能准确区分目标疾病
3. 试验的间隔时间	金标准和诊断试验检测的间隔时间是否足够短，以避免病情明显变化
4. 部分证实偏倚	是否所有研究对象或随机选择的研究对象均接受了金标准检查
5. 不同证实偏倚	是否所有研究对象无论诊断试验结果如何，都接受了相同的金标准检测
6. 嵌入偏倚	金标准试验是否独立于诊断试验（即诊断试验不包含在金标准中）
7. 金标准盲法评估	金标准的结果解释是否在不知晓诊断试验结果的情况下进行的
8. 诊断试验盲法评估	诊断试验结果解释是否在不知晓金标准试验结果的情况下进行的
9. 临床信息	解释试验结果时可参考的临床信息是否与临床应用中相同
10. 不确定结果	是否报道了难以解释/中间试验结果
11. 失访情况	对退出研究的病例是否进行解释

2. 二次研究证据的严格评价　二次研究证据评价主要包括系统综述、临床实践指南的评价。二次研究证据与原始研究证据的严格评价原则一致，但内容有所不同，以系统综述为例说明如下：

（1）真实性评价：系统综述的真实性评价需兼顾：①所纳入的原始研究的自身质量；②二次研究过程，如检索、筛选、汇总等环节是否科学严格。评价系统综述真实性最常用的工具是 OQAQ 量表（表 3 – 11），它针对系统综述中容易产生偏倚的几个关键环节进行评价。

表 3 – 11　OQAQ 量表

条目	备选项		
1. 是否采用检索策略查找原始文献	口是	口部分/不能回答	口否
2. 文献检索是否全面系统	口是	口部分/不能回答	口否
3. 是否报告了文献的纳入标准	口是	口部分/不能回答	口否
4. 是否避免了文献选择的偏倚	口是	口部分/不能回答	口否
5. 是否报告了纳入研究真实性的评价标准	口是	口部分/不能回答	口否
6. 纳入研究的真实性评价是否合理	口是	口部分/不能回答	口否
7. 是否报告了汇总研究结果的方法	口是	口部分/不能回答	口否
8. 研究结果的汇总是否合理	口是	口部分/不能回答	口否
9. 作者的结论是否有分析结果支持	口是	口部分/不能回答	口否
10. 该系统综述的总体质量评分			

（2）重要性评价：包括对结局指标和其效应量的评价。

①结局指标的重要性评价：主要围绕结局指标自身的重要性及其估计结果的实际价值等综合评价。GRADE 工作组推荐三类九级分类法判断结局指标的重要性，第一类：重要且关键指标（7～9 级）；第二类：重要非关键指标（4～6 级）；第三类：不重要指标（1～3 级）。

②结局指标效应量的重要性评价：在确定重要结局指标的基础上，需考核其效应量的大小及精度，进而从统计学意义和临床意义两方面综合判断。具体有以下四种情况：①效应量有临床意义，又有统计学意义，则肯定其临床重要性；②效应量有临床意义，但无统计学意义，不能完全否定其临床重要性，应计算其 Ⅱ 型错误或检验效能；③效应量无临床意义，即使 p 值再

小，也无临床价值；④效应量无临床意义，又无统计学意义，则该证据的重要性可忽略。

（3）适用性评价：系统综述的适用性评价同样要考虑患者的特征（种族、年龄、性别等）、疾病的特征（严重性、病程等）、疾病的并发症、现有医疗条件和技能水平、患者意愿、社会经济状况等因素，效果佳、成本低的研究成果最值得推广。

第四节　将研究证据与临床实践相结合

循证医学针对患者的临床问题，临床医生在证据的海洋中，要选择最佳的研究证据，将研究证据应用于临床实践时，还必须结合医生自己的专业技能和经验，兼顾患者价值观和意愿，并考虑卫生资源的可及性和经济性，综合利弊后选择最佳方案。研究证据与临床实践的结合体现了循证医学实践的个体化原则。

一、选择最佳研究证据

针对提出的临床问题，在众多的研究证据中选择最佳证据（best evidence）是循证医学实践的基本要求。最佳证据至少具备以下特点。

1. 真实性　最佳证据必须具有内部真实性，即研究结果能正确反映研究对象的真实状况。影响真实性的因素主要涉及研究的方法学，重点包括：①研究的设计方案是否合理、最佳，对照组是否恰当；②研究对象的诊断标准、纳入和排除标准是否明确、恰当；③纳入病例是否随机分配，随机化方法是否恰当；④组间的临床基线是否可比；⑤干预措施是否安全、有效；⑥统计分析是否合适。不同的研究设计产生的研究结果会有差异，其证据的级别和水平也有差异。最佳证据应该是真实性最好的证据。

2. 重要性　最佳证据应该具有较高的临床应用价值，即具备重要性。针对不同类型的临床问题，重要性的评价标准和指标各不相同。诊断性研究，其证据的重要性体现在灵敏度、特异度和准确度。治疗或预防等干预性研究，其证据的重要性体现在临床疗效、安全性和成本效果。预后和病因等观察性研究，其证据的重要性在于影响预后或发病的有害或有利因素，以及其贡献。

3. 适用性　最佳证据应该具有临床适用性，即研究结果在不同人群、不同地点、同一疾病的具体病例中具有推广应用的价值。由于研究人群、人种、社会环境、经济条件等因素会影响研究结果，因而在选择证据时，应该考虑临床实践中患者与文献中研究对象的人口学特征和临床特征的差异，以及所处的医疗环境、经济状况等因素。

二、参考医师临床经验

临床医生是实践循证医学的主体，在临床实践中，对疾病的任何诊治都是通过医生去实施的。临床问题的提出、证据的查寻、证据的评价和选择，离不开高素质的临床医师；最佳的研究证据是否适合现有的患者，更需要临床医师依据专业知识和临床经验来判断；而最佳证据的实施，以及实施过程中的各种临床应对，依然需要临床医师的专业知识、专业技能和临床经验。

在临床实践中最为重要的是研究证据的选用。任何最佳证据都源于临床研究。一方面，任何临床研究都是在限定的人群中开展，并得出结论的，其研究结果是否在广大的人群中能普遍应用需要分析衡量。另一方面，任何研究结果包括单项研究、多个研究的 Meta 分析或系统分析，都是从有限的研究对象中获得的综合平均效应，而其中的个体效应，不尽相同，有的有效，有的无效。研究结果用于某个特定的个体是否有效亦需要分析评估。此外，不可忽视的是，由于临床研究中的研究对象有诸多限定，如年龄、并发症、病情严重程度等，而在临床实践中无法选择和限制患者的这些因素，因此在选择证据时除了考虑是否有利外，还要考虑可能存在的风险，分析证据选择的利和弊。

临床医师在选用证据治疗个体患者时，应该注意：①研究证据中患者的纳入标准和排除标准，面对的患者与研究证据中纳入的患者是否有差异，研究结果能否用于这个患者。②生物学特点，包括患者的生物学特点、感染性疾病的病原生物学特点以及干预药物作用的生物学环节，面对的患者及其疾病的生物学特点与证据中的有无差异，哪个证据更适合该患者。③患者病理生理状态，并发症和并发症使得患者的病理生理情况复杂化，根据目前患者病理生理状态，使用哪个证据能获得最好的疗效。④选用证据是否利大于弊，如果不治疗，会有什么后果发生？如果治疗会有什么利益和不良反应？干预措施对自己的患者是否利大于弊？

三、尊重患者意愿和价值取向

医生任何诊治决策的实施，都必须通过患者的接受和合作，才会取得相应的效果。因此，患者应该参与临床决策过程，医生应该让患者了解其病情、当前的最佳证据、该证据简单的产出背景和其临床重要性、治疗的疗程和费用、以及可能的不良反应等；同时，医生也应该鼓励患者表达其意愿和价值取向。例如，抗血小板药物阿司匹林，其预防缺血性脑卒中的推荐用量是每日 75～150mg，医生选择什么样的剂量也应该尊重患者的意愿。有些患者愿意用最小有效剂量以减轻可能的不良反应，也有患者愿意用较大的剂量以尽可能地预防缺血性脑卒中的发病。

四、考虑卫生资源的可及性和经济性

最佳研究证据能否在临床实践中应用还要考虑其可及性。纵然有最佳证据证实某治疗的重要性，如果某地尚不能推行治疗，那么这种最佳证据也只是望梅止渴。例如，对于缺血性脑卒中，有循证依据的药物治疗是 rt－PA 静脉溶栓和阿司匹林口服，但国内有些地区尚无 rt－PA，在这些地区，缺血性脑卒中的药物治疗就无法选择 rt－PA 溶栓，而应该考虑同样有循证依据的阿司匹林口服。

经济性也是研究证据用于临床实践时必须考虑的问题。对于同样有研究证据的干预措施，既经济又有效的干预措施首先考虑使用。同样是抗血小板药物，阿司匹林和西洛他唑在脑卒中的二级预防中均显示有预防作用，由于阿司匹林有效又价廉，在临床实践中首选阿司匹林。

五、利弊综合分析选择最佳方案

最佳证据是否用于临床某个患者，或者临床某个患者选用哪个证据的决策，绝不是单凭证据就可以决定的。因为证据在给患者带来大的利益的同时，可能也带来些许的危害。此外，临

床决策常受社会经济、卫生政策、可利用资源、患者意愿等多方面因素的制约。因而，针对患者的最佳方案，应该是利弊综合分析后的最合适方案。

最佳方案中最重要的特性是"利大于弊"。"利"指的是临床意义显著，对患者有益处，有相应的量化指标。在病因和危险因素方面，有相对危险度（relative risk，RR）、归因危险度（atlributable risk，AR）、病因学分数（etiology fraction，EF）、比值比（odds ratio，OR）等指标。在诊断学方面，有特异度、灵敏度、准确度、预测值、似然比等指标。在治疗方面，有治愈率、有效率、病死率、绝对危险降低率（absolute risk reduction，ARR）、相对危险降低度（relative risk reduction，RRR）、治疗多少病例取得一例最佳效果（number needed to treat，NNT）等指标。"弊"主要指干预治疗的不良反应，也有相应的量化指标，如不良反应的发生率、重要事件（致残、致死）的发生率，试验组与对照组相比不良反应危险度增高多少，治疗多少病例发生一例重要的不良事件（number needed to harm，NNH）。

临床医生在决策时，应清晰地知晓拟采用的诊治措施（证据）的利弊；更重要的是，要结合特定患者的生物学特征和病理生理状态制定，在考虑诊治措施给这位患者带来利益的同时，还要考虑可能产生的不良反应对患者造成的危害。对诊治措施的利和弊进行客观评估，当诊治措施利大于弊时方可被采用。

最佳方案还应该是现有资源可及的，符合患者意愿的，经济上可接受的诊治措施。因而最佳方案的抉择，还应结合社会经济、卫生政策、患者意愿等多方面因素综合分析。

将研究证据与临床实践相结合，不是简单地将研究证据等同于临床决策，也不是用研究证据替代临床医师的思考，而是在当下资源可及的前提下，依据最好的研究证据、临床医师的经验和技能、以及患者的意愿而做出的最好决策，制定最佳方案。

第五节　循证临床实践的后效评价

循证临床实践的后效评价（evaluating performance）是循证临床实践的最后一步，是检验循证临床实践效果的关键步骤。在临床实践中应用循证医学的理论和方法进行决策，是否能解决临床问题，需要在循证临床实践后进行评价，以明确效果。

一、什么是循证临床实践的后效评价

循证临床实践的后效评价是指对应用循证医学的理念从事医疗活动（诊断、治疗、预后判定、预防等）后的结果进行评价。在循证临床实践中，后效评价是指针对临床上具体的患者，根据其存在的临床问题，通过提出问题 – 寻找证据 – 评价证据，找到最佳证据，结合医生经验和患者意愿做出决策并应用于患者后，评价其解决患者具体临床问题的结果。

二、为什么要开展循证临床实践的后效评价

（一）循证临床实践目的是解决临床问题

循证临床实践是用最好的证据、结合医生经验和患者意愿进行决策，目的是解决临床问题。然而，由于患者的特征、疾病病情、所处的医疗环境和医师技能等差异，即使最好的证据

应用于临床实践，也有成功或不成功的经验和教训。因而，需要进行临床实践的后效评价，以了解应用证据的效果。效果好，则推而广之；效果不好，则分析原因，找出问题，并针对问题进行新的循证和实践，以利于更好地指导临床实践，解决临床问题。

（二）证据具有时效性

最佳证据是在某个时期，依据一些临床研究，经严格评价后产生的。随着时间的推移、临床研究的开展、循证临床实践的后效评价等，原来的最佳证据，可能被新的临床研究证据证实存在瑕疵，或不再是最佳的证据。例如，缺血性脑卒中的抗凝治疗，近年经循证临床实践后效评价，被新的临床研究证实不是治疗急性缺血性脑卒中的有效方法。由于最佳证据具有时效性，所以最佳证据应用于临床时，应随时进行后效评价，以明确效果，帮助进一步的临床决策。

（三）促进新的最佳证据产生

循证临床实践的后效评价，可以发现新的研究结果，推动新的最佳证据的产生。此外，循证临床实践的后效评价，可以补充证据用于临床实践的建议，如应用人群的特征、病情、地区和医疗环境等；还对临床研究有启示作用，对于证据不足或尚不能解答的临床问题，需进一步进行临床研究提出新的设想，从而促使新的证据产生。例如，根据循证临床实践后效评价和新的临床研究，2013 年成人降胆固醇治疗中他汀治疗细则进行了更新，放弃了原来特定的低密度脂蛋白胆固醇目标值。

三、怎样进行循证临床实践的后效评价

（一）评价的方式

1. 自我评价　主要指临床医师在临床实际工作中进行循证医学实践时，对单个患者使用循证证据后的效果进行评价。

2. 同行评价　指相关专家根据统一的评价标准对现有的循证临床实践做后效评价，主要是对群体患者使用循证证据后的效果进行评价。同行评价目的是进一步评价循证临床实践后的有关诊断、治疗方面的信息和患者治疗结果，以改进某种疾病的诊疗方案或临床指南，为医师临床决策提供最佳证据，提高医疗质量。

（二）评价的方法和内容

1. 对循证临床实践对象的评价　指评估治疗、诊断、预后等证据在一个患者或一系列患者中应用的结果。

评价单个患者时，详细记录患者的相关情况，与以往经验结果进行比较。评价群体患者时，可通过计算确诊率、NNT、NNH、复发率、病死率、生存率、质量调节寿命年（quality adjusted life years，QALY）等，与以往结果进行比较。若循证临床实践的结果较以往临床实践明显改善，表明整个循证临床实践的过程是正确的，使用的循证证据是可靠、有效的。若后效不理想，应当考虑使用的循证证据是否是最佳证据，并对循证临床实践过程的每一步进行再评价。

对循证临床实践对象的评价，是最简单的后效评价方法，但由于结果受随访等因素的影响，需要很长时间来完成，在一般的临床实践中通常不容易做到。

2. 对循证临床实践环节的评价　指再评价循证临床实践过程的各步骤是否完善，以及证

据在临床实施的每一步是否与患者的具体情况相结合。

评价的内容：①再评价问题的构建，以及是否反映临床实际，决定是否重新提出问题；②再评价检索策略，以及查全率和查准率，决定是否重新寻找证据；③再评价证据的真实性、重要性和适用性，决定是否重新评价证据；④再评价证据的应用，以及是否结合患者情况和医师临床经验，决定是否调整应用证据的策略；⑤再评价循证临床实践后的效果，若疗效不满意再次评价循证临床实践环节。见图3-3。

对循证临床实践环节的评价，是循证临床实践常用的后效评价方法。提高临床医师循证临床实践能力，包括"提出问题"的能力、"寻找证据"的能力、"评价证据"的能力、"应用证据"的能力、"后效评价"的能力，是提高循证临床实践各环节质量、获得满意循证临床实践后结果、并持续改进和提高的决定因素。

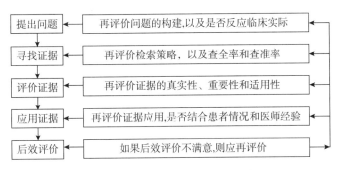

图3-3　循证临床实践环节的评价内容

参考文献

［1］刘建平．循证医学．北京：人民卫生出版社，2012.

［2］王泓午．循证医学．北京：中国中医药出版社，2012.

［3］王家良．循证医学．第2版．北京：人民卫生出版社，2010.

第四章　循证临床科研基本步骤

　　循证临床科研是建立在循证临床实践基础上的循证临床科研活动，循证临床实践是用证过程，循证临床科研是创证过程，是针对循证实践过程中未能解决的重要临床问题，通过科学设计和实施二次或原始研究予以回答。与传统的中医药临床研究相比，其更强调解决临床实践中遇到的问题，解决问题的方法多从二次研究（如，系统综述）入手。

　　循证临床科研基本步骤包括：提出临床科研问题；全面文献检索；文献质量评价，对相关研究进行二次研究；若二次研究不能回答提出的临床科研问题，进一步设计和实施原始研究。

　　研究过程本身强调不断更新，止于至善。研究环节包括：撰写临床科研研究方案；组织实施循证临床科研；分析与总结；发表论文与学术交流。

第一节　提出临床科研的问题与研究的切入点

　　在临床实践中如何提出临床问题，如何寻求科研问题，尤其是将其转化为可回答的临床问题是循证医学临床科研的第一步，也是最基础最重要的一步。

一、提出临床科研问题的重要性

（一）是实践循证医学的重要步骤

　　准确地找出问题是循证医学临床实践的起点。临床医生应善于在临床实践中观察，发现和提出问题。只有这样，才能带着问题去寻找证据，再根据可信度最强的证据结合临床经验和患者意愿最后解决临床问题，使患者获益。因此，找不准问题，或不能提出合适的问题，必将影响循证医学后续步骤的实施。构建一个可回答的问题能够帮助临床医师更好地制订收集证据的策略。当收集不到科学性强的证据时，临床医师可以根据此问题，提出进一步研究计划，通过研究提供证据。

（二）是临床医学发展中的必然要求

　　循证医学实践是以解决患者所患疾病存在的重要临床问题为中心。临床医师如果能在临床实践中需要时刻以循证医学实践理念贯穿自己的医疗实践活动，经常以患者为中心提出合理的医学临床问题进行研究，一方面可以给予患者疾病更合理的解释，使患者对所患疾病的共性与个性有更清晰的认识，对所患疾病的治疗方案有更好的理解，有利于建立更诚信、融洽的医患关系；另一方面，临床医师以患者为中心不断提出合理的临床问题，可以不断地拓展临床思维，通过对相关问题进行研究，锻造科研能力，将研究成果应用于临床，可以进一步提升解决临床实际问题的能力，使患者得到更合理的治疗。

（三）是临床医学诊疗方案推广应用的重要依据

近年来随着生物、化学、物理、航天、计算机及多种边缘学科的不断发展，医学对疾病的病因、病理、诊断与治疗等研究日新月异。但临床实践过程中仍有许多问题需要解决，临床实践发展也需要不断地修正。如果临床医师只会机械的应用相关诊疗技术，不知如何全面收集证据，不懂思考和提出问题、总结和再实践，医学就难以得到进一步发展，患者也不可能得到更好的诊断和治疗。因此临床医师需能提出合理的临床科研问题，能够将新技术、新思路更好地运用到临床上，使较新的和更好的诊疗方案得到应用和推广。

二、临床科研问题的来源

（一）临床实践

临床问题主要来源于医师的临床实践活动，这种实践活动具有多样性的特征。从实践主体上看，既可以是医师自己的临床实践活动，也可以是其他医师的临床实践活动；从实践环节上看，既可以是对疾病的诊断环节的实践，也可以是疾病治疗环节的实践；从实践内容上看，既可以是对临床某个疾病病因病机认识的实践，亦可以是对疾病预后评价体系的实践。

具体临床问题的提出，可以来自于病史和体格检查、病因、临床表现、鉴别诊断、诊断性试验、治疗、预防和预后等方面。如在临床收集病史和体格检查的过程中，发现某 35 岁女性患者，以关节肿痛为主诉，在病史和体格检查中发现该患者伴有严重的龋齿，作为医务人员在诊疗过程中即会思考：关节肿痛与严重的龋齿之间是否存在一定关系，是否会影响该患者治疗措施与预后？在疾病的预防过程中，如何识别和消除危险因素，减少疾病发生的几率，以及如何筛查、早期诊断疾病。例如，气功、艾灸、推拿等在中医学治未病方面的作用，在预防人类哪些慢性病方面发挥作用，值得进一步的循证研究。

（二）文献资料

文献资料是临床科研问题的重要来源，其包括文献复习与检索、系统综述与 Meta 分析等。临床科研首先是从课题调研、掌握资料起步的，上述工作有助于临床医师掌握相关临床科研课题研究的进展动态、开拓思维、避免重复劳动，将研究水平提升到一定的高度。提出一个有价值、有意义的临床科研问题，离不开文献资料的检索。因此需要全面获取相关文献信息，及时了解各学科领域出现的新问题、新观点，从这些信息中，发现新的临床思路。如针对中医的痴呆进行文献检索，结果发现较早的研究文献中痴呆的中医病机多为肾虚，而治疗方法也集中在补肾方面，但临床上痴呆患者的病机还往往以本虚标实的标实为主，如气、火、痰、瘀等，故提出痴呆的治疗是否应探寻更多方法的问题，因此近年以清热解毒等法治疗痴呆的研究日益受到重视。

三、临床科研问题的提出

临床上能够提出一个合理的问题并非一蹴而就，需要正确的方法。首先应该了解问题的种类和结构以及如何构建一个好的问题，应有充分的思想准备，对未来产生的困难有一定的预期，注重从患者角度寻找问题的突破口，并恰当地确定问题的范围。

（一）原则

1. 重要性原则 提出的问题应立足在临床中急需解决的关键问题。如针对我国或者当地

NOTE

患病率和致死率高的疾病、给社会带来严重经济负担的疾病、缺乏有效治疗措施的常见疾病等。

2. 科学性原则   提出临床问题要符合客观规律、目标明确、合乎逻辑、实事求是、观点新颖、论据充分、设计合理、技术路线清晰、研究方法可行、统计学方法正确。如随机对照试验，应符合对照、随机、盲法和重复的原则，且临床资料收集完整、研究数据真实可信，所以得出的结论经得起检验、推敲、重复和历史的证实，具有普遍性意义。

3. 实用性原则   即需求性和效益性。医学科研选题肩负着为医生救死扶伤提供依据的重要意义，临床科研重点是要解决疾病的发病机制、诊断方法、预防和治疗手段、预后等有关问题。

4. 可行性原则   从实际出发，充分考虑自身所具备的主观和客观条件，保证研究如期进行。主观条件包括：研究参与者的学历和资历、研究方向、专业特长、知识积累；客观条件主要包括研究经费是否有保障，是否有试验场所和研究所需仪器、设备等，临床研究还应考虑是否能收集到足够的病例资料等。

（二）构建

在构建一个具体的临床问题时，国际上常用 PICO 模式，临床问题一般由 PICO 四部分构成（详见第三章）。

例 1   肾脏移植与血液透析相比能否提高慢性肾衰终末期尿毒症慢性肾病患者的生存率？

例 2   长期小剂量抗生素对频发的尿路感染患者是否有效？

表 4 - 1   临床问题的构建

患病人群（P）	慢性肾衰终末期尿毒症慢性肾病患者	频发的尿路感染患者
干预措施（I）	肾脏移植	长期小剂量抗生素
对照措施（C）	血液透析	空白对照
结局指标（O）	生存率	尿蛋白

PICO 模型自 1995 年由 Richardson 等人提出后广泛应用于临床医学、职业病学、护理学等医学研究领域，其最早是用于构建治疗性问题，随后扩展到医学问题的其他领域及其他学科。但 PICO 模型更适用于治疗性问题，而并不适用于诊断、病因及预后等其他问题的构建，而且 PICO 模型也不适用于主要通过现场观察、体验或访谈来收集资料的定性研究。因有上述不足，在 PICO 模型上进行灵活地调整或修改，有针对性地从治疗、诊断、病因、预后四个方面构建临床问题。常见的有 PICOS（Setting）模型，此模型将疾病发生发展过程中不可忽视的环境因素考虑到问题的构建中；PICOT（Time of frame），针对疾病所处阶段对疾病的有效治疗及其预后情况的影响进行准确评估。在 PICO 模型上根据研究内容有针对性地进行调整，为临床问题的构建提供了更多的选择和更灵活的方法。

（三）范围

提出临床问题的范围要合适，要具有一定的目的性，如果范围过大会使问题缺乏指向性，消耗更多的人力、物力，可行性及推广性亦受到限制。如有人提出中医药治疗禽流感的有效性，中医有许多治疗外感病的方法与方药，若每一种都实施，显然不具有可行性，只能根据相关的专业背景知识提出某法、某方对该病的疗效。相反如果范围过小会使结果的可靠性受到质疑。

1. 病因（包括不良反应）方面的问题　包括怎样识别疾病的原因及危险因素？其发病机制是什么？如对于胰腺癌患者提出病因问题包括：发病的原因是什么？有无遗传因素？发生胰腺癌的危险因素是什么？是否与喝咖啡或与饮酒有关。又如甲型 H1N1 流感患者致病的病因或危险因素是什么？解决这些问题对有效防治是很重要的。

2. 诊断方面的问题　初学者在诊断方面常常提出的问题是某个体征、症状或某项实验室和辅助检查对于该病的诊断效率，即提出有关诊断试验的灵敏度、特异度和似然比等问题；而有多年临床工作经验的医生常常提出的问题是某项检查对于鉴别诊断方面的意义。通过病史询问和体格检查，医生会有一个诊断假设，为了证实该假设，医生可能会进行一些实验室或辅助检查来肯定或排除此诊断假设，此时针对诊断试验指标如灵敏度、特异度、似然比等可提出问题，对其正确性、可靠性、可接受性、费用及安全性方面也可提出问题。如对黄疸病人的体征（Courvoisier 征阳性）及鉴别诊断所采用的 B 超、CT、MRCP 等均可作为诊断试验并提出相应的问题，进一步找出最适合患者的检查方法。

3. 防治方面的问题　涉及到临床实践的各方各面，例如如何选择利大于弊的防治手段，如何从效果和成本的经济学角度选择防治方案，特别是如何对目前常规疗法提出质疑，提出的问题包括：根据患者目前病情可以采用什么防治方法，该防治方法的有效性如何，有何不良反应，有何替代防治手段，哪一种方法更有效而花费最少，该治疗对患者的生存质量有何影响，治疗后对患者的预后影响如何，患者对防治手段的依从性和可接受性如何。

4. 预后方面的问题　如何来估计临床病程和预测可能发生的并发症和最终结局。针对不同的结局测定指标可以提出不同的预后问题。

四、临床科研的切入点

（一）中医疾病的病因、病机、诊断、治疗、转归、预后与调摄

中医病证或疾病具有自身理论特色的完整性内涵，是对病因病机、病位病性、病势预后等本质属性的高度概括。中医重视"审证求因"，认为疾病所表现的症状和体征都是在病因的作用下，患病机体发生的一种异常反应。病邪未能及时驱除，机体的平衡协调状态遭到破坏，导致疾病的发生。临床科研中依据疾病的诊断标准和排除标准，纳入受试人员。在治疗调护方面，体现中医药特色，强调"未病先防"和"既病防变"。

（二）中医证候的标准化与客观化

中医证候的标准化与客观化有利于临床科研病例的规范化选择。这个领域是研究热点，但目前尚未有形成广泛定论的研究成果。尝试性的研究例如，气滞血瘀证的辨证方法，若存在以下症状①胸闷，胸痛；②心悸不宁，气短懒言，神疲乏力，唇紫暗；③舌紫暗，脉弱涩。患者具备①组两症状之一，②组四症状之一，结合③组的舌脉，气虚血瘀证的辨证即可成立。

（三）中医药有效性、安全性、经济性和实用性的评价

中医药的评价应系统全面，主要包括有效性、安全性、经济性和实用性。如关木通有清心火、通经下乳，利尿通淋之功，但若用量过大，可引起急性肾衰竭，甚至死亡。另外就中药的经济性和实用性而言，如冬虫夏草为诸劳虚损调补之要药，但价格昂贵，不利于广泛使用。因此，经济性与实用性也是在今后循证临床科研中需要考虑的。又如在临床中应用最多的中药汤

剂，效果确切，经久不衰，但不方便携带，故提出对剂型改良的循证临床科研问题。

第二节　建立科学假说

科学的假说是一种复杂的理论思维形式，是运用科学思维，根据已知的数据、材料，对未知的事物及其规律所做的推测和假定。在临床实践中，提出假说并通过临床实践进行检验是中医药临床研究的重要模式，是解决临床问题的重要指导思路。

一、建立假说的常用方法

（一）归纳推理

是从特殊到一般的归纳过程。因为假说就是人们对于自然规律的猜测性解释，而在自然界的普遍性形式就是规律，所以，把在特殊情况下已经证明无误的规律提高为在一般情况下的假设，是提出假设的重要方法之一。中医学常运用由特殊到一般的方法建立的假说。例如药物五味主治的理论。该理论认为：辛能散能行，酸能收能涩，甘能补能和，苦能泻能降，咸能软能散，是把一部分药物之味的功能，推广到一般。

（二）类比推理

类比，是根据两个（或两类）对象之间在某些方面的相似性或相同之处，继而推出它们在其他方面也可能相似或相同的一种逻辑方法，是一种由一个事物推到另一个事物的推理方法。这种方法是科学认识过程中获得新知识的一种重要手段，为历代学者们所重视。科学史上，许多重要的发明都曾经直接借助于类比法，例如，中医学五行学说中木、火、土、金、水各行的性质，又如上海市心血管病研究所杨英珍教授发现具有抗病毒、调节免疫工作的人白细胞干扰素对柯萨奇 B 病毒感染的新生大鼠培养的心肌细胞有明显的保护作用，由此联想到具有抗病毒增强免疫功能的黄芪是否也对病毒损伤的心肌具有保护作用，采用类比推理法建立了"黄芪治疗病毒性心肌炎"的假说，通过进一步临床和实验研究，发现黄芪从分子、细胞水平、整体实验以及临床观察均对病毒性心肌炎具有较好的心肌保护和治疗作用，能够抗病毒，调节免疫、改善临床症状及心脏功能。

（三）演绎推理

指从一般到特殊的认识过程，即采用已知的一般规律和理论解释另一特殊事物。如通过大量的事实，人们已经得知某些化学物质可致癌的一般认识，日本科学家由此推理：大气质量下降，大量有机物形成赤潮破坏了海洋生物；残留的农药污染了河流、湖泊等，这些因素最终也是化学物质在起作用，但又超出化学物质本身而影响了生态环境。由此提出了"环境激素致癌"的假说。

（四）逆向思维

指从已知事物的相反方向进行思考，从而得出的科学假说，是一种具有创造性的思维方式。如在经典力学中，研究对象总是被明确区分为两类：波和粒子。前者的典型例子是光，后者则组成了我们常说的"物质"。1905 年，爱因斯坦提出了光电效应的光量子解释，人们开始意识到光波同时具有波和粒子的双重性质。

（五）因果分析法

指分析现象与现象之间的因果关系，认识问题的产生原因和引起结果的辩证思维方法。因果分析法有两种形式，即循因导果和执果索因。因果分析法是比较常见、实用、能建立有效的假说的方法之一。

（六）移植法

指将某学科中的结果和方法移植到另一学科之中。移植法是科学研究中最有效、最简单的方法之一。在中医学说中有许多移植于古代自然科学和哲学的理论，如来源于《周易》，有"医者，易也"之说。

（七）经验公式法

指用数学方法进行处理后得出经验公式。这种根据有限次数的实验取得的经验公式带有很大的局限性，有待于实践地检验。但是，可以在此基础上提出假说，以便为进一步的实验研究或实验检验提供新的线索或发展成为完整的理论。将实践和数学公式结合，表现为理论的数学模型，如阴阳二进制模型演为太极图，由洛书发展形成五行生克模型等。

二、科学假说建立的前提

（一）科研人员的素养

假说一旦形成，就面临着实践的检验。当受试者接受某一药物或治疗方法时，只有在十分严格的条件下，才能显示其效能。中医临床研究要求既要符合中医理论，又要突出中医特点；既要体现辨证论治的原则，又要有较高的现代医学水平；其诊断标准、观测指标、疗效判定等应符合中医和西医标准。因此，研究人员必须具有较高的科研水平和丰富的中西医临床经验，并能有效使用现代科学技术和方法。

（二）试验的科学化和规范化

目前，中医临床研究中存在的问题仍是科学化和规范化问题。应重视科学方法的运用，实施宏观与微观、辨证与辨病相结合，传统理论与现代科学相结合，加大力度进行证候命名统一及病证规范化、标准化和客观化的研究。要保持和发挥中医药学自身优势，整理研究传统的疗效判定方式和标准，同时吸收现代科学的研究成果，采用和实施国际公认的 GCP 规范制订科学、伦理原则、程序和方法、合理的设计、可靠的数理统计资料、中医药数据库、临床流行病学、循证医学的经验、科学的评价方法等医学研究的新成果，建立更科学、严谨、规范、实用、指导性强的中医疗效标准。通过对中医临床疗效评价方法、评价标准、评价过程及质量控制，建立中医临床疗效系统综述体系，提高中医药临床疗效的客观显示度，并使假说建立的中医基础理论更为全面。其理论正确与否取决于其能否正确地指导医学实践活动。因此，对中医药假说进行验证，证明其与客观实际相符合，这种假说可以转化为理论，同时也是对其理论体系的检验。

三、中医临床循证实践科学假说建立的过程

中医临床循证实践科学假说建立的过程一般包括三个阶段：孕育阶段，形成阶段，检验阶段。

（一）孕育阶段

指解决问题的初步设想阶段，是最富创造性的阶段。此阶段是充分发挥想象力和创造性思维作用的阶段。此阶段应遵循四个原则：

1. 解释性原则　即假说与事实的关系，假说不与事实冲突。应对事实做出统一的说明与解释（完备性）。但在开始提出假说时，可以不要求其说明全部事实，也可以回避一些难点，待以后解决。

2. 对应性原则即假说与已知理论的关系，假说不与已知理论矛盾（相容性）。若发生矛盾，可通过增加辅助性假说或限制性条件的方法进行修改或调整。必要时可不考虑假说的相容性。

3. 简单性原则　以较少的假说说明较多的理论。逻辑和数学形式上的简单，不是理论上的浅易。但在开始提出假说时，可以不要求其立即形成完整的体系。

4. 可检验性原则　能用观察和实验的方法进行检验，以判断真伪。

（二）形成阶段

指在初步假说的基础上，进一步收集观察、实验的资料及理论依据，不断提炼、论证、修改、补充，形成一个完善的体系。假说形成一般的逻辑方法有以下几种：

1. 差异法　从事物与事实的差异中提出假说。如：中药的毒性作用往往因人而异，有研究者表明其可能与机体所处的"证状态"不同而不同，因此提出了"辨证毒理学"的假说。

2. 类同法　从事物与事实的一致性中提出假说。如：无论是城市居民吸烟者还是农村居民吸烟者，无论是男性吸烟者还是女性吸烟者，其肺癌患病率均高，因此提出吸烟可能是肺癌病因的假说。

3. 共变法　也叫伴随变异法，某事物的某种因素总是与某种现象伴随发生，提出该因素可能就是某种现象的可能原因。如：大量食用木耳，可引起出血，提出假说——木耳中有抑制血小板功能的成分。

4. 类推法　根据已知事物和规律推论未知事物和规律。如：中药藏茄提取的山莨菪碱（654－2）与阿托品均有阻断 M 型胆碱受体的作用，而阿托品可解除平滑肌痉挛，故提出山莨菪碱也有解除平滑肌痉挛的作用。

5. 剩余法　逐一排除可能引起的各种因素后，剩余的因素就是可能的原因。如：产自不同地区的中药其效果存在很大的差异，在排除药物的真假、杂质的多少、炮制的方法、用药方法等差异后，提出不同产地可影响中药药效的假说，因此有了道地药材的说法。

（三）检验阶段

指假说的确立。由于假说毕竟是一种不确定的推测，必须要经过实践全面检验，才能成为科学的假说并上升为理论。检验假说的方法通常是：理论（逻辑）的分析和实践检验。假说坚持与放弃的原则：

实验结果及观察现象与假说相反，放弃。

原假说的矛盾论点给予补充后仍不能弥补，放弃。

虽然失败，并不能否定假说的核心，坚持。

难以证实，也难以否定，坚持。

例如，有关中药功效的发现，许多人认为是"神农尝百草"的亲身实践过程，也有认为是在实践基础上，古代"天人相应"哲学思维下，以"取类比象"的方法建立假说继而发展出来。又如，古人观察到自然界多种植物具有与人相似的作息规律。牵牛花，又称朝颜花，即早晨迎着朝阳开花，傍晚时分花朵闭合（孕育阶段），因此古人假定这些植物具有调整人的睡眠状态的功效（假说形成阶段），并开始临床实践检验，进而发现了合欢花、合欢皮、花生叶等具有较好的调整睡眠作用的草药，予以保留，但亦发现某些药植物没有这方面的作用，于是摈弃（检验阶段）。

第三节　撰写研究方案

临床研究是一项复杂有序的科研工作，实施离不开完整、规范的计划。因此，临床研究必须重视研究方案的设计和撰写。研究方案的正确与否是准确回答所提出问题的基本保障和决定因素。下文中主要介绍原始研究方案的撰写，二次研究（如，系统综述）的方案撰写见本书第二章。

一、常用的研究方案介绍

常用的临床研究方案一般分为试验性研究和观察性研究，而观察性研究又分为分析性研究和描述性研究。（见表4-2）

表4-2　常用临床研究方案分类

分类		设计方案	证据等级[#]
试验性研究		随机对照试验 交叉对照试验 前-后对照研究	高质量
观察性研究	分析性研究	队列研究（由因到果） 病例对照研究（由果到因）	
	描述性研究	横断面研究 病例系列 个案报告	低质量

注:[#] GRADE（Grading of Recommendation Assessment, Development and Evaluation）证据分级标准

随机对照试验一开始被认为是高质量的证据，而观察性研究一开始被认为是低质量的证据，但是随机对照试验会因为研究设计较差，或者其他原因而导致质量变低，而观察性研究会因为存在着剂量效应关系、效应量较大等原因能使证据质量升高。因此我们在考虑研究质量的时候，不能仅仅考虑研究设计本身，还应将影响证据质量的其他方面纳入考虑范畴。

（一）随机对照试验（randomized controlled trial，RCT）

指采用随机化的方法，将合格的研究对象分配到试验组和对照组，然后接受相应的干预措施，在一致的条件下或环境中，同步地进行研究和观测试验的效应，应用客观的效应指标对试验结果进行科学的测量和评价。该方案要求遵循对照、随机、盲法、重复四原则，最大限度地排除混杂因素的影响。随机对照试验能够对某种干预措施、药物的疗效或副作用进行科学的评价。这也是目前科研新成果、新发现的主要形式。

（二）交叉试验（crossover trials）

是随机对照试验的一种特殊类型，是将合格的研究对象分成两组（如 A、B 组），使用两种不同的处理措施，如第一阶段 A 组为试验组，B 组为对照组，第二阶段两组交替，B 组为试验组，A 组为对照组，两个阶段之间要间隔一个洗脱期，最后将结果进行对比分析。交叉试验存在自身对照，易保持一致性，避免个体差异，且同一个受试者前后使用两种干预措施，可节约样本量。

其缺点在于交叉试验与 RCT 比较，其试验期至少延长一倍，易导致个体偶发事件产生干扰的危险性增高、依从性下降、失访率增加。

（三）自身前 - 后对照研究（before - after study）

是 RCT 试验的一种特殊类型，是将同一受试对象在应用处理措施前后的观察指标进行对比研究。在试验过程中，病人不分组，而是将试验过程分为前后时期相等的两个阶段，第一阶段，使用对照措施，第二阶段，应用试验性措施。在两个阶段中间，必须设有足够长时间的清洗期以洗脱前一个阶段的干预效果，并使病情还原到初始阶段，保证两阶段疗效的可比性。故多用于慢性反复发作疾病。

（四）队列研究（cohort study）

此研究论证强度较高，是一种有假设、无干预的前瞻性观察研究设计。队列研究是将一群研究对象按是否暴露于某因素或暴露水平不同分成暴露组与非暴露组，随访一段时间后，追踪观察两组的发病或死亡结局，并比较两组间的结局差异，以判断疾病与暴露因素之间的关系。

（五）病例对照研究（case control study）

是将研究人群按是否患病分为病例组和对照组，然后追溯两组既往暴露于某个或某些因素的情况，并比较他们之间暴露的差异，以判断暴露因素与疾病之间有无关联或关联强度的一种观察性研究方法。

（六）横断面研究（cross - sectional study）

是指在特定的时间内，通过普查或抽样调查的方法，对特定的人群中某疾病或健康状况及有关因素的情况进行调查，从而描述该疾病或健康状况的分布及其相关因素的关系。横断面研究也称为现况研究或患病率研究。

（七）病例系列（case series）

是广大临床医生最熟悉的一种研究方法，是对一组（从数例到数百例或数千例不等）相同疾病的临床资料进行整理、统计、分析、总结并得出结论，是对该种疾病认识深化的过程。

病例分析可以用来分析某种疾病的临床表现特征，评价某种预防、治疗措施的效果等，但此方法是叙述性的研究，科研论证力较弱，研究结论可能存在较大偏倚，往往不容易重复验证。因此，在近年医学杂志中，该类研究文章逐渐减少，而被其他论证力较强的研究设计文章所代替。

（八）个案报告（case reports）

是对一些特殊或罕见疾病进行报告，是引起医学界注意的重要方法。个案报告通常是针对临床实践中某个或某几个特殊病例或个别现象进行探讨，是对其病情、诊断及治疗中特殊情况或经验教训的报道。特殊病例的发现往往是临床医学新知识产生的起点，可以提供许多具有价值的医学信息，就价值而言是不可低估的。

二、如何撰写研究方案

临床研究方案是指导参与临床研究所有研究者如何启动和实施临床研究的计划书，也是临床研究结束后进行资料统计分析的重要依据。

临床研究方案是开展临床研究的核心内容，必须经过缜密、科学、完整的设计，并遵从"4R"原则，即代表性（representativeness）、合理性（rationality）、随机性（randomization）和重复性（replication）。另外，临床研究方案的撰写要符合伦理道德规范要求，更应遵循国家相关政策法规。

临床研究方案主要包括：研究概述与背景、研究目的、研究设计、病例选择、治疗方案、观察项目、疗效判定、安全性评价标准、研究记录方法、不良反应的记录与报告、数据管理、统计分析、质量控制与保证、伦理学原则、资料保存与总结、任务分配与预期进度。不同的临床研究内容可有差异，但基本结构相同。

（一）研究概述与背景

简要地叙述研究药物或治疗方法的研制背景、药物的组方或干预措施、适应病症、临床前药理和毒理简况、国内外临床研究现状、已知对人体的可能的药物不良反应、危险性和受益情况等。

（二）研究目的

是临床研究需要解决的科学问题，研究目的一定要十分明确。主要是通过临床研究客观评价试验药物或方法的有效性和安全性。其中应明确主要目的和次要目的。例如："补阳还五汤治疗肺间质纤维化气虚血瘀证的临床研究"目的就是观察补阳还五汤治疗肺间质纤维化的有效性和安全性。

（三）研究设计

临床研究设计的具体内容贯穿于研究方案的各个方面。因此，此处主要为总体设计的描述。需明确设计方案的类型（平行组设计、交叉设计、析因设计、成组序贯设计等）、随机化分组方法（完全随机化分组、分层随机分组、配对或配伍随机分组等）、盲法的形式（单盲、双盲）、多中心或单一中心试验。另外，可简述所治疗的病症、各组受试者例数、疗程、给药途经及方法等。

临床研究采用何种设计方案，是由研究疾病及研究目的决定的。如罕见病或少见病多用个案报道和病例分析，验证病因可用队列研究或病例对照研究，新药的临床研究采用多中心随机对照试验。

下面以中药新药随机对照盲法临床试验为例进行说明。

1. 设计方法　根据研究目的和研究内容确定。一般采用阳性药平行对照、分层区组随机、双盲、多中心试验的设计方法。如在新药临床研究中，治疗组药物选择待研究的新药，采用国内外行业指南或推荐的方法、药物作为对照药物或方案。在整个设计中，应特别强调对合并用药或合并其他疾病的控制，不得服用药效相似的药物，对合并其他疾病者应详细注明用药情况，并且不得对本次试验有干扰。

2. 病例数量　可参照《中药新药临床研究技术要求》Ⅱ期临床试验对试验例数的要求，考虑不超过20%的退出率。临床研究根据研究目的及统计学要求确立研究病例数。病例数的大小与以下因素有关：主要指标的性质（定量指标或定性指标）、研究总体参数的估计值（由文献或预试验得到）、临床上认为有意义的差值、检验统计量、检验假设等。确定样本方案的依据应在此阐明。

例如在中药新药研究 I 期临床试验中，常常选择健康成年人 20～30 例，根据 SFDA 关于最低例数的政策性规定，II 期临床试验组最低例数不少于 100 例。II 期试验中因设立对照组，受试者人数一般需要 1：1 的条件设立试验组及对照组，III 期临床试验中试验组与对照组的病例数之比应不大于 3：1。

3. 随机方法　主要指采用何种随机方法。例如某中药 II 期临床研究，在 5 个临床研究基地进行，采用分层区组随机化方法。

4. 对照选择　对照药或方法选择的原则是目前国内疗效较为肯定的同类药物或方法，符合公认有效，同类可比原则；在条件许可的前提下严格的选择安慰剂对照。同类药物指对照药和试验药在功能主治、剂型、给药途径、给药剂量、次数、疗程等方面基本相同，临床治疗方案方法有可比性。

5. 盲法设计　一般分单盲或双盲。例如试验药物可根据随机分配表和"双盲"原则生产、包装、提供。两级盲法设计，第一级为各号所对应的处理，第二级为两处理组所对应的代号（随机指定为 A、B）。两级盲底分别单独密封，专人保管存放，病例收集结束后进行两级揭盲，先明确各编号对应的处理组代号进行统计分析，统计分析完成后再明确各代号对应的处理。

另外，新药临床研究中还要求准备应急信件：每一编号的试验药物均有对应的应急信件，应急信件内装有该编号药物属何种类的纸条。当出现药物不良反应时使用。

（四）研究步骤

确定研究周期和研究活动，可以使参研医师做到心中有数，有计划、有步骤地安排临床研究工作。一般临床研究周期分为洗脱筛选期、入选治疗期和最后 1 次给药结束后的随访期。不同临床研究各阶段时间长短不一，内容也有所不同。在设计方案中应具体地列出不同阶段（如根据患者就诊时间），观察医生所需填写病例报告表中的内容、必要的检查、药品发放等安排。对随访时间的误差也需作出规定。建议附有临床研究工作流程图来说明不同时期诸如采集基本情况、有效性观察、安全性观察和其他研究活动的安排。

（五）病例选择

根据研究目的确定研究病证，一般包括西医和中医两个方面。中医的症状命名较多，一个症状涉及西医多个疾病，如中医咳嗽，可能出现在西医支气管炎、肺炎、哮喘、肺癌等不同疾病中，如不结合西医诊断，临床结果难以准确评价。确定研究病证后应选择合适的研究对象，如补阳还五汤对肺间质纤维化的作用研究中，研究对象为肺间质纤维化患者，而研究过程中还应根据提出的问题对研究对象各项特征进行细分，如此研究中应进一步规定肺间质纤维化患者的年龄分段、是否存在并发症等。

1. 诊断与辨证标准　所制定的各种标准应符合研究目的，如新药临床试验中需符合临床新药研究要求的水平和普遍公认的研究标准。选择合格的研究对象时应注意不同诊断标准，如中西医诊断标准、中医证候标准、其他标准（如年龄、性别、病程）。

2. 纳入与排除标准　即选择的研究对象，纳入标准主要包括疾病的诊断与辨证标准、入选前患者相关的病史、病程和治疗情况要求；其他相关的标准，如年龄、性别等。应注意的是，为了保障受试者的合法权益，患者签署知情同意书亦应作为入选的标准之一。

排除标准主要为避免影响研究药物疗效和安全性的评估，如心、脑、肾严重功能障碍及精神病等，如与入选标准相反的其他治疗、合并疾病和妊娠等，容易造成失访的情况，如受试者工作环境变动等。如在"治疗轻度认知功能障碍（肾虚痰瘀型）的疗效观察"的临床研究中。

其纳入标准就应该包括：

（1）符合西医 MCI 诊断标准；

（2）年龄在 55～85 岁；

（3）符合中医肾虚痰瘀证型的诊断标准；

（4）志愿受试并签署知情同意书等。

排除标准则应包括：

（1）有明确器质性脑病引起的认知障碍者；

（2）合并严重心、肺、肝、肾功能损害的认知障碍；

（3）有明显视听功能障碍或痴呆者；

（4）由情绪障碍引起或 2 年内患抑郁症或其他精神疾病者等。

（六）治疗方案

治疗方案主要包括药物或方法来源，即试验药和对照药的名称（商品名和化学名，成分组成）、剂量规格、外观、生产单位和批号。药物包装与分配方法、治疗方法（给药途径、剂量、给药次数、疗程）。还须明确临床研究中可以使用的药品和禁忌使用的药品名称。

（七）观察指标及方法

一方面，根据临床研究目的，分为说明主要目的的主要指标和其他目的的次要指标。主要指标应选择易于量化、客观性强的指标，并在相关研究领域已有公认的准则和标准。数量应严加控制。次要指标是指与研究主要目的有关的附加支持指标，也可以是与研究次要目的有关的指标。当从与研究目的有关的多个指标中难以确定单一的主要指标时，可以将多个指标组合起来构成一个复合指标，作为主要研究指标。临床上常采用的量表就是由多个指标组成的，其总分就是一种复合指标。

另外一方面，分为安全性指标和疗效指标两大类。在临床项目中首先应观察人口学资料和一般临床资料。人口学资料包括性别、年龄、种族等。一般资料包括病程、病情、中医证候、并发症、既往用药史、合并用药等。安全性指标一般为血尿便常规、肝肾功能、心电图等。疗效指标包括中医症状积分、证候积分、各种临床量表积分、实验室检查理化指标。较为特殊的试验项目应说明所采用的具体方法，如试剂、标本采集方法、所用仪器的型号、名称、测试所选的方法。设计时应规定观测项目的次数和时间窗。

（八）疗效判定

疗效是临床研究的主要目标。疗效判定标准的选择原则是现行阶段公认病证的疗效判定标准。可选择在国际上公认的 、国内统一的指南及权威性学术会议上制定的或国家医学统编教材上的标准。

（九）科研记录

临床参试医师对全部病例均须按"临床病例报告表"设计要求，逐项如实填写。认真记录患者的服药情况，应对全部服用、偶尔漏服、有一半以上未服及全部未服等情况进行详细记录。病历及病例报告表作为原始记录，一般不得更改，若必须更正时不得改变原始记录，只能采用附加叙述说明理由，由参加临床试验的医师和研究者签名并注明日期。临床试验中实验室数据均应记录，并将原始报告粘在病例报告表上。对显著偏高或在临床可接受范围以外的数据须加以核实，由参加临床试验的医师做必要的说明。

（十）不良反应或不良事件

不良反应或不良事件在临床研究中必须有严密的设计和观察记录。在设计方案中对不良事件应做出明确的定义，并要求研究者如实填写不良事件记录表，记录不良事件的发生时间、严重程度、持续时间、采取的措施和转归。如进行新药临床研究时应说明不良事件严重程度的判断标准，判断不良事件与试验药物关系的5级分类标准，出现严重不良事件时，应及时上报。

1. 评定方法　目前，我国采用WHO国际药品不良反应监测合作中心建议使用的方法，将药物不良反应因果判断关联程度分为：肯定或确实有关、很可能有关、可能有关、很可能无关、肯定无关等。

因果判断的有关指标：

（1）开始用药时间与可疑不良反应出现时间有无合理的先后关系。

（2）可疑的不良反应是否符合该药品已知的不良反应类型。

（3）所怀疑的不良反应是否可以用患者的病理状况、合并用药、并用疗法、曾用疗法来解释。

（4）停药或降低用量，可疑不良反应能否减轻与消失。

（5）再次接触同样药物后是否再次出现同样反应。

因果关系的判断依据上述5个指标，分析因果关系为肯定、很可能、可能、可疑和不可能5级。（见表4-3）

表4-3　中药不良反应因果判断

判断结果	判断指标				
	1	2	3	4	5
肯　定	+	+	−	+	+
很可能	+	+	−	+	±
可　能	+	+	±	±	±
可　疑	+	±	±	±	±
不可能	−	−	+	−	−

注：肯定、很可能两级可诊断是不良反应；实验室检查项目超过正常值的20%为判为异常。

2. 记录与报告　研究者应向患者说明，要求患者如实反应用药后的病情变化。在观察疗效的同时，密切注意观察不良反应或未预料到的毒副作用（包括症状、体征、实验室检查），分析原因，作出判断，并追踪观察和记录。要统计不良反应发生率。对试验期间出现的不良反应，应将其症状、程度、出现时间、持续时间、处理措施、经过等记录于病例报告表，评价其与试验药物的相关性，并由研究者详细记录，签名并注明日期。发现不良反应时，观察医师可根据病情中止观察，对因不良反应而停药的病例应进行追踪调查，详细记录处理经过及结果。

（十一）资料收集与数据管理

资料的收集可分为以下几种方法。

1. 信访法　即采用通信的方式，调查了解研究对象的情况。

2. 常规记录　如临床记录或病历、疾病报告、死亡报告、人口统计、环境监测记录等。

3. 现场调查　指对研究对象直接的面对面的调查。

4. 体格检查　对研究对象作身体检查与有关检验，了解患者病情及诊治效果等。

5. 现场观察　指对研究对象的状态作观察记录，如病例记录。

信息收集要保证数据的全面、可用、完整性及充分性，信息的充分性与语言表达、陈述方式有关，语言表达必须以适合个体理解水平的语言来表达，如受试者是注册医生或护士，他们能理解大部分的医学术语，若受试者是有文化的非医务人员，预期有中等程度的理解能力，医学技术专业术语应以大众能理解的方式表达。所收集到的信息及时做好数据管理，保留原始记录，方便统计分析及查找。

现以新药临床试验为例，概述数据管理及资料保存。

设计的病例报告表（Case Report Form，CRF）一般是一式三份（无碳复写），应将报告表的第一页送交参加本临床试验的数据管理人员统一建立数据库。

每个试验中心应在完成至少 5 份病例报告表后，通过临床监查员及时送交数据管理员，以便建立相应的数据库，所有数据将采用计算机软件编制数据录入程序进行双份录入。在此期间，将有疑问的表通过临床监查员转交研究者进行数据审核，研究者应尽快回答并返还。

在盲审并认为所建立的数据库正确后，将由主要研究者、申办者、统计分析人员和药品监督管理人员对数据进行锁定，锁定后的数据文件不允许再作变动。数据库将交统计分析人员，按统计计划书要求进行统计分析。

如果是双盲临床试验将采用两次揭盲的方法进行揭盲。第 1 次揭盲是经盲审数据锁定后，由保存盲底的工作人员揭盲，即将各病历号所对应的组别以 A、B 为代号告知生物统计学家，对全部数据进行统计分析。第二次揭盲是在完成统计分析后，总报告完成时，再在临床总结会上作揭盲，宣布 A、B 两组的确切组别。对所有与本次临床试验有关的研究资料保存的地点、时间等进行具体规定。参照新药临床研究列表如下：（见表 4-4）

表 4-4　常用临床研究资料

研究开始前	研究进行中	研究结束后
研究者手册	监查报告	病例报告表（原始）
试验方案	受试者鉴认代码表	知情同意书（签名）
病例报告表（样表）	受试者筛选表与入选表	原始医疗文件
知情同意书	试验用药品登记表	试验药物销毁证明
临床试验申请	严重不良事件报告	完成试验受试者编码目录
临床研究协议		最终监查报告
伦理委员会批件		治疗分配与破盲证明
临床前实验室资料		统计分析报告
试验药物的药检证明		试验报告
设盲试验的破盲规程		总结报告
实验室检测正常值范围		
医学或实验室操作质控证明		
总随机表		

（十二）病例脱落

病例脱落，指所有填写了知情同意书并筛选合格进入试验的患者退出临床试验，患者有权利随时退出临床试验，无论何时何因退出，只要没有完成方案所规定观察周期的受试者，称为脱落病例。在撰写临床研究方案时应充分考虑到病例脱落的情况，适当扩大研究例数，确保统计的准确进行。设计时应规定脱落病例的处理，当患者脱落后，研究者应尽可能与患者联系，完成所能完成的评估项目，并填写试验结论表，尽可能记录到最后1次服药时间。对因不良反应而脱落，经随访最后判断与试验药物有关者，必须记录在研究病历中，并通知申办者。对于任何脱落病例，研究者必须在研究病历中填写脱落的原因，一般情况下有6种，即不良事件、缺乏疗效、违背试验方案（包括依从性差）、失访（包括受试者自行退出）、被申办者中止和其他。

（十三）统计学分析

一般临床研究方案设计均要邀请专业的统计学专家参与，根据研究目的制定样本量，确定统计学方法，进行数据的统计处理。

1. 分析数据集的选择

（1）全分析数据集（Full Analysis Set，FAS）：指合格病例和脱落病例的集合，但不包括剔除病例。

（2）符合方案数据集（Per - Protocol Set，PPS）：指符合纳入标准、不符合排除标准、完成治疗方案的病例集合，即对符合试验方案、依从性好、完成 CRF 规定填写内容的病例进行分析。符合方案数据集是 FAS 的一个子集，进行 pp 分析。

（3）安全数据集（Safety Analysis Set，SS）：至少接受1次治疗，且有安全性指标记录的实际数据。进行安全性分析。

2. 统计分析　统计分析方法应根据研究目的、研究设计方案和观察资料的性质等特点加以选择，明确统计检验的单双侧性、统计学意义的显著性水平、不同性质资料的统计描述和假设检验方法，以及将采用的统计分析软件名称等。主要分析内容应包括病例脱落分析、基线值的同质性分析、有效性分析和安全性分析这几个方面。

试验方案和病例报告表完成后制订统计分析计划书，并在试验过程中根据需要进行必要的修改。数据分析完成后提供统计分析报告。

（十四）质量控制与保证

临床研究过程中必须定期进行现场监查访问，以保证研究方案的所有内容都得到严格遵守，并对原始资料进行检查以确保与 CRF 报告表中的内容一致。设计方案中应包括有具体的质量控制措施。如多中心临床研究中，参加人员应统一培训，当主要指标可能受主观影响时，需进行一致性检验，当各中心实验室的检验结果有较大差异或正常参考值范围不同时应采取一些有效措施进行校正，如统一由中心实验室检验，或进行检验方法和步骤的统一培训、一致性测定等。

（十五）伦理学要求与知情同意书

临床研究必须遵循赫尔辛基宣言（2000年版）及中国有关的临床试验研究规范、法规进行。在试验开始之前，由临床研究负责单位及参加单位的伦理委员会批准该试验方案后方可实施临床试验。伦理委员会成员一般要求有不同的资格背景，有利于审查信息充分性时提出各种观点，或对信息的充分性提出质疑。伦理委员会成员非医药专业的成员，在判断信息的语言表达方面特别有益；并可请受试群体的代表（如儿童，临床病人）审查知情同意书。

每一位患者入选本研究前，研究医师有责任以书面文字形式，向其或其指定代表完整、全面地介绍本研究的目的、程序和可能的风险。应让患者知道参与本研究的权益和风险，并有权随时退出本研究，有自主选择的权利，不受胁迫和不正当因素的影响，不在劝诱、强迫下做出决定。入选前须给每位患者一份书面的患者知情同意书（以附录形式包括于方案中）。医师有责任在每位患者进入研究之前获得知情同意，知情同意中应作为临床研究文档保留备查。伦理委员会还需审查提供给受试者的报酬或补偿是否合理，避免"过度诱劝"，补偿或报酬过大，可能损害受试者对危险的判断，诱使受试者隐藏某些能丧失受试者资格的信息。

（十六）分析与总结

建立临床资料数据库，统一进行数据处理，由统计分析人员对各参研单位资料分别进行统计和综合全部资料进行统计。各参研单位资料的统计结果和小结表格交由各参研单位确认并作为撰写"临床研究小结报告"的依据，然后各参研单位完成之后的小结报告，负责单位则要完成"临床研究总结报告"。

（十七）任务分配、经费预算与工作进度

在总体设计前提下，应该科学客观地将任务分配到相应的研究单位。科研经费是进行科研活动的基本保障。应按照相关规定，本着实事求是、精打细算的原则，编制切实可行的项目经费预算。同时要计划工作进度，分阶段的任务目标。

第四节　组织和实施临床研究

一、临床研究注册

临床研究注册的要求是，前瞻性随机对照研究必须在研究开始前注册，观察性研究目前尚无统一要求，但有需要注册的趋势。

WHO 国际临床试验注册平台一级注册机构：澳大利亚 - 新西兰注册中心（ANCTR）、中国临床试验注册中心（ChiCTR）、印度临床试验注册中心（CTRIndia）、英国 ISRCTN、伊朗临床试验注册中心（IranCTR）、斯里兰卡临床试验注册中心（SLCTR）、荷兰临床试验注册中心（NLCTR）、德国临床试验注册中心（GCTR）、日本临床试验注册协作网（JPCTR）、美国临床试验注册中心（ClinicalTrials. gov）、泛非临床试验注册中心（PACTR）、拉美临床试验注册中心（LACTR）。

我国的一级注册机构是 ChiCTR，2005 年 10 月中国临床试验注册中心开始正式接受临床试验注册。要求所有在人体中和采用取自人体的标本进行的研究，包括各种干预措施的疗效和安全性的有对照或无对照试验（如随机对照试验、病例 - 对照研究、队列研究及非对照研究）、预后研究、病因学研究、和包括各种诊断技术、试剂、设备的诊断性试验，均需注册并公告。凡在中国大陆和台湾实施的临床试验均需采用中、英文双语注册。在完成中文注册申请表后，

必须于两周内完成英文注册申请表。注册机构会委托相关专家对临床研究方案进行评审，确认是否注册。注册后临床研究的成果才会被国际一流期刊接收发表。

二、组织实施的方法

以新药临床研究为例。国家制定有《药物临床试验管理规范》《临床器械临床试验管理规范》等重要文件，各种临床研究组织实施参照这些文件实施执行。在获得相关部门和本单位伦理委员会批准后，方可开始临床试验。

（一）确定研究单位和研究人员

临床研究根据研究方案，确定研究单位和研究人员，研究单位具备满足临床研究的条件，有试验相关设备和研究病种专科，最好为国家认可的药物临床试验机构。研究人员分为主要研究者、研究者、研究护士、协调员、质量控制员、稽查员、核查人员。主要研究者是临床研究团队的核心，全面监督指导试验执行情况，负责研究人员分工安排和解决研究过程中遇到的疑难问题。研究协调员则具体担当协调者和质控员的角色，保证临床试验顺利进行。监查员是申办者的代表，是临床试验质量保证的关键，在试验进行的全过程起到督促研究者和严把质量关的作用。试验前监查员协助科室准备伦理审查申报资料，并组织研究团队进行方案和药品临床试验管理规范（GCP）的培训。试验进行过程中监查员应根据研究进展情况拟定适宜的监查计划，核对原始资料，及时发现和解决问题。试验完成后监查员要回收研究药物和研究文件，并与科室及统计中心协调，完成总结和统计分析报告。

（二）制定研究的管理制度和标准操作规程

标准操作规程和管理制度是临床研究的具体路径，制定符合本研究的标准操作程序（SOP）非常关键，SOP的内容必须严格遵照GCP的要求来制定，并在实践中不断修正和补充，真正做到"写所做的，做所写的"，以保证临床试验质量。

（三）项目启动

召集试验参与人员开项目启动会非常重要和关键，项目启动会是临床研究的正式开始。时间要求在研究者会议之后，受试者入组前，研究药物和物资运达时。启动会要求发给研究者研究手册、临床病例报告表、随机分组表等资料，主要研究者将项目的来源背景、研究方案、注意事项、时间要求等向与会者详细汇报，培训相关研究人员，熟悉研究方案，开始病例入组。研究团队的每位成员都应该在试验全过程中不断进行试验相关知识的培训和复习。培训的内容不仅包括GCP相关法规、试验方案和SOP，还应该包括疾病、产品、方案的背景知识、团队合作和沟通技巧等方面。

（四）受试者入组

严格遵循研究方案，患者自愿的原则，并获取患者的知情同意，每一个筛选的病例都要有原始病历（能够追溯）。

（五）受试者知情同意

研究者应将研究的试验给患者带来的收益和风险讲清楚，并将试验的步骤、内容等向患者交待清楚，做到患者真正知情并同意参与研究。避免给患者以"实验大白鼠"心理，避免夸大益处，浅谈风险。

（六）不良反应或不良事件观察

出现严重不良事件时，必须在规定的时间内报告给研究单位的主要研究者、临床研究负责单位的主要研究者和药物临床试验机构伦理委员会、申办单位等。所有不良事件都应当追踪，直到得到妥善解决或病情稳定。填写不良事件应从症状、时间、检查、治疗等方面记录。

（七）原始记录与 CRF 表的填写

一般分为门诊或住院病历格式，并附填写说明，若进行修改需按一定的规范进行。

（八）临床试验监查

临床试验中应不定期对试验进度进行监查，确保试验质量。检查的重点包括受试者、试验药物或器械、试验记录。受试者主要检查知情同意书、是否符合筛选条件；试验药物或器械主要检查按要求领取使用并有记录；试验记录主要检查原始病历与 CRF 表是否一致、记录是否准确完善等。

（九）试验协调会

主要研究者应定期召集相关研究人员开协调会，总结前一阶段工作，分析得失，查找漏洞，找出下一步改进措施，分享前一阶段成果。

（十）临床试验总结

临床试验总结分两步骤，一是数据的录入，二是统计数据报告的撰写。数据录入涉及研究者、监查员、数据管理员，研究者要求根据受试者的原始资料，保证将完整数据、准确录入 CRF 表，监查员核查、传递报告表，建立数据库并将数据上传以供分析。

三、实施过程中的注意事项

（一）知情同意书

受试者在接受以试验为目的的医疗程序前，在知情同意书上签名和注明日期及时间，同时研究者在知情同意书上签名和注明日期及时间以及填写研究者联系信息。证人签字（必要时），监护人签字（必要时），将受试者签署的知情同意书的原件保存在适当的地方。确保知情同意书的内容满足我国法规的基本要求。

（二）原始资料和病例记录表

原始资料是所有关于某个研究对象的原始文件、数据（原始数据）和记录。它们组成了有关受试者的医疗情况，治疗和进展状况的总图：入院记录和病历门诊记录、实验室报告、受试者日记、发药记录、自动仪器上记录的数据、诊断报告，如 X-线和心电图报告等。

（三）方案和依从性

研究者遵守研究方案和所有批准的增补方案，确保每个受试者的原始资料已恰当和充分地表明受试者符合所有入组条件并且没有违反入组条件，确保同方案、标准操作程序和 GCP 的偏差被恰当的记录和沟通，书面通知伦理委员会和监查员任何同方案的偏差或方案的改变，并在管理文档中保存相关往来记录确保研究单位采取了适当的措施，防止偏差的再次发生，确保研究者入组合格的病人。

（四）不良事件和严重不良事件

确认研究单位已经通知伦理委员会，通知适当的法规机构并告知其他的研究者修正或修改研究方案和知情同意书，暂停或终止研究。

（五）药品分发，回收和记录

申办者和研究者必须保留足够的有关试验药物接收、发放、运输和其他处置的记录。试验药物发给中心后，研究者有责任确保足够的记录被保留，接收试验药物时，中心需记录：收到日期、数量、接收人姓名、序号、批号或其他确认批号试验药的情况、试验药的失效期、确认收到正确的试验药物（确认标签上的方案号码）以及分给中心的随机号。

（六）入组速度

入组速度不可过快或过慢，否则均影响试验的可靠性，主要由研究者掌握进度。

第五节　分析、交流和发表科研论文

一、科研论文的定义和分类

科研论文是作者的科学思维通过对科学实践中获得的科研成果进行总结归纳，按论点和论据所写成的论证性文章。一篇优秀的论文既要求内容丰富、新颖、科学性强，又要富有理论性和实践性，且文字通顺，层次清楚，逻辑性强。科研论文是科研的总结和成果，发表科研论文具有重要意义，科研只有第一，没有第二，切忌重复，所以第一时间将论文发表有重要意义。

医学论文一般分为基础类和临床类研究，一般医学刊物中刊用的文章，大致可分为以下几种类型：述评、论著（论著摘要、实验研究、诊断技术等），病例报告、临床病（例）理讨论、学术交流、综述、专题笔谈、经验介绍、讲座、简讯等。

文献是指以文字、图像、公式、视频与音频、代码等形式，将信息、知识记录或描述加以存储、传播的一切载体。医学文献就是记录有医学相关知识或信息等载体的总体。一般将医学文献分为一次文献、二次文献、三次文献和零次文献。其中，一次文献又称原始研究文献，是基于作者本人的经验总结或者科研成果而创作的、具有一定原创性的一类文献，如论著就是典型的一类文献。为方便检索、利用这些原始研究文献，国内外一些医学信息研究机构或组织，基于一次文献的外部特征进行收集、整理、压缩、归类，并按照一定顺序组织编排等初步加工过程，生产出一系列的二次文献，如书目、索引、文摘、题录等。这些二次文献具有汇集性、工具性、综合性、系统性等特点，出版形式包括印刷型和电子型。其中，医学文献检索数据库，以 MEDLINE、Embase、CBM、CNKI 等为代表。三次文献是在充分利用二次文献的基础上对一次文献做出系统整理和概括，进而汇总编写而成的综述性文献，包括总述、年鉴、手册、百科全书、文献指南等。零次文献指那些未经正式发表或未进入社会交流的最原始文献，如设计草图、实验记录、草稿、会议记录、内部档案等。

二、科研论文的构思和特点

科研论文是临床或基础研究的总结，论文的构思来源于自己研究的领域，最重要的是选题。选题应根据自己的研究领域，结合国家需要选题，如研究领域为肺间质纤维化，阅读相关的综述，了解研究进展，找到相应点，中医药有其特殊性，如在临床经验总结基础上研究，如临床中发现补阳还五汤对肺间质纤维化有效，再进行机理研究。另外，服从国家需要，如

SARS、禽流感流行时国家需要研究，以此为选题点。科研论文选题构思要有创新性、重要性、可行性。

科研论文的特点有：

（一）创造性或创新性

科研论文反映的主要研究成果应是前人所没有的，原则上是不能重复别人的工作，可以改进但不能照抄。没有新的观点、见解和结论，就不称其为科研论文。创新性通过方法、材料、结果、理论或解析等几个方面实现。

（二）理论性或学术性

理论性指科研论文应具有一定的学术价值，表现为内容的专业性和系统性，有两个方面的含义：对实验、观察或用其他方式所得到的结果，要从一定的理论高度进行分析和总结，形成一定的科学见解，包括提出并解决一些有科学价值的问题；对自己提出的科学见解或问题，要用事实和理论进行符合逻辑的论证与分析或说明。

（三）科学性

内容可靠，数据准确，实验可重复。

（四）逻辑性

思路清晰，结构严谨，推导合理和编排规范。

（五）有效性

公开发表或经同行答辩后才被认可。

三、科研论文撰写的基本格式

科研论文一般包括标题、作者姓名单位、摘要、关键词、正文、参考文献等几部分。

（一）题目

论文首先要有简明而涵意丰富的题目。即题目应概括全文，简短明了，引人注目。一般不超过 25 个字。要能概括全篇论文主要内容和文章的科学假说。如补阳还五汤治疗肺间质纤维化的临床研究。注意题目应反复推敲，删除无用虚词如，"关于""研究""观察""系统"等，不使用缩写词、专用词、化学分子式等不易看懂的词，题目中一般不用标点符号。

（二）作者和单位

作者署名牵涉知识产权，应如实按照对课题贡献列出作者，对论文修改或形成中提供帮助者，可在论文末尾列出致谢，作者对论文内容负责。要求用真名、全名，按贡献排序。单位署名在论文首页下边，写明联系单位的具体名称和邮编。行政领导、科研管理、投资者、仅做一般辅助工作者不应署名。

（三）摘要

摘要简短明了，包括研究目的、研究内容（包括研究对象、研究途径、方法步骤、数据处理方法）、主要发现及具体结果（主要数据、统计结果及结论性意见）、意义和价值（创新点、学术价值和贡献）。写作上要概括性强，文字简洁精炼，字数在 200 字以内。

（四）关键词和主题词

关键词是作者采用的能够表达文献内容的未规范化的自然语言。主题词是将提出的关键词根据相应的主题词表进行规范化的自然语言。关键词应尽可能表达简单概念，词组应是习惯使用的复合概念。对主题的表达应准确，防止过于宽泛或狭窄。例如：缺血性脑血管病。

（五）正文

1. 前言（引言、序言）   前言是正文前面一段短文，目的是向读者介绍本文的背景知识、主题、目的和总纲，引导读者阅读和理解文章内容。应提纲挈领，直接切题、观点鲜明、问题突出，反映出本文研究问题、迫切需求、意义重大以引起共鸣。字数一般为 150~300 字。

2. 材料与方法

（1）受试对象：临床研究的受试对象一般是病人，应将患者来自住院或门诊、性别、年龄、种族以及有关情况等均给予说明。中医临床研究还要注意病证结合，应说明分组原则与样本分配方法（配对、配伍或完全随机）。

（2）诊断标准、纳入标准、排除标准：在研究设计阶段应根据公认标准设定，论文中简要列出。

（3）被试因素：被试因素是药物时，应说明药物来源（包括批号）、剂量、施加途径与手段。中草药还应注明学名，说明产地与制剂方法；倘若以疗法作为被试因素，那么该疗法的出处、施加等级与方法、疗程等都应加以扼要介绍。

（4）观察指标：临床研究分为安全指标和疗效指标，测定方法为通用的常规方法，仅提名称即可。若为较新的方法，则应注明出处。如果是为了适应本实验的需要，对某方法作了一些小的改良，则应说明修改的根据与内容；试剂如是常规试剂，说明名称、来源、规格、批号即可；若是新的试剂，还需写出分子式与（或）结构式；如需要配制，则应将配方与制备方法一并交代清楚。所用重要仪器也应注明生产厂家与型号。

（5）统计方法：论文中统计学方法相当重要，应简要说明在什么条件下使用何种统计处理方法与显著性标准，必要时还应说明计算手段与软件名称。必须使用成熟的、国际公认的统计分析方法且必须使用合法的、国际公认的统计软件。

（6）结果：是论文的关键内容、创新点和结论的依据，也是评价论文水平的根据。包括临床和试验结果、经统计处理过的数据、导出的公式、效果比较的图表、影像资料、病理照片、模式图。结果部分文字叙述和图表要合理配合，不要重复，以清楚表述为原则。突出主要内容和创新性结果。只论述本项研究结果，一般不进行系统的理论分析和论述。

（7）讨论：是论文的精华，试验结果的升华部分，也是衡量作者学术水平高低的内容。在讨论中应概述国内外对本课题的研究热点，着重阐明本文与前人和他人工作相比的创新点，应特别强调对医学发展与临床实践的意义。最后，应提及未能解决的问题以及解决这个问题的可能途径和展望。

（六）参考文献

参考文献是科研论文重要的组成部分，反映作者跟踪国内外该领域前沿的程度。通过参考文献，能够进一步了解论文背景，便于更好的理解和评价论文。关于参考文献的书写要求，期刊应列出作者姓名、题目、杂志名称、年份、卷（期）、起（止）页。著作：作者姓名、书名、出版社地址、出版社名称、版次、页数。

四、如何发表科研论文

论文写好后就要投递发表，一般有如下步骤：

（一）选择期刊

根据文章内容选择相关期刊及栏目，仔细阅读与体会期刊的社论，或者新刊物的卷首语，找到接收怎样的文章，甚至喜欢哪一种框架的文章。其次，注意经常引用的论文出处，或本领域学者论文发表期刊，这样就能选择到合适的期刊。

（二）投稿

现在投稿绝大多数都采用在线投稿，只要在杂志网页注册即可投稿，国内有些杂志社设有投稿邮箱，只要发到相关邮箱，杂志社给予稿件编号即为投稿成功。

（三）审稿

杂志社收到稿件后会组织相关专家审稿，各杂志审稿时间2周至3月不等，审稿专家会给予审稿意见，包括拒绝、修改后发表和直接发表。

（四）修改

根据专家意见对论文进行修改、充实，或补充试验，SCI经常经过3~5次的修改。

（五）发表

修改完善被期刊接受的文章，大多数会在3月至1年内发表见刊。

五、医学杂志种类和级别的介绍

医学杂志分为一般期刊（省级、国家级）、核心期刊（省级、国家级）。科学引文索引（Science Citation Index，SCI）、中国科学引文数据库（Chinese Science Citation Database，CSCD）、社会科学引文索引（Social Sciences Citation Index，SSCI）、中文社会科学引文索引（Chinese Social Science Citation Index，CSSCI）、工程索引（The Engineering Index，EI）。

2012版北京大学图书馆公布的中医药核心期刊有如下：《中国中药杂志》《中草药》《中药材》《中国针灸》《中国中西医结合杂志》《北京中医药大学学报》《中成药》《中华中医药杂志》《天然产物研究与开发》《针刺研究》《中国中医基础医学杂志》《中药新药与临床药理》《中医杂志》《世界科学技术 – 中医药现代化》《时珍国医国药》《南京中医药大学学报》《中国实验方剂学杂志》《广州中医药大学学报》。国内《中医杂志》英文版、《中国结合医学杂志》（原中国中西医结合杂志英文版）被SCI – E收录。

国外中医药类可发表SCI期刊有：

1. *Acupuncture & Electro – Therapeutics Research*（《针刺和电疗法研究》）

2. *Alternative Medicine Review*（《替代医学综述》）

3. *Alternative Therapies In Health And Medicine*（《卫生和医学替代疗法》）

4. *The American Journal of Chinese Medicine*（《美国中医杂志》）

5. *Complementary Therapies in Medicine*（《医学补充疗法》）

6. *Journal of Alternative and Complementary Medicine*（《替代和补充医学杂志》）

7. *Journal of Ethnopharmacology*（《传统药学杂志》）

8. *Evidence – Based Complementary and Alternative Medicine*（《循证补充与替代医学杂志》）

思考题

1、循证临床科研和循证临床实践的区别与联系？

NOTE

2、循证中医临床科研的切入点？

3、建立科学假说的前提？

4、常用临床研究设计类型？

5、科研论文的一般特点？

参考文献

［1］刘建平．循证医学．北京：人民卫生出版社，2012.

［2］王家良．临床流行病学——临床科研设计、测量与评价（第二版）．上海：上海科学技术出版社，2001.

［3］王家良．21世纪的临床医学：循证医学．北京：人民卫生出版社，2001.

［4］王吉耀．循证医学与临床实践．北京：科学出版社，2001.

第五章　循证中医临床实践指南的制定与评价

第一节　循证中医临床实践指南概述

一、临床实践指南的定义、内容和意义

（一）定义

临床实践指南（Clinical Practice Guideline，CPG）又称医学指南、临床指南，是以系统综述等为依据，用于指导决策和提供卫生保健的某特定领域中诊断、管理及治疗相关原则的文件。

1990年，美国医学研究所提出了CPG的定义，即系统开发的多组指导性文件，以帮助医生和病人针对具体的临床问题做出恰当处理，从而选择、决策适宜的卫生保健服务。

CPG是缩小当前和最佳临床实践之间差距的临床决策工具。随着现代医学的发展，对疾病的诊治已不再由临床医生的个人经验来决定，而是需有经过正确评价的科学证据的支持。制定和推广高质量的循证CPG，用以指导临床医生从事预防、诊断、治疗、康复、保健和管理工作，是国际上近年来规范医疗行为、改善卫生保健质量、控制医疗费用行之有效的方法。

CPG成为临床实践的一部分，最早可追溯到60多年前，但最近20多年发展特别迅速，并成为各临床专业的热点。英国卫生部近年来还特别提倡使用规范的方法来制定基于证据的循证指南（evidence–based guidelines），美国卫生部则成立了保健研究和质量局（Agency for Healthcare Research and Quality，AHRQ），每年投入数亿美元推动CPG的制定。近10年来，国际性医学杂志上已发表了几千种CPG。

（二）内容

1. CPG包含　指南标题、书目来源、正文部分及指南的状态，即给出该指南当前的版本情况。

正文部分包括如下内容：指南种类、指南的目标、临床专业、疾病类别、目标人群、临床情景、涉及的干预和方案以及主要成果。检索和选择证据的方法、评估证据质量的方法、分析证据的方法、推荐强度分级体系等。主要推荐即给出针对具体临床情景的处理、监护方法的建议。同时会在建议的末尾附加该指南依据的医学证据分级标准，这样就可以对每一条具体建议给出一个对应于该分级标准的级别。其他还包括临床决策图，即一个图式化的临床解决方案。目前绝大多数指南仍然无法提供对应于指南内容的全部或者部分处理方案的临床决策图。在个别能够提供的指南中，大多数是以树状结构分支的流程图来表述。以及用于支持推荐的证据、实施推荐所带来的获益与效果、指南发布机构的说明、指南执行说明、指南的实用性、免除责

任的声明等。

2. CPG 网站   目前，许多国家建立了 CPG 网站，其中比较权威的有：

（1）美国国家指南交换库（National Guideline Clearinghouse，NGC）是 AHRQ、美国医学会（American Medical Association，AMA）和美国卫生健康计划协会（American Association for Hospital Planning，AAHP）于 1998 年联合制作的一个提供 CPG 和相关证据的功能完善的免费数据库。目前收集有来自全世界 200 多个指南制定机构提供的 2400 多份指南。NGC 提供直接检索和浏览两条检索途径，并可对收集的指南进行比较。它的主要特点有：①对指南的内容进行了分类，部分指南全文可链接，可订购指南。②提供结构式摘要，可进行指南之间的比较。③提供电子论坛，交换 CPG 方面的信息。④对指南的参考文献、指南制作方法、指南的评价和指南使用等提供有链接、说明或注释。

（2）加拿大医学会杂志（Clinical practice Guidelines published in Canadian Medical Association Journal，CMAJ）不定期发表各种 CPG。网站提供有关键词搜索、浏览、基本检索和高级检索等多种检索途经。

（3）苏格兰学院间指南网络（Scottish Intercollegiate Guidelines Network，SIGN）网站建于 1993 年，重点关注癌症、心血管疾病和心理卫生等领域。网站的栏目有指南、指南选题提示或范围、当前指南项目组指南开发的方法学等。

（4）新西兰临床实践指南研究组（The NewZealand Guideline Group，NZGG）于 1996 年在新西兰卫生委员会领导下建立，主要目的是为了制定和实施循证 CPG。该网站将指南分为四种类型：基层医疗服务管理指南、病人转诊和管理指南、第一专科评估准入标准指南和临床优先评估标准指南。

3. 循证医学   认为基础的 CPG 对临床实践具有重要的意义。

（1）可以提高医疗质量，给予患者最佳治疗和合理治疗。

（2）可减少不同医疗机构和不同医生间医疗实践的差异。

（3）可减少患者的医疗费用。

（4）可作为检查医疗质量的依据。

（5）可作为医疗保险的凭证。

（6）有助于医务人员的终身继续教育。

一份好的 CPG 应具有真实性、可靠性、可重复性、临床实用性和明确的目标性，是多学科参与制作的结晶，彰显了当前的最佳临床证据。

高质量的 CPG 是医疗决策不可缺少的组成部分，其重要性逐渐开始得到广泛认可。用于指导临床决策的 CPG 必须遵循严格的制定方法。CPG 的意义在于通过严谨准确的文字描述使医务人员可以及时地获取、阅读到临床科研结果并将这些循证医学的证据迅速地运用到临床实践中去。

二、循证中医临床实践指南

我国中医 CPG 的制定正处于发展阶段。目前，中医 CPG 引用最多的证据包括：专家意见、无对照组的病例观察报告、设有对照组但管理和控制不好的临床试验结果、单个及小样本随机对照试验结果。

传统方式的 CPG 采取的主要制定方式是专家共识。然而以专家共识为基础编制的中医 CPG 主观性较强，尤其是中医流派较多，不同专家学者都有各自的学术观点和习惯治疗的方法。因此，基于专家共识的中医 CPG 更难以被认可和广泛使用。2007 年，WHO 西太区与中国中医科学院合作，制定了 27 种疾病的传统医学 CPG。该指南采用了基于循证的制定方法，但在制定过程中遇到的最大问题即证据不足。

综上，中医 CPG 制定中存在以下几个问题：

第一，缺少高级别循证医学证据，证据级别评价与推荐强度的依据不足。证据的搜集与评价是循证指南实践制定过程的关键。影响证据级别评价与推荐强度的因素主要有以下几个方面：证据的方法学质量、结局指标的重要性、疗效、疗效评价的精确度、治疗风险、负担、发生目标事件的风险、费用、价值观等。然而，由于中医学以及中医临床研究的特点，使得中医 CPG 制定时在证据级别的评价方法与推荐意见的形成方面存在很大的争议。而且由于没有经过临床研究的验证，许多存在于古典医籍中及临床医生长期积累的"行之有效"的经验不能成为高级别的证据，限制了中医 CPG 的发展。

第二，缺少专门的指南制定组织及机构，指南制定成员组成不完善。国际许多国家有 CPG 制定的专门组织或机构，包括多学科、多领域成员。而目前我国中医 CPG 的制定者是以临床专家为主，很少有其他领域人员参与。由于组织机构的不固定以及组成人员结构不合理，CPG 制定过程中的起草、修改、评审试行、定稿、更新等程序无法得到延续，很难确保指南制定方法的科学性、客观性、稳定延续性。

第三，中医学特有的理论体系及临床实践方法增加循证 CPG 的编制难度。中医学具有独特的理论体系、诊疗方法。辨证论治是中医学的理论精华之一，是中医诊疗过程中不可缺少的思辨过程。辨证理论所包含的八纲辨证、脏腑辨证、卫气营血辨证，可在不同层次和角度对疾病进行辨别与分析，是高度思辨性和实用性的统一。但是，不同辨证体系所带来的多样性使得 CPG 的编制非常困难。太繁琐，则会严重影响 CPG 的实用性；太笼统，则会抹杀八纲辨证的核心内容，失去中医学的特点与优势。此外，如三因制宜、治未病等理念是反映中医诊疗过程的灵活性与广泛联系性的理论精髓，但对于 CPG 这一相对固定、概括的模式来说，如何既保留中医学特点，又不影响 CPG 的实用性是值得进一步思考的。

第二节　循证中医临床实践指南的编制方法与步骤

一、临床实践指南的编制方法

开发大量的高质量的循证 CPG 是国际上近年来规范医疗服务、加强医疗质量管理、控制医疗费用的行之有效的方法。许多国家为开发 CPG 制定了符合本国国情的指南开发程序，并取得了令人瞩目的成就。

CPG 的制定方法主要分为两大类。

（一）专家共识指南制定法（consensus guideline development）

专家共识指南制定法又分为非正式和正式的专家共识制定法。前者由一组专家开会讨论，将1次或多次开会讨论后达成的共识形成推荐意见作为指南，由专业学会或政府机构进行指南发布。这种指南的推荐意见缺乏证据基础，指南易受参会人员的专业、优势、性格、组织和政治因素等影响，专家们认为有益的措施并不能保证事实上真正的有益，因此这种指南的可靠性和质量较差。正式的专家共识法是就某一治疗措施给专家组提供相关研究证据的综述及可能的适应证清单，在第一次专家组会议之前，专家组成员各自对每个适应证评分以评价其适用性，量表共9分，1分为完全不适用，9分为特别适用，5分为可用或不可用。开会时专家们将小组集体评分的情况与自己的评分相比较，讨论不一致的原因，然后再次重复评分，在会议讨论的基础上修改评分。最后的评分反映了专家组成员的一致性程度。正式的专家共识指南制订法其特征仍是专家的主观意见是确定适用性的基础，虽然也考虑了研究证据，但没有将推荐意见与相关证据的质量明确地联系在一起。

（二）循证实践指南制定法 （evidence–based guideline development）

循证实践指南的制定过程与以往撰写指南的过程有很大不同，它包括组成指南开发小组，提出相关临床问题，系统检索文献和使用正确的方法对证据进行严格评价，并结合实践经验，再根据证据的级别和强度提出推荐意见。此外，还包括系统评估、推广普及、修订更新等指南推出后的工作计划，使指南能与时俱进。制定循证 CPG 的方法学是基于证据的方法学，其结论或推荐意见须有可靠的证据支持。将推荐意见与相关的证据质量明确地联系在一起是循证临床指南的明显特征。

SIGN 推荐的循证指南制定较具有代表性，其开发程序为：指南开发组织——确定指南题目——组成专题指南开发小组——系统文献评价——草拟推荐建议——咨询及同行评议——发表与发行——地方应用——审计及评价。这是一个循环发展的过程，其最终目标就是改善临床结局和提高病人的健康水平。SIGN 制定指南的主要步骤如下：

1. 组建指南开发小组   由来自不同地区的多学科人员（15~20人）组成。指南制定需要有四个核心技能：临床专业技能、卫生保健的实践经验、专业知识、严格的评估技能。参加者包括临床专家、有关临床科研工作人员、基础研究研究者、统计学家、临床流行病学家、临床经济学家及医学决策专家等。工作组成立后需要讨论疾病的诊断标准，制定指南适用范围，指南的编制步骤及文献检索策略等。

2. 文献检索   确定指南拟解决的主要问题后，专业图书管理员和信息专家 进行系统的文献检索。在 Cochrane Library、Embase、MEDLINE，重要的专业学会、协会和指南出版机构的网站，以及正在进行的试验注册资料库和其他相关的数据库反复进行检索。先检索已有的指南及系统综述，其次检索随机对照试验，最后根据所提出的问题和证据获得的数量再检索其他类型的临床试验。除了常用的文献数据库外，也可以请相关药物的研发公司提供或者与原作者联系。

3. 评价证据   指南开发小组须制定明确的文献纳入和排除标准，并采用根据临床研究设计的标准清单严格评价相关文献。每份清单的结论就是一份质量量表或是证据的分级。

（1）对证据内涵和质量的评价：包括：①证据的一致性：总体一致性、入选人群特征（如年龄、性别、宗教等）的一致性、研究内容的一致性；②外部真实性：研究结果是否与实际运用时的结果一致或者相反？③针对性：证据是否直接针对指南的目标人群或者人群特征的不同将会影响最终结果？④证据容量：即患者的数量和研究的数量。

（2）证据解释：包括：①病人意愿：权衡利弊；患者结局指标的最大改善；②临床实践：是否与现有的医疗实践有较大的差距；③资源分配：是否会导致大规模的资源重新分配，卫生系统是否支持改进的措施？

每一篇文献至少应由两名指南制定小组成员进行评价，如果存在分歧，则由第三者仲裁解决。谨慎判断并提出建议，经过严格的证据评价后达成共识，根据支持证据的强度来决定建议的等级，并制定出指南初稿。

4. 咨询和同行评价　召开会议，向指南小组提出疑问及对指南初稿做出评价。指南小组根据建议进一步修订指南。修订版再送同行专家进行评价。最后，SIGN 编辑组对指南进行审查并做出评价。

5. 评估　指南发布 2 年后再进行评估。对该领域的进展做出评价，以决定是否出版更新指南。

6. 患者参与　患者、护理者和研究者共同参与，确保从患者或护理者的角度考虑指南制定，为公众健康的新规划提供指导意见。

7. 文件存档　保存下列文件：制定指南的原始提议，制定指南的理由和指南涉及范围，指南的关键问题，检索策略、数据库和文献检索的时间范围，文献评价的纳入和排除标准，对支持建议的文献所用的方法学评价清单，回答所有关键问题的证据总结表，谨慎判断的表格，指南小组对整体证据的质量和相关建议分级的结论，总结性大会和同行评议的评论及回复记录。

8. 指南的执行　指南制定与地方临床实践相孤立是一个核心问题，应充分考虑地方的资源分配。

9. 资料来源和其他因素　制定每一份指南需耗费大量的金钱和时间。为取得预期效果，项目必须由遵循方法学的专家管理，在规定的时间内完成。

此方法制定的指南推荐意见有科学客观的证据依据，令人信服，同时又标注了推荐意见的强度，便于使用者根据其强度决定是否采用其推荐意见。一般都标注推荐意见级别和证据等级，但不同的国家和学术机构采用的标准不尽相同。美国心脏学会（American College of Cardiology，ACC）和美国心脏协会（American Heart Association，AHA）采用 I～III 类推荐和 A～C 级证据等级分类法。

I 类推荐：益处远远大于风险，治疗或操作应该被给予；II 类推荐：分为 IIa 和 IIb 类，IIa 类推荐为益处远大于风险，多数证据支持该治疗或操作，而 IIb 类推荐为益处大于风险，较少证据支持该治疗或操作；III 类推荐：风险大于益处，推荐的治疗/操作无效或无益，甚至有害。

A 级证据来自多个大规模随机对照试验或 Meta 分析；B 级证据来自单个随机对照试验或大型非随机对照试验；C 级证据来自专家共识、回顾性研究或注册研究。

我国专家推荐是参考证据的临床研究证据分级。证据级别及其分级依据分别如下： I a：由随机对照试验、队列研究、病例对照研究、病例系列 4 种研究中至少 2 种不同类型的研究构成的证据体，且不同研究结果的效应一致； I b：具有足够把握度的单个随机对照试验； II a：半随机对照试验或队列研究； II b：病例对照研究； III a：历史性对照的病例系列； III b：自身前后对照的病例系列； IV：长期在临床上广泛运用的病例报告和史料记载的疗法； V：未经系统研究验证的专家观点和临床经验，以及没有长期在临床上广泛运用的病例报告和史料记载的疗法。

一份高质量指南应具有两个组成部分：①对证据的总结，以得出一种干预措施对典型患者平均效果的证据。②对如何使用该证据的推荐意见。推荐意见还应说明干预措施的利弊、局限性、最适宜的患者人群，以及与成本和卫生保健有关的其他因素，虽然制定临床指南要使用系统综述的证据作为依据，但当一些常见和重要的临床问题还缺乏充分的高级别证据时，指南的建议可能基于较差的证据，并应取得小组成员的共识。这样的指南既是现实的，也是可以接受的。

第三节　循证中医临床实践指南的评价与应用

一、应用原则

应该明确 CPG 只是为临床医生处理临床问题制定的参考性文件，不是法规。为避免不分具体情况盲目地、教条地强制性照搬使用，应注意以下原则：

1. 个体化原则　制定 CPG 时采用的证据绝大多数是基于人群的临床试验，推荐是对多数（典型）患者或多数情况提供的普遍性指导原则，不可能包括或解决每一个体患者所有复杂、特殊的临床问题。因此，在应用指南时，应充分考虑患者的社会人口学特征和临床特征是否与指南的目标人群一致。面对个体患者，临床医生应该在指南指导下，根据具体病情和多方面的因素个体化地选择治疗方案。而应用临床技能和经验迅速判断患者的状况和建立诊断的能力，以及判断患者对干预措施可能获得的效益和风险的能力是临床医生正确使用指南做出恰当临床决策的基础。

2. 适用性原则　患者的情况与指南的目标人群相似，可以考虑应用指南推荐的干预措施。那么就要根据本地区或医院目前的医疗条件，评估该干预措施的可行性和成本－效益比，以及患者的经济状况，对医疗费用的承受能力，医疗保健系统的覆盖支持能力等。例如各国指南均明确急性心肌梗死早期（3～12 小时内）行经皮冠状动脉介入（PCI）治疗，但我国绝大多数基层医院并无条件开展此项技术，且多数心肌梗死患者也无法承受相应的高昂费用，此时就只能采取指南建议的其他药物治疗措施。

3. 患者价值取向原则　患者或其亲属的价值取向和意愿在临床决策中具有重要的作用。指南的推荐强度越强，采取该项干预措施预期获得的效益－风险比越大，患者选择该项干预措施的可能性也越大，绝大多数患者都会选择接受该项治疗。而对于那些推荐强度较弱的干预措施而言，预期的效益－风险比则变得不确定，不同的患者可能选择截然相反的干预措施。例如下肢深静脉血栓的患者已经口服华法林 1 年，如果继续服用华法林可使再发下肢深静脉血栓的风险每年减少约 10%，但同时需要定期检测出凝血时间且出血风险相应增加，因而一部分患者可能要放弃。

4. 时效性原则　随着医学的不断发展，每天都有大量新的基础和临床试验结果出现。既往认为有效的治疗手段可能被新的证据证明无效，而既往认为无效甚至禁忌的治疗手段可能被新的证据证明有效。例如既往认为充血性心力衰竭是使用 β－受体阻滞剂的禁忌证，但大量的随机对照试验却证实了 β－受体阻滞剂可以显著改善心力衰竭患者的预后。因此，新指南认为 β－受体阻滞剂是治疗充血性心力衰竭的极重要的药物。因此，应用指南时应注意时效性，尽可能选择最新的 CPG。

5. 后效评价原则　后效评价是指在患者接受根据 CPG 制订的方案后，对患者病情的变化进行临床随访。后效评价在整个循证临床实践中具有重要作用，也可以为指南的修订和更新提供临床资料。

二、指南的临床应用方法

1. 了解指南的制定方法，一项循证 CPG 较非循证 CPG 的可靠性更强。

2. 对于推荐建议要注意其推荐等级与证据强度，了解其意义，以便判断推荐建议的可靠程度。

3. 根据推荐强度确定临床应用。建议表述清楚、不存在争议、采用循证医学方法制定的指南与建议表述不清、存在争议或基于专家意见的指南比较，前者的临床应用情况明显优于后者。

4. 消除指南实施中的障碍。指南在实施过程中会面临来自社会、医疗机构和医生自身诸多的障碍。常见障碍包括：①社会因素，如某些新的治疗方法社保不予支付；②医生因素，盲目自信，缺乏评价证据的能力或繁忙的临床工作使其没有时间评价和实施指南；③患者因素，患者拒绝接受某些治疗；④环境因素，来源于医药公司的误导，上级医生不同意应用指南提供的证据，习惯性给予"常规治疗"等。可成立指南实施小组、开展循证医学教育、计算机辅助决策、多学科专家合作等有效措施来消除这些障碍。

总之，由于本地人群的基线特征、医疗卫生资源的分布都可能与指南存在差异，我们在选择指南时应尽可能选择由本地区或本国制定的指南。但我国制定的指南大多为传统的专家共识，指南质量较低。在选用欧美国家指南或国际性指南时，应注意考察其是否适用于自己的患者，根据患者的具体临床情况，将当前所获最佳证据与临床技能和经验相结合，考虑成本－效益比及当地卫生资源的实际情况，并充分尊重患者及其亲属的价值取向和意愿，综合以上因素做出临床决策。

三、临床指南的评价

循证 CPG 现已逐渐成为制定指南的趋势。但不同的国家或学术组织针对同种疾病可能制定了不同的指南，这些指南质量参差不齐，有很大的异质性。某些建议甚至互相矛盾，给临床决策带来极大困扰。哪些指南的质量高，建议可信？哪些指南的质量差，建议不可信？应该怎样将指南应用于临床实践？这些都是医生在临床实践过程中经常面临的问题。因此，对指南进行评价，以判断指南是否值得推荐使用或者从众多的指南中选择质量最好的应用于临床，这是应用 CPG 前的重要步骤。

（一）CPG 的评价内容

1. 真实性评价　高质量指南必须使用循证医学的原则和方法。强调 CPG 应建立在证据的基础上，并根据证据的可信程度对建议进行分级。评价的要点包括：①指南编制者是否做了全面、可重复的文献检索，检索是否是在过去 1 年内进行的。②是否每项建议均标明了其相关证据的等级，并提供了原始证据的链接或文献。③评价是否集中在对证据的收集、评价和合成，以及如何将推荐意见与相关的证据紧密结合方面。

2. 重要性评价　指南是否回答了临床需要解决的重要问题。经过对 CPG 真实性评价后，还要明确指南是否回答了临床需要解决的重要问题，这些问题是临床医生必须面对的。但要注意的是临床所面临的问题相当复杂，指南不可能涵盖所有的临床问题。

3. 适用性评价

（1）在本地区的疾病负担是否很低而无需参考指南，疾病是否在本地区极少发生，自己的病人是否不可能发生指南中所描述的结果。如果是，则应用指南不仅浪费时间金钱，还可能造成不必要的损害。

对于个体病人，还应综合考虑：①我的病人与研究中的病人存在的差别大吗？②治疗在现有的环境条件下可以施行并使用吗？③治疗有哪些潜在的利益和损害？④对于结局和治疗，病人的意愿和预期是什么？

（2）病人对治疗价值的看法，对其利害的效度评价是否与指南中可比？

（3）执行该指南所需的成本有多大，即同样的资源用于别的措施是否有更大的收益？

（4）对自己的病人，是否有实施该指南不可克服的困难？

实施指南的困难包括地域性的（如本地区根本无此治疗方法）、传统性的（如习惯采用另一种治疗方法）、权威性的（专家怎么说就得怎么做）、法律性的（医生惧怕因为舍弃了常用但效果不明显的疗法会遭到起诉）或行为性的（医生无能为力或病人不能服药）。如果这些困难明显，则不值得执行指南。因此，一个指南的成功实施依赖于四个因素 "4B"，即疾病负担（burden）、价值取向（beliefs）、花费（bargain）和障碍（barriers）的吻合程度。这些情况患者和医生最清楚。如果没有这些情况，就可以考虑指南的应用。但应注意指南的推荐意见是原则性的，应在指南的指导下根据个体化群体诊治患者。

（二）评估工具

1. AGREE　为提高指南制定的质量，欧洲还制定了如何撰写和评价 CPG 的指南。指南研究与评价工具（appraisal of guidelines for research and evaluation，AGREE）是由 13 个国家的研究者制定的一种指南研究和评价的评估工具。另外提供了使用该工具的培训手册。该评估工具在国际上具有较高的权威性，为目前国际指南质量评价的基础工具。

AGREE 工具的作用是为 CPG 的质量审查提供一个框架。CPG 的质量，是指在制定指南过程中可能存在的偏倚因素能够得到合理的控制，从而确保推荐建议的内部和外部真实性及临床应用的可行性。指南审查过程中要充分考虑到指南推荐的利害和成本问题，以及临床应用的相关问题。因此，评估的内容包括对指南制定所采用的方法、最终推荐的内容以及应用指南相关因素的审查。指南研究与评价的评审工具不仅对指南的报告质量进行了评估，而且对推荐结果的其他关键方面也进行了质量评估。该审查工具对指南预测的真实性，即指南预期要达到的临床结局的可能性做出评估，但并不涉及指南对患者临床结局影响的评估。

AGREE 由 23 项关键条目构成，分布于六个模板模块之中。每一模板都单独计算，对指南各个部分的质量做出评估。六个模板包括：

（1）范围和目的（条目 1~3）：涉及指南的主要目的、具体的临床问题和适用的患者。

（2）利益相关者的参与（条目4~6）：重点反映指南代表的目标用户观点的参与程度。

（3）制定的严谨性（条目7~14）：关于收集和综合证据的过程，制定和更新推荐建议的步骤方法。

（4）明晰与表述（条目15~17）：关于指南的语种和格式。

（5）适用性（条目18~21）：关于指南应用时可能涉及的单位、操作和费用问题。

（6）编辑工作的独立性（条目22~23）：关于推荐建议的独立性和对指南制定小组中各成员利益冲突的说明。

23项关键条目具体内容如下：

（1）指南总目标的详细描述：涉及指南对社会和目标患者潜在的健康影响。对指南的总体目的应当加以详细说明，对指南预期带来的健康获益也应具体到特定的临床问题。例如：预防糖尿病患者的（长期）并发症；按照成本–效果的原则合理应用抗抑郁药。

（2）对指南所涉及的临床问题的详细描述：对指南所涉及的临床问题应作详细说明，尤其是主要的推荐建议。仍以条目（1）的问题为例：糖尿病患者1年当中需要测定多少次糖化血红蛋白，治疗抑郁症患者采用选择性血清素再摄取抑制剂治疗是否比三环类抗抑郁药治疗成本–效果比更佳？

（3）对指南所适用的目标患者作明确介绍：包括适用患者的年龄范围、性别、病史、同期并发症。例如：此治疗糖尿病的指南只适用于胰岛素非依赖型糖尿病患者，不包括伴有心血管并发症的糖尿病患者。

（4）指南制定小组成员由相关的专业组织成员构成：要详细介绍参与指南制定过程的专业人员，包括制定指南指导小组的成员，研究证据进行选择和评价或分级的研究小组成员，以及形成最后推荐方案的人员。此外，对指南制定小组的组成、宗旨和相关专业的知识背景也应作说明。

（5）结合患者的观点和意见：指南制定小组应了解患者的治疗过程和对治疗的期望。通过各种方法可以确保指南制定小组获悉患者的观点。比如可以邀请患者代表加入指南制定小组，可以从患者访谈中获取这些信息，也可以通过查阅病历了解患者的治疗信息。应对研究过程作相应的记录，并当作为相应的证据加以保存。

（6）明确规定了指南的目标使用者：使用者可以清晰地知道指南的内容是否与其相关。例如，有关腰背痛的指南，其目标使用者可能包括全科医生、神经科医生、骨外科医生、风湿科医生和理疗师。

（7）运用合理系统的方法收集证据：应对证据的检索策略作一详细介绍，包括所使用的检索词，参考文献的来源和覆盖文献的日期。这些资料可来源于电子数据库（如MEDLINE、Embase），系统综述数据库（如Cochrane图书馆），手工检索的期刊，回顾会议论文汇编和其他的指南数据库（如美国国家指南数据库、德国指南数据库）。

（8）证据的选择标准作明确说明：对检索获得证据，这些标准详细说明纳入和排除证据的理由。例如，指南制定者可能决定只纳入随机临床试验的证据，并排除那些非英文语种的论文。

（9）清晰描述证据主体的强度和局限性。

（10）对制定推荐建议的方法作明确说明：应该对制定推荐建议的方法和如何获得最终推

荐建议进行描述。例如，方法可以有投票制，正式全体达成一致性的技术。此外，对不一致的方面和其解决方法也应加以详细说明。

（11）在制定推荐建议中综合：考虑对健康的获益、副作用和风险。

（12）推荐建议和支持推荐的证据之间关系明确：推荐建议和支持推荐的证据之间有明确的相关性，而且每个建议都应列出它所参考的证据目录。

（13）指南在发表之前经过外部专家的审查：每一指南在发表之前都应经过专家的外部评审。评审专家不应包括指南制定小组的成员，而应该由一些临床专家和方法学专家组成，也可以邀请患者代表参加评审。对于外部审查方法的细节内容应该加以说明，包括审查者的名单和其单位的名称。

（14）对指南更新的步骤应作明确说明：如制定出更新的时间表，或由一个常设的小组定期接收最新的文献检索，并对指南做出相应的更改。

（15）做出的推荐建议应明确：推荐建议对于何种方案适用于何种病情以及什么样的患者，应该有明确和具体的说明，并得到相应证据的支持。一个具体的推荐例子为：对于 2 岁的急性中耳炎患儿，如果主诉疼痛持续 3 天以上，或就诊后接受合理的止痛药治疗但病情继续加重者，此时应给予抗生素治疗，服用阿莫西林 7 天（并提供给药剂量）。而模糊的推荐例子为：抗生素可以在异常的或有并发症的情况下使用。然而有时证据本身是不明确的，最佳的治疗方案也可能存在不确定性。在这种情况下指南需要对不确定性加以陈述。

（16）对临床情况中的不同选择作清楚说明：指南应该考虑到对于筛查、预防、诊断或治疗临床情况中可能存在的不同选择，这些备选方法应在指南中加以明确说明。例如，对于治疗抑郁症的推荐可能包括以下几个选择：①TCA 治疗方案；②SSRI 治疗方案；③心理治疗；④药物和心理综合治疗。

（17）比较容易检索到推荐建议：使用者应能够很方便地找到最相关的推荐建议，这些推荐回答了指南所涉及的主要临床问题，而且可以用不同的方法找到。

（18）对指南应用中可能存在障碍的医疗机构作了讨论：在当前社区诊所或其他医疗机构中应用指南推荐可能存在障碍，因为这需要它们改变原先的治疗方案。这就需要对医疗机构使用指南所带来的改变加以讨论。例如：关于糖尿病初级保健的指南可能建议患者到糖尿病专科诊所去就医和接受随访。

（19）为指南的应用提供相关工具：为了使指南得到推广，需要提供附加的材料使其得到传播和实施。例如，辅助的工具包括摘要文件、患者传单、计算机支持等，都应与指南一起提供。

（20）考虑到了指南应用过程中可能涉及的费用问题：应用指南推荐可能需要额外的资源。例如：需要更多的专科人员，新的设备和昂贵的药物治疗费。这些可能涉及医疗预算中的成本。在指南中应该对可能会影响到的资源费用问题进行讨论。

（21）指南提供了监测目的的关键评价标准：测量指南使用的情况能提高它的使用效率，这需要在指南的推荐中明确评估的标准，并对此加以说明。例如涉及咽喉痛和扁桃体切除指征的指南，监测的内容包括咽喉痛患者入院标准，根据有关标准施行手术的比例及住院患者中并发症的情况等。

（22）指南的制定应不受基金资助机构的影响：一些指南的制作获得了外部资金赞助（如

政府基金、慈善机构、药厂）。资助的形式可能是提供资金用于支持整个指南的制定，或只是其中部分环节。另外，对赞助商的利益和观点没有影响到指南最终的推荐应加以说明。

（23）指南制定小组成员利益冲突的说明：有些情况下指南制定小组成员可能存在利益冲突，例如，制定小组的某一成员所研究的课题由药厂提供赞助，而该课题在指南中有所涉及。因此，指南小组所有成员应对他们自己是否有利益冲突做出明确的声明。

在采用 AGREE 评估指南时，建议每个指南有 2～4 个审查者，以增加指南评估的可靠性。表中每个条目的分数为 1～7 分，完全符合条目要求的打 7 分，完全不符合的打 1 分，介于两者之间的根据测评人员的判断给 2～6 分。仔细阅读每项条目后补充说明的信息有助于对条目所涉及问题和概念的理解，并正确合理评分。

每个部分得分等于该部分中每一个条目分数的总和，且标准化为该部分可能的最高分数的百分比。标准化的每一部分得分 =［（每一部分的实际得分－可能的最低得分）/（可能的最高得分－可能的最低得分）］×100%。实际得分即是几个审查者评估分之和。可能最低分与可能最高分分别是审查者数量与 1 分和 7 分之积（表 5－1）。

根据 6 个部分的标化百分比综合判断该指南是否值得推荐应用，分 3 个等级：

强烈推荐：单个部分的百分比 >50%，占 6 个部分的比例 >2/3；

推荐：单个部分的百分比 >50%，占 6 个部分的比例 <2/3，>1/2；

不推荐：单个部分的百分比均 <50%。

6 个部分的得分是独立的，不能合并为一个质量评价的总分值。虽然部分得分可用来比较不同的指南，并用以确定是否使用或推荐该指南，但不能用单个部分得分作为评判指南好坏的区分标准。

表 5－1 各个模板得分的计算方法（模板 1 为例）

	条目 1	条目 2	条目 3	总分
评估员 1	5	6	6	17
评估员 2	6	6	7	19
评估员 3	2	4	3	9
评估员 4	3	3	2	8
合计	16	19	18	53

最高可能得分 =7（完全同意）×3（项目）×4（评估员）=84

最低可能得分 =1（完全不同意）×3（项目）×4（评估员）=12

标准化得分 =［（每一模板的实际得分－最低可能得分）/（最高可能得分－最低可能得分）］×100% =（53－12）/（84－12）×100% =57%。

2. "推荐分级的评估、制定与评价"（Grades of Recommen－dations Assessment，Development and Evaluation，GRADE）国际工作组是由包括世界卫生组织（WHO）在内的 19 个国家和国际组织于 2000 年成立的全球性学术组织。该工作组于 2004 年正式推出了国际统一的证据分级和推荐意见标准——GRADE 系统，并向全世界推广应用。

GRADE 系统将推荐意见分为强、弱两个级别。当明确显示干预措施利大于弊或弊大于利时，应评为强推荐；当利弊不确定或无论质量高低的证据均显示利弊相当时，则视为弱推荐。证据质量分为高、中、低和极低四个等级，具体分类如下：

高质量：未来研究较少可能改变现有疗效评价结果的可信度。

中质量：未来研究可能对现有疗效评估有重要影响，可能改变评价结果的可信度。

低质量：未来研究很有可能对现有疗效评估有重要影响，改变评估结果可信度的可能性较大。

极低质量：任何疗效的评估都很不确定。

但并非所有 RCT 的质量都一致，下述五种情况将降低其证据质量：

（1）RCT 试验设计和实施质量低下，高度提示可能存在偏倚。如未进行分配隐藏、未采用盲法、失访人数过多和过早终止试验等。

（2）研究结果的不一致性（异质性），研究者无法对几个 RCT 结果的异质性作出合理解释时。

（3）非直接证据，受试人群、干预措施、结局指标不同的 RCT，研究结果为间接证据。

（4）证据不足，如总样本量小且结局事件的数量少时，将增加判断利弊的不确定性。

（5）报告偏倚，包括发表偏倚。

GRADE 系统使用易于理解的方式评价证据质量和推荐等级，明确界定了证据质量和推荐强度，清楚评价了不同治疗方案的重要结局，对不同级别证据的升级与降级有明确、综合的标准，从证据评级到推荐意见强度全过程透明，明确承认患者价值观和意愿，就推荐意见的强弱，分别从临床医生、患者、政策制定者角度做了明确实用的诠释。适用于制作系统综述、卫生技术评估及指南。

GRADE 系统将证据质量分为"高、中、低和极低"四个等级，将推荐强度分为"强推荐和弱推荐"两个等级，并提供了用以描述的符号、字母或数字（表 5-2 和表 5-3）。

与其他的证据质量分级系统一样，GRADE 分级方法始于研究设计。在 GRADE 分级方法中，无严重缺陷的 RCT 为高质量证据，无突出优势或有严重缺陷的观察性研究属于低质量证据。但与其他分级系统不同的是，GRADE 系统详细描述了影响证据质量的因素并给出了分级的定量标准，如果 RCT 中存在可能降低证据质量的因素，则降为中等质量；如观察性研究中有增加证据质量的因素，则上升为中等质量，但观察性研究中如有降低证据质量的因素，则降为极低质量（表 5-4）。

Cochrane 协作网提供的 RevMan 软件可以将各个结局的 Meta 分析结果以森林图的形式直观展现，可以从中看出某个健康问题的干预措施对某个结局指标是否有效。但评价某个干预措施对某项健康问题是否有效，通常会采用多个不同的结局指标。此时，需要将不同结局指标的 Meta 分析结果进行综合，形成一个结果总结表（the Summary of Finding table，SoF）。SoF 通过 RevMan 5 中的"Tables"下的"Summary of finding tables"可以直接创建，亦可以通过 GRADEprofiler 软件（GRADEpro）建立。

表 5-2　GRADE 证据质量分级的详情表

证据级别	具体描述	研究类型	总分	表达符号/字母
高级证据	我们非常确信真实的效应值接近效应估计	RCT 质量升高二级的观察性研究	≥0 分	⊕⊕⊕⊕/A
中级证据	对效应估计值我们有中等程度的信心：真实值有可能接近估计值，但仍存在二者大不相同的可能性	质量降低一级的 RCT 质量升高一级的观察性研究	减 1 分	⊕⊕⊕○/B

续表

证据级别	具体描述	研究类型	总分	表达符号/字母
低级证据	我们对效应估计值的确信程度有限：真实值可能与估计值大不相同	质量降低二级的 RCT 观察性研究	减2分	⊕⊕○○/C
极低级证据	我们对效应估计值几乎没有信心：真实值很可能与估计值大不相同	质量降低三级的 RCT 质量降低一级的观察性研究 系列病例观察 个案报道	≤减3分	⊕○○○/D

表5－3　GRADE 证据推荐强度分级

证据质量	推荐强度	具体描述	表达符号/数字
高级证据	支持使用某项干预措施的强推荐	评价者确信干预措施利大于弊	↑↑/1
中级证据	支持使用某项干预措施的弱推荐	利弊不确定或无论高低质量的证据均显示利弊相当	↑?/2
低级证据	反对使用某项干预措施的弱推荐		↓?/2
极低级证据	反对使用某项干预措施的强推荐	评价者确信干预措施弊大于利	↓↓/1

表5－4　影响 GRADE 证据质量降级和升级因素

降级/升级因素	表示方法
可能降低证据质量等级的因素	
1. 研究的局限性	
·严重	减1分
·极其严重	减2分
2. 研究结果的不一致	
·严重	减1分
·极其严重	减2分
3. 不能确定是否为直接证据	
·部分	减1分
·大部分	减2分
4. 精确度不够或可信区间较宽	
·严重	减1分
·极其严重	减2分
5. 存在发表偏倚	
·可能	减1分
·很可能	减2分
可能增加证据质量等级的因素	
1. 效应值	
大：2个或2个以上研究的证据一致显示 RR >2 或 RR <0.5，且几乎无混杂因素	加1分
很大：直接证据显示 RR >5 或 RR <0.2，且不影响其真实性	加2分
2. 可能的混杂因素会降低疗效	加1分
3. 剂量－效应关系：药物剂量及其效应大小有明显关联	加1分

（三）应用实例

寻常型银屑病（白疕）中医药临床循证实践指南（2013 版）。

银屑病是一种常见的慢性复发性炎症性皮肤病，典型皮损为鳞屑性红斑。本病病程较长，病情易反复，缠绵难愈，给患者的身心健康带来严重的不良影响。银屑病临床分 4 种类型，包括寻常型、红皮病型、脓疱型和关节病型，其中以寻常型最常见，占全部患者的 97% 以上[1-2]。本指南的内容主要是寻常型银屑病的中医辨证分型和中医药的治疗。

中医药在中国被广泛应用于寻常型银屑病的治疗[3-6]。2003 年发表的一项关于中草药治疗寻常型银屑病的系统综述提示，某些中草药可能对本病有一定的效果，然而大多存在试验质量低和潜在的发表偏倚等问题[7]。因此，需要对现有文献进行进一步归纳、整理、分析和严格临床评价，依据已发表的文献对中医药治疗寻常型银屑病提出适当的建议，形成易于掌握、可行性良好的临床指导意见。

1. 目的与适用范围　目前已发布中医药治疗寻常型银屑病的临床循证实践指南主要有两个版本，分别为《中医循证临床循证实践指南》[8]和《中医皮肤科常见病诊疗指南》[9]。然而既往的指南多为专家共识，循证医学证据支持不足，或虽为循证临床实践指南，但方法学运用有待改进，或未充分考虑患者的意见。

本指南以寻常型银屑病成年患者的中医药治疗为主要内容，在以往寻常型银屑病的诊疗指南和专家共识的基础上，对研究质量相对较高的中医药治疗寻常型银屑病系统综述和随机对照试验（RCT）进行严格的质量评价，并对质量偏低的文献进行证据降级处理。从现有的文献中选出相对较为可靠的证据，推荐临床有效且安全、可行的中医药辨证分型标准和治疗方法，以提高中医药治疗寻常型银屑病的临床疗效。

2. 证据的来源、质量评价和推荐原则

（1）文献检索策略：检索中国知网学术文献总库（CNKI）、中文科技期刊全文数据库（VIP）、中国生物医学文献数据库（CBM）、万方数据库（Wanfang data）、PubMed、Cochrane Library、EMBASE 数据库和国家食品药品监督管理总局（SFDA）数据库，并检索中国临床试验注册中心和美国临床试验注册中心注册的临床试验。文献检索未设定语种限制，截止日期为 2012 年 3 月 3 日。中文检索词：银屑病、寻常型银屑病、白疕、牛皮癣、中药、中成药、草药、随机对照。英文检索词：psoriasis，psoriasis vulgaris，herb，traditional Chinese medicine，Chinesemedicine，alternative medicine，randomized control trial。根据不同资料库的特征分别进行主题词联合自由词、关键词进行综合检索。

（2）文献纳入及排除标准：

纳入标准：①研究类型为中医药治疗寻常型银屑病的 RCT 及系统综述。②研究对象为成年（≥18 岁）寻常型银屑病患者，除严重并发症，不限定性别、病情严重程度。③治疗措施包括中草药复方及单方、中成药、中药提取物、中药泡洗、中药熏蒸等，以及以上各种治疗方法的联合应用。④对照措施包括安慰剂或治疗寻常型银屑病的上市西药和光疗法如窄谱紫外线（UVB）、光化学疗法（PUVA）等，其中治疗银屑病的外用药包括焦油类、蒽林、外用糖皮质激素、维 A 酸类、维生素 D 类衍生物、氮芥、喜树碱、水杨酸类等；系统用药包括维 A 酸类、甲氨蝶呤、环孢素、生物制剂、糖皮质激素、复方氨肽素片等[10-11]。⑤以皮损的改善为主要疗效判定指标。

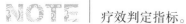

排除标准：①试验方案为中医治疗方法与西药联合应用，且试验方案与对照方案中应用的西药不一致。②两组治疗时间不一致的研究。③若作者及内容基本相同的论文同时出现在会议论文和期刊中，则排除会议论文。④若作者及内容基本相同的论文多次发表，则排除发表时间偏后的文献。⑤依据患者入组时基线内容和试验方案与对照治疗方案判定为重复发表或涉嫌抄袭的文献。

符合纳入标准但不列入推荐的研究：①按照中医辨证分型进行临床观察，但未按照辨证分型进行疗效统计分析的研究。②需要加减，但未说明如何加减的研究。③未说明剂型及疗法的外用药物研究。④未取得专家共识的研究。

（3）证据的评价和分级标准：采用 Cochrane 手册 5.1.0 制定的标准对纳入 RCT 进行质量评价和分级[12]：低风险偏倚是指貌似可信的偏倚不太可能严重影响结果，判断标准为"所有关键领域的偏倚均为低风险偏倚"；风险未知偏倚是指貌似可信的偏倚增加了结果的疑问，判断标准为"一个或一个以上关键领域的偏倚为风险未知偏倚"；高风险偏倚是指貌似可信的偏倚严重削弱了结果的可信度，判断标准为"一个或一个以上关键领域的偏倚为高风险偏倚"。

证据分类原则主要参照文献[13]。此外，本指南中规定若单个随机对照试验判定为高风险，则证据级别降低一级。

文献筛选和评价过程由两名评价员独立进行，若双方意见不一致，则需通过协商解决或由第三方裁决。

（4）推荐原则：由于中医药治疗寻常型银屑病的文献研究大多数存在试验报告内容不全面、设计欠规范、辨证选方多样、疗效标准不统一等问题，使得试验结果存在潜在的偏倚，因此在本指南中，所有的证据均需取得专家共识后方可列入推荐。

目前指南的推荐分级标准一般按照 GRADE 小组制定的推荐强度分级标准进行证据推荐，该标准中推荐意见分为"强""弱"两级，当明确显示干预措施利优于弊或弊优于利时，指南小组可将其列为强推荐；当利弊不确定或无论质量高低的证据均显示利弊相当时，则视为弱推荐[14]。

综上，本指南规定：证据为Ⅰ级并且取得专家共识则视为强推荐；证据为Ⅱ级且取得专家共识则视为弱推荐。

3. 指南的制定方法和过程 中医药论治部分采取在循证医学证据的基础上再进行专家共识的形式进行。来自全国各地的 36 名中医皮肤病学专家对共识意见（草案）进行了充分的讨论和修改，并以无记名形式对共识意见（草案）的多项内容逐条进行投票。

在专家共识投票过程中，专家意见分为：①完全同意。②同意，但有一定保留。③同意，但有较大保留。④不同意，但有保留。⑤完全不同意。如果其条款 >2/3 的专家数①＋②，或 >85% 的专家数选择①＋②＋③，则认为取得专家共识，作为条款通过。同时将指南的草稿分别发放给 11 名寻常型银屑病患者，要求他们仔细阅读指南，并结合自己的亲身经历，提出建议，并把不清楚的地方详细标示出来。所有患者均在 1 周内完成了指南的阅读，提出的建议主要围绕文字表述，患者的意见经指南制定小组讨论后，决定纳入。

经过三轮专家论证后，于 2011 年 6 月制定初稿，并在北京地区从事中医皮肤科临床工作 5 年以上且具有副主任医师以上职称的专家中进行了首轮专家问卷；结合专家问卷结果，于 2012 年 12 月进行了第四轮专家论证，并随后进行了第二轮专家问卷；根据专家问卷结果，于 2013

年 3 月召开了第五轮专家论证后，确定最后定稿。

4. 寻常型银屑病的辨证分型标准　本辨证分型参考《中药新药临床研究指导原则》[14]《中医病证诊断疗效标准》[15]和《中医皮肤性病学》[16]，并根据通过对前期的文献整理[17-18]和临床流行病学调查结果[19-21]制定。

寻常型银屑病的辨证论治规律是"辨血为主，从血论治"[22]，血热证、血燥证和血瘀证是基本证型，在此基础上可加用其他多种辨证方法，以反映本病的复杂情况。如外感因素明显可兼用六淫辨证，辨为夹热毒、夹湿热、夹风寒、夹风热等；脏腑失调明显，可兼用脏腑辨证，辨为兼肝郁、肝火旺盛、脾虚等。

（1）血热证：本证相关类型包括风热血燥证[10]、风热证[14]和血热内蕴证[16]。

主症：皮损鲜红；新出皮疹不断增多或迅速扩大。

次症：心烦易怒；小便黄；舌质红或绛；脉弦滑或数。

证候确定：具备全部主症和一项以上次症。

（2）血燥证：本证相关类型包括血虚风燥证[15-16]。

主症：皮损淡红；鳞屑干燥。

次症：口干咽燥；舌质淡，舌苔少或薄白；脉细或细数。

证候确定：具备全部主症和一项以上次症。

（3）血瘀证：本证相关类型包括瘀滞肌肤证[15]和气滞血瘀证[16]。

主症：皮损暗红，皮损肥厚浸润，经久不退。

次症：肌肤甲错，面色黧黑或唇甲青紫；女性月经色暗，或夹有血块；舌质紫暗或有瘀点、瘀斑；脉涩或细缓。

证候确定：具备全部主症和一项以上次症。

（4）兼夹证

①夹热毒：皮疹多见点滴状，咽红，可见乳蛾，舌红，脉浮数；②夹湿：鳞屑黏腻，头身困重，苔腻，脉滑；③夹风：阵发瘙痒，皮疹变化较快；④兼肝火旺盛：心烦易怒，胁痛，口苦，脉弦；⑤兼肝郁：情志抑郁，胸胁苦满，善太息，脉弦；⑥兼脾虚：便溏，纳呆，腹胀，舌体胖大，有齿痕，脉濡；⑦兼血虚：面色萎黄或淡白，爪甲淡，月经延后或色淡量少，舌质淡苔薄，脉沉或细；⑧兼阴虚：五心烦热，形体瘦，舌红少苔或剥苔，脉细；⑨兼阳虚：面色萎黄或淡白，畏寒肢冷，喜热饮，唇色淡，小便清长，脉沉或弱。

5. 中医药治疗方案　中医认为本病主要由于素体热盛，复因外感六淫邪毒，或过食辛发酒酪，或七情内伤等因素使内外合邪，内不得疏泄，外不能透达，化火生热，热壅血络，怫郁肌肤而成。"火盛者，必有毒"（《伤寒论》），毒为热盛所致，热聚而成毒，由热生毒、热壅毒盛是本病发病的主要病机，毒邪贯穿本病的始终，初期多以热毒为主，久病则为瘀毒。因此本病的中医治疗法则为：血热证宜清热凉血解毒；血燥证宜养血润燥解毒；血瘀证宜活血化瘀解毒。

目前对本病的治疗只能达到缓解或近期临床痊愈，尚无明确的治疗方法能防止复发。因寻常型银屑病较少伴发内脏及系统损害，且有一定的自限性，治疗应以安全、不良反应少为基本原则，以迅速控制病情，减缓皮疹发展，减轻瘙痒、脱屑等不适，促进皮疹消退，延长复发周期为目的，应尽量避免有害于机体的方法治疗。

（1）传统的中药内治法：主要有中药汤剂煎服和中成药口服两种形式。文献检索发现，中药辨证内服是寻常型银屑病治疗最常用的中医内治法，其次为中药单方或中成药内服。

"治外必本诸内"（《外科理例》）是中医治疗皮肤病的重要理论基础，也强调了中医内治的重要性。

辨证论治是中医认识疾病和治疗疾病的核心原则，本指南的辨证论治是指对寻常型银屑病患者通过就诊收集患者病史、症状等临床资料，根据中医理论进行综合分析，辨出证候，并根据证候拟定治疗方法。

"从血论治"是治疗本病的最主要的辨证论治方法，血热证、血燥证和血瘀证是基本证型。发病初期多为血热证，中期多见血燥证，病程日久，则多以血瘀证论治，其中血热证多是发病之始，又往往是病情转化的关键，临床应充分重视对其的治疗[23]。

【血热证】

清热凉血解毒是血热证的基本治则，热壅血络，热极致瘀，宜选凉血活血、凉血散瘀之药。此外，根据患者兼夹证的不同，亦可加以祛风止痒、祛风除湿、益气养阴之品。

推荐治法：清热凉血解毒

推荐方药一　凉血解毒汤一：土茯苓 30g，槐花 15g，紫草 10g，重楼 9g，生地黄 15g，白鲜皮 10g，赤芍 10g。每日 1 剂，浓煎后分两次服用，疗程 8 周[24]。（Ⅰb，强推荐）

提示：《中华人民共和国药典》（简称《中国药典》）2010 年版，规定的用量：槐花 5~10g。

推荐方药二　凉血活血方复方：大青叶 15g，生地黄 30g，黄芩 12g，紫草 9g，丹参 12g，赤芍 6g，牡丹皮 9g，当归 12g，土茯苓 30g，白鲜皮 9g，荆芥 6g，金银花 20g。每日 1 剂水煎，分两次口服，每次 100mL，疗程 8 周，常见的不良反应为稀便或大便次数增多[25]。（Ⅰb，强推荐）

提示：《中国药典》规定的用量：生地黄 10~15g，金银花 6~15g。

推荐方药三　凉血解毒汤二：槐花 30g，白茅根 30g，紫草 15g，赤芍 15g，生地黄 15g，牡丹皮 15g，丹参 15g，板蓝根 30g，大青叶 30g，金银花 15g，连翘 12g，白鲜皮 15g。每日 1 剂水煎，每次 150mL，每日两次口服，疗程 2 个月[26]。（Ⅱa，弱推荐）

提示：《中国药典》规定的用量：槐花 5~10g，紫草 5~10g，板蓝根 9~15g，大青叶 9~15g，白鲜皮 5~10g。

推荐方药四　凉血活血汤加减：槐花 30g，白茅根 30g，生地黄 30g，紫草 15g，牡丹皮 15g，茜草 15g，丹参 15g，鸡血藤 30g，板蓝根 30g，白鲜皮 15g。大便干燥明显者加大黄；瘙痒甚者加地肤子；伴咽痛者加连翘、黄芩；皮疹进展迅速者加羚羊角粉冲服。每日 1 剂，水煎后分两次口服，疗程 2 个月，常见的不良反应为轻度腹泻[27]。（Ⅱa，弱推荐）

提示：《中国药典》规定的用量：槐花 5~10g，生地黄 10~15g，紫草 5~10g，茜草 6~10g，鸡血藤 9~15g，板蓝根 9~15g，白鲜皮 5~10g。

推荐方药五　土苓饮：金银花 21g，土茯苓 21g，炒槐米 15g，生地黄 15g，牡丹皮 15g，赤芍 15g，紫草 15g，丹参 15g，板蓝根 30g，白鲜皮 21g，地肤子 21g，甘草 6g。每日 1 剂，水煎，分两次口服，疗程 8 周[28]。（Ⅱa，弱推荐）

提示：《中国药典》规定的用量：白鲜皮 5~10g，板蓝根 9~15g，金银花 6~15g，紫草 5

~ 10g，板蓝根 9 ~ 15g，地肤子 9 ~ 15g。

推荐方药六　消银汤：生地黄、鸡血藤、槐花、紫草、赤芍、白茅根、丹参、牡丹皮、白鲜皮。每日 1 剂水煎，分两次口服，疗程 2 个月[29]。（Ⅱa，弱推荐）

推荐方药七　组成：土茯苓 30g，槐花 15g，虎杖、白花蛇舌草各 20g，生地黄、玄参、地龙各 10g，甘草 5g。加减：咽喉肿痛者，加板蓝根、山豆根；大便秘结者，加大黄；瘙痒明显者，加白鲜皮、乌梢蛇；鳞屑较多者，加白芍、当归；皮疹经久不愈者，加三棱、莪术。每日 1 剂，水煎，分两次口服，疗程 8 周[30]。（Ⅱa，弱推荐）

提示：《中国药典》规定的用量：槐花 5 ~ 10g，虎杖 9 ~ 15g。

推荐方药八　组成：紫草 15g，茜草 15g，板蓝根 30g，白茅根 30g，生地黄 15g，赤芍 15g，丹参 15g，白花蛇舌草 15g，鸡血藤 30g，土茯苓 15g，槐花 15g，羚羊角粉 0.6g（冲服）。

加减：因咽炎、急性扁桃体炎诱发或加重者加山豆根 6g，玄参 15g；风盛痒甚者加白鲜皮 30g，蒺藜 30g，防风 10g；夹湿邪者加薏苡仁 30g，防己 10g，茵陈 15g；大便燥结者加大黄 6g（后下）。每日 1 剂，水煎，分两次口服，疗程 40 天[31]。（Ⅱa，弱推荐）

提示：《中国药典》规定的用量：紫草 5 ~ 10g，板蓝根 9 ~ 15g，生地黄 10 ~ 15g，鸡血藤 9 ~ 15g，蒺藜 6 ~ 10g，白鲜皮 5 ~ 10g。

【血燥证】

养血润燥解毒是血燥证基本治则。基于"津血同源"理论，血虚可致血燥，阴虚亦可致血燥，因此，对于本证治疗多选用养血滋阴燥之品。

推荐治法：养血润燥解毒

推荐方药一　养血解毒汤：丹参 15g，当归 15g，生地黄 15g，麦冬 10g，玄参 15g，鸡血藤 15g，土茯苓 30g，重楼 9g，板蓝根 15g，车前子 15g。每日 1 剂，水煎，分两次口服，疗程 8 周[24]。（Ⅰb，强推荐）

推荐方药二　组成：当归 10g，生地黄 30g，天冬 15g，麦冬 15g，丹参 15g，鸡血藤 30g，土茯苓 30g，白术 10g，白鲜皮 15g。每日 1 剂，水煎服，疗程 4 周[32]。（Ⅱa，弱推荐）

提示：《中国药典》规定的用量：生地黄 10 ~ 15g，鸡血藤 9 ~ 15g，白鲜皮 5 ~ 10g。

【血瘀证】

活血化瘀解毒是血瘀证基本治则，由于"气行则血行，气滞则血瘀"，因此理气药也是治疗血瘀证的重要药物。

推荐治法：活血化瘀解毒

推荐方药——活血散瘀消银汤：三棱 10g，莪术 10g，桃仁 10g，红花各 10g，鸡血藤 30g，鬼箭羽 30g，白花蛇舌草 30g，丹参 30g，陈皮 30g。每日 1 剂，水煎，分两次口服，疗程 2 个月[33]。（Ⅱa，弱推荐）

提示：《中国药典》规定的用量：莪术 6 ~ 9g，陈皮 3 ~ 10g，丹参 10 ~ 15g，鸡血藤 9 ~ 15g。《中国药典》中未载入鬼箭羽。

（2）中成药治疗：对于寻常型银屑病的中成药治疗，本指南推荐复方青黛胶囊（丸）口服，主要适用于血热证[35 ~ 37]。（Ⅱa，弱推荐）复方青黛胶囊（丸）的不良反应有：消化系统主要为腹泻、腹痛、恶心、呕吐、食欲亢进、肝脏生化指标异常、药物性肝损害，严重者可出现消化道出血。皮肤表现为皮疹、瘙痒，有剥脱性皮炎的个案病例报告。血液系统为白细胞减少。神经系统为头晕、头痛等[38]。此外，还有急性溃疡性结肠炎、停经和指甲变黑等其他不良反应报道[39]。

（3）外治法：中医外治疗法的药物选择多遵循清代吴尚先《理瀹骈文》中"外治之理，即内治之理，外治之药，亦即内治之药，所异者法耳"理论进行。因此治疗寻常型银屑病的外用药物也大多为具有清热解毒、除湿止痒功效的中药。

常用的中药外治疗法如下：

①涂抹法：可根据皮损形态及病情辨证选择外用药物和剂型，可选用中药软膏、油膏或霜制剂，除辨证应用的中药功效外，以上制剂还具有润滑皮肤、保护皮损、软化角质、清除痂皮等作用，其中血热证宜用温和、安抚之剂。本指南推荐的涂抹疗法如下。

【中药软膏】

血热证推荐1：芩柏软膏或细化芩柏软膏（组成：黄芩、黄柏和白凡士林），每日2次外用，连续治疗8周；不良反应：初用药时可能会出现皮肤发红或刺激的感觉，继续用药5～7天后可消失[40]。（Ⅱa，弱推荐）

血热证推荐2：新普连膏（组成：黄芩、黄柏、青黛和紫草），每日2次外用，疗程4周[41]。（Ⅱa，弱推荐）血瘀证推荐：复方莪倍软膏（含莪术挥发油2.5%，五倍子水提物5%），每日两次外用，疗程4周；不良反应：初用药时可能会出现轻度发红或刺激的感觉，继续用药1周后可消失[42]。（Ⅱa，弱推荐）

【中药油膏】

推荐：复方青黛油膏（青黛、黄芩、黄柏、冰片和基质组成），每日1次外用，用于斑块型寻常型银屑病，疗程12周；不良反应：可能会出现瘙痒[43]。（Ⅱa，弱推荐）

提示：由于本指南所推荐的中药软膏和油膏均为各临床试验单位医院院内制剂而非市售药物，临床应用上存在很大限制。因此，本指南建议临床医师可参照本指南推荐的药物组成法则和具体药物，结合临床实践情况，酌情选择合适的外用药物及剂型。

②中药药浴：可用于各个证型，尤其以血燥证和血瘀证最为适宜，但血热证如果热毒过盛导致皮疹鲜红或进展较快时，则不宜应用药浴法。中药药浴选药的原则应以避免过敏和药物刺激为要。

推荐药浴方：丹参、当归、赤芍、地肤子、蛇床子、白鲜皮、苦参各30g，用于血燥证[44]。（Ⅱa，弱推荐）

③其他疗法：文献报道用于本病治疗的其他疗法包括中药熏蒸疗法（中药治疗）和中药湿敷疗法等，这些疗法多采用紫外线疗法或中药内服的综合方案，以取得综合疗效。由于以上疗法的治疗方案均未达到专家共识，故本指南未做推荐。

④中医药综合治疗：指两种或两种以上的中医药疗法同时应用的治疗方法，对于皮损广泛且顽固难消的患者，建议采用综合疗法。

本指南检索到的文献[30-32,44,49,51-63,65-67,69,71,74-76]和既往Meta分析研究[77]均提示，中药内服、药浴或熏蒸疗法联合窄谱UVB治疗银屑病疗效优于单独窄谱UVB照射治疗。（Ⅰa，强推荐）

6. 预防和调摄 虽然RCT研究表明寻常型银屑病缓解期的患者口服中药可减少本病的复发[78-79]，但存在复发定义不统一、研究周期短、病例数量少、对照组设计欠合理等不足。国内一项关于银屑病患者发病危险因素的 Meta 分析结果显示，家族史、居住潮湿、吸烟、常食鱼虾、饮酒、精神紧张、感染、外伤为银屑病发病的危险因素[80]。此外，大样本临床流行病调查发现，吸烟的男性患者较不吸烟的男性患者病情更加严重，且吸烟和饮酒使患者容易出现中医难治的血瘀证[81]。因此，生活规律，起居有常，加强身体锻炼，增强体质，减少外感的机会，避免各种物理刺激和化学刺激，防止外伤发生，忌食辛辣、腥发、油腻之品，避免不良生活习惯，戒烟、戒酒，保持平稳安定的情绪与积极乐观的态度，或可预防本病的发生或加重。

此外，选择正规的治疗方案对本病的发展过程也有重要影响，如急性发作期皮损避免使用刺激性大、浓度高的外用药物，否则会使皮损面积扩大或转为脓疱型、红皮病型，使治疗更加困难。外用药物使用时，须从温和无刺激药物开始，浓度由低到高，避免长期大面积使用皮质类固醇激素类药膏，以免不良反应的发生。

7. 指南推荐要点

（1）中药辨证论治和内、外合治是寻常型银屑病中医治疗的基本方法。

（2）寻常型银屑病的辨证论治规律是"辨血为主，从血论治"，血热证、血燥证和血瘀证是基本证型，在此基础上可运用多种辨证方法以形成兼夹证。

（3）依据现有的随机对照试验和专家共识：血热证的推荐治法为清热凉血解毒，推荐方药为凉血解毒汤[24]或凉血活血复方[25]；血燥证的推荐治法为养血润燥解毒，推荐方药为养血解毒汤[24]。

（4）推荐中医药联合窄谱 UVB 照射治疗寻常型银屑病。

8. 利益冲突声明及经费支持 寻常型银屑病（白疕）中医药临床循证实践指南的制定是中华中医药学会皮肤科分会、北京中医药学会皮肤病专业委员会和北京中西医结合学会皮肤性病专业委员会委托首都医科大学附属北京中医医院皮肤科制定，经费由北京市科学技术委员会和首都医科大学附属北京中医医院资助的北京市科技计划项目资助。指南制定小组的所有成员均声明，完全独立进行指南的编制工作，未与任何利益团体发生联系。

附：指南制定小组成员及共识专家名单

研制实施单位：首都医科大学附属北京中医医院

组长：王萍

执行组长：周冬梅

执笔人：周冬梅、陈维文、王萍*

成员（按姓氏笔画排序）：邓丙戌、白彦萍、曲剑华、刘瓦利、刘刚、刘建平、孙丽蕴、李萍、杨志波、张广中、张苍、陈誩、陈维文、段逸群、姜春燕、徐佳、徐雯洁、瞿幸

方法学专家（按姓氏笔画排序）：刘兆兰、刘建平、费宇彤、曹卉娟

共识专家（按姓氏笔画排序）：刁庆春、邓丙戌、卢桂玲、史飞、白彦萍、曲剑华、刘瓦利、刘巧、刘红霞、刘爱民、闫小宁、孙丽蕴、李元文、李中军、李红毅、李领娥、李斌、杨志波、杨素清、宋坪、张广中、张苍、张晓杰、陈少君、陈晴燕、金力、段行武、段逸群、娄卫海、贾力、徐佳、黄尧洲、翟晓翔、瞿幸

参考文献

[1] 全国银屑病流行调查组. 全国 1984 年银屑病流行调查报告 [J]. 皮肤病与性病,

1989，11（1）：60－72.

［2］丁晓岚，王婷琳，沈佚葳，等．中国六省市银屑病流行病学调查［J］．中国皮肤性病学杂志，2010，24（7）：598－601.

［3］张丽丽，周飞红．中医药辨证治疗银屑病临床研究现状［J］．中国中西医结合皮肤性病学杂志，2009，8（2）：128－131.

［4］王倩，王萍，蔡念宁，等．中医药治疗银屑病（白疕）的临床研究进展［J］．中华中医药杂志，2009，24（5）：620－622.

［5］王松岩，杨素清，王玉玺．中医药治疗银屑病的研究进展［J］．中医药信息，2008，25（1）：26－28.

［6］吴晓霞，贾红声．中医药治疗银屑病临床研究进展［J］．中国中医药信息杂志，2002，9（8）：74－76.

［7］张际文，王洁贞，张华，等．中草药治疗寻常型银屑病随机对照试验的循证评价［J］．中国麻风皮肤病杂志，2003，19（4）：370－372.

［8］曹洪欣，王永炎．中医循证 CPG［M］．北京：中国中医药出版社，2011：45－64.

［9］中华中医药学会．中医皮肤科常见病诊疗指南［M］．北京：中国中医药出版社，2012：55.

［10］中华医学会．临床诊疗指南：皮肤病与性病分册［M］．北京：人民卫生出版社，2006：109－113.

［11］中华医学会皮肤性病学分会银屑病学组．中国银屑病治疗指南（2008 版）［J］．中华皮肤科杂志，2009，42（3）：213－214.

［12］Higgins J，Green S．Cochrane Handbook for Systematic Reviews of Interventions Version 5.1.0［EB/OL］．（2011－03）．http：//www. Cochrane－handbook. Org

［13］刘建平．传统医学证据体的构成及证据分级的建议［J］．中国中西医结合杂志，2007，27（12）：1061－1065.

［14］Guyatt GH，Vist GE. GRADE：An emerging consensus on rating quality of evidence and strength of recommendations. BMJ，2008，336（7650）：924－926.

［15］国家中医药管理局．中医病证诊断疗效标准［S］．南京：南京大学出版社，1994：154.

［16］瞿幸．中医皮肤性病学［M］．北京：中国中医药出版社，2009：164－170.

［17］王莒生，张苍，姜春燕，等.20 世纪北京中医名家银屑病辨证思路演变文献初探［J］．北京中医，2006，25（10）：590－591.

［18］于晓飞，吴秀艳，徐雯洁，等．寻常型银屑病常见证候分布特点的现代文献研究［J］．中华中医药杂志，2012，27（4）：1008－1011.

［19］张广中，王萍，王莒生，等.2651 例寻常型银屑病中医证候分布和演变规律研究［J］．中医杂志，2008，49（10）：894－896.

［20］李隽，徐丽敏，周飞红，等．华中地区银屑病中医证候分布情况研究［J］．中国中西医结合皮肤性病学杂志，2011，10（1）：8－12.

［21］玉男，徐丽敏，陈晴燕，等．东北地区银屑病中医证候与中医体质的相关性研究

［J］．湖北中医杂志，2011，33（9）：12－14.

［22］邓丙戌．银屑病中医辨证的规律探讨［J］．中国医学文摘（皮肤科学），2007，24（6）：344－345.

［23］邓丙戌，姜春燕，王萍，等．银屑病的中医证候分布及演变规律［J］．中医杂志，2006，47（10）：770－772.

［24］周冬梅．王莒生学术思想与临床经验总结及辨血为主论治寻常型银屑病的临床研究［D］．北京：北京中医药大学，2011：134.

［25］周梅娟，王华，黄艳，等．凉血活血复方治疗进展期银屑病疗效及安全性评价［J］．中国中西医结合皮肤性病学杂志，2012，11（3）：152－154.

［26］马民凯，马红建．凉血解毒汤治疗急性期银屑病41例临床观察［J］．中国中医急症，2012，21（6）：968.

［27］王亚斐．凉血活血汤加减治疗进行期寻常型银屑病疗效观察［J］．湖南中医药大学学报，2007，27（5）：73－75.

［28］张春红．土苓饮治疗进行期寻常型银屑病的临床研究及对TNF－α、IL－8水平的影响［D］．济南：山东中医药大学，2003：5.

［29］赵延明．自拟消银汤治疗银屑病的临床研究［D］．哈尔滨：黑龙江中医药大学，2002：15.

［30］徐萍，李红兵．中药联合窄谱中波紫外线治疗寻常型银屑病疗效观察［J］．新中医，2011，43（10）：66－68.

［31］李长江．中药联合窄谱中波紫外线治疗血热型寻常性银屑病疗效观察［J］．中国中医急症，2006，15（7）：730－731.

［32］陆茂，叶俊儒，张云光，等．窄谱中波紫外线联合中药治疗血燥型银屑病的疗效观察［J］．四川中医，2009，27（12）：102－103.

［33］邱实，谭升顺，孙治平，等．活血散瘀消银汤治疗寻常型银屑病血瘀证的临床研究［J］．中药材，2005，28（5）：442－444.

［34］石丽莉，李卫军，孙晓辉．凉血解毒汤治疗寻常型银屑病临床疗效及sVCAM－1水平检测［J］．新中医，2008，40（7）：14－15.

［35］莫启忠．银迪片治疗寻常型银屑病的临床观察［J］．岭南皮肤性病科杂志，1999，6（1）：28－29.

［36］陈菊华，黄春艳．复方氨肽素对进展期寻常型银屑病的疗效观察［J］．现代医药卫生，2006，22（4）：496－497.

［37］陈红，王思平．复方青黛胶囊治疗寻常型银屑病的疗效观察及其对血清IL－2、IL－8的影响［J］．中药材，2004（11）：885－886.

［38］国家食品药品监督管理局．关于修订复方青黛丸（浓缩丸、片、胶囊）说明书的公告［EB/OL］．（2013－03－20）．http://www.sda.gov.cn/WS01/CL0087/79325.htmL

［39］尹端端，蒋巧俐．复方青黛丸不良反应的系统性综述［J］．药物流行病学杂志，1999，8（3）：156－157.

［40］徐佳，张苍，瞿幸，等．芩柏软膏治疗进行期银屑病血热证的临床观察和实验研究

［J］．中国中西医结合杂志，2009，29（7）：614－618.

［41］Zhou N，Bai Yp. Effect of New Pulian Ointmentin Treating Psoriasis of Blood－Heat Syndrome：A Randomized Controlled Trial. ChinJ Integr Med，2009，15（6）：409－414.

［42］宋坪，颜志芳，许铣，等．复方羕倍软膏治疗斑块状银屑病的临床观察［J］．中国中西医结合杂志，2007，21（4）：352－354.

［43］林胤谷，吴宜鸿，杨荣季，等．复方青黛油膏治疗银屑病的临床疗效评估［J］．成都中医药大学学报，2006，29（2）：13－16.

［44］黎娟，孙世明，杨志波．中药浴加窄谱中波紫外线治疗寻常性银屑病疗效和生活质量分析［J］．中国中西医结合皮肤性病学杂志，2012，11（3）：161－162.

［45］孙步云．中医药治疗银屑病226例临床观察［J］．中医杂志，1995，36（2）：99－100.

［46］贺金，宋广杰，田翠时．消银方对寻常型银屑病治疗作用观察［J］．中国中医急症，2008，17（11）：1545－1557.

［47］徐令祥．防风通圣散为主治疗银屑病临床研究［J］．医药论坛杂志，2012，33（3）：2324.

［48］李仁学．中药内服药浴治疗寻常型进行期银屑病56例［J］．中国中医药信息杂志，2001，8（增刊）：76－77.

［49］王琳琳．NB－UVB光疗治疗寻常型银屑病照射剂量、联合用药及作用机制的研究［D］．大连：大连医科大学，2006.

［50］崔欣．窄谱中波紫外线及中药治疗寻常型银屑病的临床疗效观察［D］．南京：南京中医药大学，2005.

［51］张春．加味土槐饮联合中波高能紫外线照射治疗寻常型斑块状银屑病的临床观察［D］．南京：南京中医药大学，2010.

［52］吕萍．克银丸联合NB－UVB治疗寻常性银屑病疗效观察［J］．中国皮肤性病学杂志，2009，23（8）：539－540.

［53］蔡宝祥，周炳荣，王晓华，等．窄谱中波紫外线联合郁金银屑片治疗寻常型银屑病［J］．中国现代医生，2012，50（9）：34－35.

［54］王明志．紫外线照射联合复方青黛丸治疗银屑病46例疗效观察［J］．黑龙江医药，2009，22（1）：88－89.

［55］胡银娥，王斌，瞿伟，等．NB－UVB联合白芍总苷治疗寻常型银屑病的疗效及对血清TNF－α、OPN及IL－6的影响［J］．中国现代医生，2012，50（3）：53－55.

［56］杨会君，徐海丰．蒲地蓝消炎口服液结合窄谱中波紫外线治疗寻常型银屑病疗效观察［J］．实用临床医药杂志，2011，15（23）：105－107.

［57］阎慧军，都群，宋爱武．乌蛇解毒丸联合窄波UVB治疗寻常型银屑病疗效观察［J］．中国社区医师，2011，27（2）：16.

［58］刘焕强，雷明君，王根会．银屑病外洗方药浴联合窄谱中波紫外线照射治疗寻常型银屑病40例疗效观察［J］．新中医，2005，37（2）：53－54.

［59］崔炳南，孙永新，刘瓦利，等．窄谱中波紫外线联合愈银方药浴治疗寻常型银屑病

疗效观察［J］.中国中西医结合杂志，2008，28（4）：355－357.

［60］师秀利，潘玉明，马会云，等.窄谱中波紫外线联合中药药浴治疗寻常型银屑病的临床疗效观察［J］.中国激光医学杂志，2011，20（5）：314－317.

［61］顾煜，刘红霞，张成会，等.中药药浴联合 NB－UVB 照射治疗寻常性银屑病疗效观察［J］.中国皮肤性病学杂志，2009，23（4）：243－244.

［62］刘红霞，顾煜，张成会，等.中药药浴联合窄谱中波紫外线照射治疗寻常型银屑病临床疗效观察［C］//中华中医药学会皮肤科分会.全国中西医结合皮肤病诊疗新进展高级研修班论文集.2008：176－178.

［63］刘冰，李文雪，边文会.中药药浴联用紫外线照射治疗寻常性银屑病临床疗效观察［J］.临床皮肤科杂志，2005，34（8）：552.

［64］张成会，李斌，丰靓，等.中医特色外治疗法对寻常型斑块状银屑病的临床疗效观察［J］.中华中医药杂志，2011，26（10）：2470－2472.

［65］李静，赵海生.中药蒸汽浴联合窄谱中波紫外线照射治疗寻常型银屑病的临床疗效观察［J］.中国药物与临床，2012，12（4）：506－508.

［66］胡泽芳，蔡涛，李惠.窄频 UVB 联合中药熏蒸治疗寻常型银屑病疗效观察［J］.现代医药卫生，2007，23（1）：12－14.

［67］庄洪建，吴汝英，渠鹏程.窄谱 UVB 联合中药熏蒸治疗银屑病疗效观察［J］.中国麻风皮肤病杂志，2006，22（4）：338.

［68］刘太华，刘德芳，陈璐，等.乌附酊剂/乌附油剂联合窄谱中波紫外线照射治疗寻常性银屑病临床观察［J］.临床皮肤科杂志，2008，37（12）：814－815.

［69］高歌.凉血活血汤联合紫外线照射治疗寻常性银屑病临床观察［J］.中国中西医结合皮肤性病学杂志，2008，7（2）：104－105.

［70］刘巧，王爱民.NB－UVB 配合中药汽疗内服治疗寻常性银屑病疗效观察［J］.中国皮肤性病学杂志，2005，19（6）：348－350.

［71］陈瑞玲，耿立东.中药内服联合汽疗光疗治疗血瘀风燥型银屑病80例［J］.甘肃中医，2009，22（8）：40－41.

［72］姚慧蓉.克银煎联合中药熏蒸及 UVN 光照射治疗寻常型银屑病35例疗效观察［J］.江西中医药，2005，36（12）：12.

［73］邹玲，刘红霞，姚尚萍.中医综合疗法治疗斑块型银屑病的临床研究［J］.光明中医，2011，26（5）：926－929.

［74］林国书，王红艳，骆娣凤，等.中药药浴联合窄谱 UVB 治疗寻常型银屑病［J］.安徽医科大学学报，2010，45（3）：404－406.

［75］刘新国，宋顺鹏，唐春蕾.中药洗浴合光疗治疗寻常型银屑病追踪观察［J］.辽宁中医杂志，2004，31（12）：1019.

［76］刘新国，宋顺鹏，唐春蕾.中药洗浴与光疗联合治疗寻常型银屑病的追踪观察［J］.中国麻风皮肤病杂志，2005，21（9）：744－745.

［77］李香桃，柳晓斌.中药联合窄谱中波紫外线照射治疗银屑病的 Meta 分析［J］.中国社区医师（医学专业），2012，14（7）：219.

［78］常建祝，杜成林．复方青黛胶囊治疗银屑病的临床观察［J］．中国皮肤性病学杂志，1997，11（6）：28.

［79］郭杨．中医药干预对银屑病复发影响的临床研究［D］．北京：北京中医药大学，2010.

［80］尚智伟，李其林，付金玲，等．国内银屑病发病危险因素的 Meta 分析［J］．岭南皮肤性病科杂志，2009，16（3）：161-163.

［81］陈维文，张广中，姜春燕，等．吸烟、饮酒与银屑病病情及中医证型的相关性分析［J］．中国皮肤性病学杂志，2011，25（8）：636-638.

第四节　案例评析

以循证医学为基础，依据高质量的临床证据，制订临床实践指南（clinical practice guideline，CPG）可以为治疗疾病提供重要的参考。在编制中医 CPG 方面，国内部分研究机构做出了重要的探索。由于这方面的工作开展时间不长，在很多方面仍待改进。这里以《寻常型银屑病（白疕）中医药循证临床实践指南（2013 版）》为例，做一评析。

我们采用 AGREE 对该指南做了评测（表 5-5 和 5-6）。评测由一位副研究员、一位中级职称研究者、一位博士研究生和一位硕士研究生分别进行。评测前，由副研究员对其他三人进行 AGREE 评分培训，然后四人独立评分。

表 5-5　《寻常型银屑病（白疕）中医药循证临床实践指南（2013 版）》AGREE 评测结果

条目	副研究员	博士研究生	中级职称研究者	硕士研究生
条目 1	5	7	4	5
条目 2	4	2	7	1
条目 3	4	4	6	3
条目 4	4	2	7	7
条目 5	4	3	5	1
条目 6	5	7	7	7
条目 7	6	7	7	7
条目 8	5	7	7	7
条目 9	4	7	7	4
条目 10	4	4	7	7
条目 11	3	6	6	3
条目 12	3	7	7	7
条目 13	2	3	4	7
条目 14	1	3	6	7
条目 15	3	7	2	1
条目 16	2	6	4	4
条目 17	2	7	3	6
条目 18	2	1	1	1
条目 19	1	1	1	2

续表

条目	副研究员	博士研究生	中级职称研究者	硕士研究生
条目 20	1	1	7	1
条目 21	1	1	3	2
条目 22	5	7	7	7
条目 23	5	7	7	7

表 5－6   《寻常型银屑病（白疕）中医药循证临床实践指南（2013 版）》AGREE 评分

模板	评测得分
（1）	55.6%
（2）	65.3%
（3）	72.9%
（4）	48.6%
（5）	11.4%
（6）	91.7%

第一，制定指南的循证医学证据匮乏，推荐强度偏高。严格评价证据是制定循证实践指南的关键。原始证据的质量，尤其是方法学质量，影响着指南的质量。在缺少高质量研究证据的情况下，多数推荐证据水平都达到了 IIa 级。作者将几乎所有单个 RCT 列为 IIa 级证据，做出"弱推荐"，即认为这些 RCT 为"质量降低一级的 RCT"。由于没有报告 RCT 的方法学质量评价结果，无法判断这些 RCT 是否符合 GRADE 4 级证据质量分级系统的分级标准。另外，将一个系统综述和数个 RCT 研究的结果证据分级为 Ia，没有对该系统综述和 RCT 方法学质量评估的结果，不能确定这些不同研究的效应是否一致，不能确定是否符合 Ia 评级的标准"在随机对照试验、队列研究、病例对照研究、病例系列研究、这四种研究中至少有 2 种不同类型的研究所构成的证据体，且不同研究的效应一致"。

第二，没有描述利益冲突的处理方法。强推荐的证据中，有部分是开发人员参与的研究。指南没有声明开发人员在制订过程中如何处理该关系，可能存在利益冲突。

第三，制订该指南同时采用了循证医学证据和专家共识的方法，认为"由于中医药治疗寻常型银屑病的文献研究大多数存在试验报告内容不全面、设计欠规范、辨证选方多样、疗效标准不统一等问题，使得试验结果存在潜在的偏倚。"因此在本指南中，所有的证据均需取得专家共识后方可列入推荐，没有描述如何处理二者产生矛盾的情况下，专家共识是处理该矛盾的证据。同时，对目前所见的各种治疗方法均予以推荐，似乎是专家共识，缺少循证医学证据支持，带有较强的主观性。

参考文献

［1］王家良 . 循证医学［M］. 北京：人民卫生出版社，2010 年 .

［2］刘建平 . 循证医学［M］. 北京：人民卫生出版社，2010 年 .

［3］王泓午 . 循证医学［M］. 北京：中国中医药出版社，2012 年 .

［4］AGREE Collaboration. Development and validation of an international appraisal instrument for assessing the quality of clinical practice guidelines：The AGREE project. Qual Saf Health Care. 2003（12）：18 – 23.

［5］Brouwers M，Kho ME，Browman GP，et al. AGREE II：Advancing guideline development, reporting and evaluation in healthcare. Can Med Assoc J. Dec 2010（182）：839 – 842；doi：10. 1503/cmaj. 090449.

［6］Brouwers MC，Kho ME，Browman GP，et al. Validity assessment of items and tools to support application：Development steps towards the AGREE II – part 2. Can Med Assoc J, 2010（182）：472 – 78.

［7］Guyatt GH，Vist G，Kunz R，et al. Rating quality of evidence and strength of recommendations GRADE：an emerging consensus on rating quality of evidence and strength of recommendations. BMJ 2008（336）：924 – 926.

［8］Guyatt GH，Kunz R，Vist GE，et al. Rating quality of evidence and strength of recommendations：What is "quality of evidence" and why is it important to clinicians? BMJ, 2008, 336（7651）：995 – 8.

［9］Schünemann HJ，Brozek J，Glaszioup，et al. Grading quality of evidence and strength of recommendations for diagnostic tests and strategies. BMJ, 2008（7653）：1106 – 10.

［10］Guyatt GH，Kunz R，Jaeschke R，et al. GRADE working group. Rating quality of evidence and strength of recommendations：Incorporating considerations of resources use into grading recommendations. BMJ. 2008（7654）：1170 – 3.

［11］Guyatt GH，Kunz R，Falck – Ytter Y，et al. Rating quality of evidence and strength of recommendations：Going from evidence to recommendations. BMJ, 2008（7652）：1049 – 51.

［12］Jaeschke R，Guyatt GH，DellingerP，et al. Use of GRADE grid to reach decisions on clinical practice guidelines when consensus is elusive. BMJ, 2008（337）：744.

［13］中华中医药学会皮肤科分会，北京中医药学会皮肤病专业委员会，北京中西医结合学会皮肤性病专业委员会. 寻常型银屑病（白疕）中医药循证CPG（2013版）. 北京：人民卫生出版社，2013. 9.

［14］中华中医药学会皮肤科分会，北京中医药学会皮肤病专业委员会，北京中西医结合学会皮肤性病专业委员会. 寻常型银屑病（白疕）中医药循证CPG（2013版）. 中医杂志，2014，55（1）：76 – 82.

［15］Dongmei Zhou，Weiwen Chen. Evidence – based practice guideline of Chinese herbal medicine for psoriasis vulgaris（Bai Bi）. European Journal of Integrative Medicine, 2014, 6（2）：135 – 146.

［16］刘建平. 传统医学证据体的构成及证据分级的建议［J］. 中国中西医结合杂志，2007，27（12）：1061 – 1065.

［17］曾宪涛，冷卫东，李胜，等. 如何正确理解及使用GRADE系统［J］. 中国循证医学杂志2011，11（9）：985 – 990.

［18］韦当，王聪尧，肖晓娟，等. 指南研究与评价（AGREE II）工具实例解读［J］. 中国循证儿科杂志，2013，8（4）：316 – 319.

第六章 临床路径

第一节 概 述

一、临床路径的概念

（一）定义

1996 年美国国立医学图书馆引用第四版《莫斯比医学、护理及相关健康问题辞典》指出，临床路径是"设计好的医疗和护理计划，包括诊断、用药和会诊等，使治疗成为一种有效的、多学科合作的过程"。

（二）要素

尽管临床路径的解释性定义有多种，各有侧重，但通常都包括以下四方面的要素：

1. 对象 针对一组特定诊断或操作，多以诊断相关（DRGs）分类，当然也可以是某个 ICD（international classification of diseases）编码对应的病种或某种手术方式，或诊疗过程中的某个阶段等。

2. 多学科合作 临床路径的制定是综合多学科医学知识的过程，包括临床、护理、药剂、检验、麻醉、营养、康复、心理以及医院管理，有时甚至包括法律或者伦理等方面。

3. 时序化设计 依据进入医疗机构后的时间流程，结合医疗、护理及其他医务活动，对发生顺序或访视方式等给予界定、优化或者时序化。

4. 结果评定 对实施结果，从效果、效率及社会学等角度进行评价，验证其在提升医疗质量、降低医疗成本、规范医疗行为和提高满意度等方面的作用。

二、路径的起源、发展及应用现状

（一）临床路径的起源

临床路径（critical paths method，CPM）最早称关键路径法，是美国杜帮公司在 1957 年为新建一所化工厂而提出的用网络图判定计划的一种管理技术之一。

20 世纪 20 年代首先在建筑、工程等制造业领域采用关键路径方法并被认为是管理大型、复杂项目的有效方法。1964 年出版的《采用关键路径方法和进度检核技术进行项目管理》一书中提到"关键路径方法的应用范围，从计划学校的郊游到去月球的载人航天飞行计划等都可以涉及"。足见其涉及领域之广泛。CPM 是由杜柏特和雷明顿兰德公司研发用于工厂的维护和施工工程的管理。属于关键路径技术之一的计划评审技术，于 19 世纪 50 年代产生于美国海军舰载弹道导弹潜艇项目，在 20 世纪 60 年代就已经成为政府管理部门及工业工程领域中有价值的管理工具。

直至 1983 年美国政府为了遏制医疗费用的不断上涨，提高卫生资源的利用效率，对政府支付的老年医疗保险和贫困医疗补助实行了以诊断相关分组（Diagnosis Related Groups，DRGs）为付款基础的定额预付款制（DRGs‑PPS）。该制度下，同一类 DRGs 病人均按同样的标准付费，与医院实际的服务成本无关。这样，医院承担了更多的经济风险，只有当所提供的服务成本低于 DRGs‑PPS 标准时，医院才能盈利。成本控制成为医院获得长期生存能力的关键。降低病人的住院天数，减少医疗费用及提高医疗品质成为各医院共同努力的方向。在这样的历史背景下，医院引入工业企业中使用的关键路径管理技术以加强管理。

美国密西根医疗中心在 20 世纪 80 年代后期开始了临床路径的研发工作，属于较早引入临床路径方法的医疗机构。直至 60 年代后，临床路径开始逐步在全世界范围推广采用。1985 年美国马萨诸塞州波士顿新英格兰医疗中心（The New England Medical‑Center，NEMC）护士 Karen Zander 和她的助手们运用护理程序与路径的概念，大胆尝试以护理为主的临床路径服务计划，将路径应用于医院的急救护理，其结果发现这种方式既可以缩短住院天数、节约护理费用，又可以达到预期的治疗效果。当时称为临床要径（critical path），用来代替护理计划（nursing care plan）及作为护理人员照顾病人的参考。另一早期发展临床路径的医院，美国俄克拉荷马州土耳沙市的 HillcrestMedical Center 也是以护理管理为中心来发展，其临床路径委员会包括医师、护理人员及各单位的有关人员。其目的是以临床路径作为照顾病人的指引。在 1987 年出版的第一本有关临床路径的书《护理个案管理——变革的蓝图》主要描述了个案管理的计划。

（二）临床路径的发展

临床路径这种质量效益型的医疗质量管理模式，其最初的目的是为了降低国民平均医疗费用，减少政府所面临的财政压力。随着临床路径的横向和纵向发展，发现临床路径还具有降低平均住院日、规范诊疗行为、增加医疗服务的系统性和完整性以及提高病人满意度的作用。因此，受到美国医学界的高度重视并得以推广。

1. 国际临床路径的推广应用共有四个阶段

（1）20 世纪 80 年代中期至 90 年代初，从美国各州的大医院传入加拿大、澳洲等地。首先是用于一大批手术病人，如骨科手术、冠状动脉旁路移植术等。临床路径已逐渐成为行业的标准，被美国医院普遍使用，且突破了外科手术病种的局限性，逐步从急性病向慢性病、从外科病向内科、从单纯临床管理向医院各个方面管理（如手术室管理）、从医院内医疗服务向社区医疗服务扩展。

（2）20 世纪 90 年代中期，临床路径已传到西班牙、新西兰、南非及沙特阿拉伯等国家。

（3）20 世纪 90 年代后期，第三次热潮影响到了比利时、日本、新加坡、中国等。

（4）第四次热潮则是 2000 年以后传到韩国、厄瓜多尔等国。

2. 中国大陆 1998 年四川大学华西医院开始以护理人员为中心试行临床路径，是国内最早开始实行临床路径的医疗机构。1998 年以后，北京、天津、重庆、青岛、成都、广州等国内一些城市的大医院也展开了部分病种临床路径的研究和试点工作。2002 年，北京大学第三医院开始在心内科进行临床路径研究；同年，广东省中医院逐步在全国范围内启动了多个病种的临床路径研发和实施。2009 年 6 月时任卫生部长陈竺指出：“制定规范化的临床诊疗路径是非常重要的，我国制定《临床路径规范》框架的条件和时机已经成熟"。2009年7月国务院办公厅发布《医疗卫生体制五项重点改革2009年工作安排》，明确指出由卫生部负责制定100种常见疾病临床路径并在全国50家医院开展试点工作。截至2010年7月卫生部已制定和下发了22个专业112个病种的临床路径，国家中医药管理局2010年发布了22个专业95个病种的中医临床路径合订本，以中医疗效肯定的常见病和多发病为入选病种，为中医临床路径的推广提供了依据。

（三）临床路径的应用现状

临床路径以多学科为基础，关注医疗质量、整个医疗过程的协调性及效率，从其近30年应用于医学界的历程中，我们可看到它对临床医学实践模式及发展方向所带来的巨大影响。

1. 推广"以病人为中心"的理念　临床医学实践模式正在经历从"以疾病为中心"到"以病人为中心"的转变，而临床路径的引入加速了这一进程。临床路径通过优化临床诊疗方案、改善实施流程、持续质量改进等方式，将"以病人为中心"的理念落在实处。具体体现在病人满意度、健康教育、照顾的持续性以及照顾质量等方面。Lawson的研究提示临床路径使病人满意度得到提升。Goode也发现有临床路径的剖宫产妇女较没有进入路径的妇女拥有更好的满意度。此外，临床路径通过照顾质量的提升甚至可以使患者对工作的满意度增加。Siebens比较了路径和非路径组对于胸痛病人的影响，其中路径组满意度较非路径组高，且有统计学显著性差异。当然，也有一些研究发现，路径组与非路径组在满意度方面没有显著性差异（99.1%和94.1%），或者只是稍有差异（乳腺病病人中有15%，孕产妇中有9%的条目显示出差异）。研究显示，临床路径是通过提供更多病人关注的照顾而提高满意度的。但临床路径在推动"以病人为中心"这一理念中的作用也是不能忽视的。

2. 促进"指南到实践"的转化　基于公众对高质量卫生保健及节省资源不断增长的需求，医学界以更多的临床实践指南及临床路径加以回应。临床路径是对临床指南的一种实现，且包涵了实施者的多样性选择及病人不一的反映。和指南相比，临床路径对病人的影响更具即时性和可视性。

1955年美国西南手术协会成立了一个临床路径专业委员会，与东南手术协会的临床路径专业委员会一起研发了11种常见的外科治疗的病种，包括：阑尾切除术、胆囊切除术、疝切除术、结肠切除术、乳房切除术、甲状腺切除术等。通过研究，专家发现，以指南为指导的路径因其多源自该医疗机构医务人员，较指南更能切合当地的实际情况（医疗资源、技术及发展状况等），应该说是指南本土化的一个较好的方式。其他国家也有类似的研究。澳大利亚将临床路径用于膝、髋关节置换术，日本在胃切除术病人中采用临床路径的实践模式，新加坡樟宜综合医院在普外科及骨科等多个病种都开展了临床路径的研发和实践。除外科领域外，临床路径在内科的应用也比较广泛，如临床路径在卒中、糖尿病足、心力衰竭以及儿童哮喘等病种中的研究。

3. 路径的临床研究水平不断提升　1998年Campbell系统回顾了近4000篇路径相关文献，发现没有采用随机对照试验方法的研究，多为描述性研究。Every指出对照研究比较少的原因之一是同一个医疗机构内如果实施临床路径的话，比较难区分出一个非路径组，因为路径带来的沾染不可避免。同时也提出，将实施路径的多个医疗机构作为随机的单位（也就是整群随机）应是最佳的评价方法。近年，随着临床研究方法的不断发展和日趋成熟，临床路径的研究水平也在不断提高，陆续有多个高质量的有关路径效果的研究出现，如 Panella 通过整群随机对照研究发现中风病人救治过程中的多学科协作因临床路径的引入而显得更有效率，并且可以提高疗效。DeLuca 研究急诊路径对中风病人的影响，Mitchell 对儿童哮喘路径、Loeb 对路径降低肺炎病人住院率等的研究都是采用随机对照试验。另一方面，EL Baz 在评价了 115 篇临床路径的随机对照试验或准实验设计研究后指出，33% 的研究属于较好质量的，质量不好的占了67%。表明路径临床研究的质量仍有待提升。

三、临床路径的特征、目的及作用

（一）临床路径的特征

不同学者对临床路径的定义不尽相同，但都包含了如下四个方面的要素：①涉及范围广：临床路径不仅涉及医疗决策，还涉及整个诊疗活动中所有相关医疗服务，包括护理、检验、检查、特殊治疗及手术等，提供这些医疗服务的人员与病人间的关系也属于临床路径的管理范畴；②时序化：临床路径对诊疗项目等都有详细的时间和顺序安排；③多学科合作：临床路径都是由多学科专业人员共同研发的；④管理者：个案管理者或个案协调员是临床路径的又一特征，通常这一角色由护理人员和（或）医生担当。

（二）临床路径的目的

临床路径作为一种有效的管理理念和方法，可以在医疗卫生领域中，围绕患者诊疗过程中的系列临床和非临床问题，基于目前可及的最佳证据通过多个部门和人员的合作而得以时序化解决，从而达到提高诊治效果、效率和各类人员满意度的目的。临床路径方法的引进，将给各类医疗机构的创新和发展带来新的机遇，中医医疗机构也不例外。

临床路径用于医学界主要有以下几个方面的目标：①寻找和选择相对最优的实践方式；②制订检验、检测和诊疗的标准并合理限定标准住院日；③优化流程；④多学科参与共同制订实施计划；⑤合理确定评价时点和内容，了解出现变异的原因；⑥减轻医务人员负担；⑦加强医患沟通，提升患者满意度。

（三）临床路径的作用

美国东南及西南外科学会提出，研发临床路径有九个方面的作用：①从成本效益的角度为患者提供优质的服务；②临床路径为大多数外科医生治疗某个特定的疾病提供了高效的实践模式，并使外科医生意识到临床实践的多样性；③将健康教育、护理、药费、放射检查或实验室检验设备的利用及社会服务的需求等都作为患者整体照顾的一个部分融入到医疗实践中；④促进外科医生与患者间建立融洽的关系；⑤需要意识到这些路径也有例外的情况，而例外出现的基础多受合并疾病，如患者合并有其他功能、心理或社会等问题的影响；⑥定期进行路径的更新及持续的品质改进；⑦在外科医生中推进临床路径的应用，并鼓励相关的新建议，同样地也鼓励他们协助针对不同疾病状况病人进行另一些临床路径的研发工作，这将有利于对这些疾病状况进行梳理和界定；⑧通过外科医生的应用对这些临床路径的效果进行评价，包括患者及医生的满意度及其他相关的结果；⑨通过对路径的效果、不良反应及费用的评价，根据需要进行改进并以文件的形式对做出的改进加以反映。

不是所有的病种诊疗过程都能够成功地转化为临床路径，取决于患者的个体差异及临床问题的多样性，尽管如此，仍有不少的临床路径被开发出来应用于各类病种，包括心肌梗死、卒中、心力衰竭、深静脉栓塞、慢性阻塞性肺病等，并被认为有利于临床疗效和（或）效率的提高。

四、临床路径相关概念的比较

临床路径作为一种设计好的医疗和护理计划，在临床实践中起着重要的指导作用，而类似的指导性文件在医学领域并不少见，如医学指南、医疗常规等。如果说临床路径是一种较好的、一定管理时限内用于某一特点目标人群的医疗管理方法，则医学领域也还有其他的管理方法，如绿色通道、单元化管理和医疗管理等。

（一）临床实践指南

临床实践指南（clinical practice guideline），也被称为医学指南、临床方案，是系统制定出的用于指导决策和提供卫生保健的某特定领域诊断、管理及治疗相关原则的文件，以帮助医务人员及患者在特定临床情况下对卫生保健做出合理决策。这类文件在医学发展过程中一直被使用，已有上千年的历史。

国际上，针对特定疾病或某些状态的临床实践指南从 20 世纪 80 年代后期以来逐渐受到重视，并被认为是医疗卫生未来发展的重点领域之一。通常情况下，临床实践指南都由国内、国际知名专家共同撰写，是对特定临床情况做出正确诊断、治疗决策的系统性指导意见。

指南的制定过程一般包括：①组建指南制作小组；②文献检索；③评价证据；④谨慎判断并提出建议；⑤咨询和同行评价；⑥评估；⑦患者参与；⑧文件存档操作；⑨指南的执行；⑩资料来源和其他因素。有代表性的 AGREE（The Appraisal of Guidelines Research and Evaluation Collaboration）指南评估系统由来自 13 个国家的研究者共同制定，共包括 6 个部分：范围和目的、使用事宜、制定的严谨性、清晰性与可读性、应用性和编辑独立。

临床实践指南与临床路径均属于临床规范化管理的指导性文件，用于指导临床决策。而临床实践指南是指导临床实践的原则，可协助临床提高医疗实践水平，但不能用于取代临床医生的判断，可以为医生、患者或照顾者等提供有价值的信息。临床路径则是指南或其他相关证据的"本土化"过程，是对临床诊疗、护理及其他医务过程的时序性指引，更加细化医疗过程，关注过程中的重点环节，注重对过程中无效行为的控制，具有高度的时效性，多限于医务工作者使用。同一临床问题，不同的医疗机构可以采用不同的临床路径，但却应当遵循同一个临床指南。

（二）绿色通道

绿色通道（green path）在医学领域一般指急诊绿色通道。急诊绿色通道是指医院内为急危重症患者提供快速高效的服务系统，尤其在突发公共事件造成重大人员伤亡时，能够及时提供医学救援，各级医院的急诊绿色通道是此类救援的中坚力量。还有专科急救绿色通道，即快速、有效地抢救专科急危重症患者。绿色通道的构成要素为人员、仪器设备及基本设施的保障。

临床路径与绿色通道均需要多学科合作，也都关注诊疗的时序性和时效性。然而在适用范围上，绿色通道具有时间第一、生命至上、需要打破常规等特点，无论是急诊还是专科急救绿色通道都应适用于任何一个需要急救的人，故没有选择性；临床路径则是制订好的时序性医疗照顾计划，通常只适用于一定范围的人群，可以有选择地纳入适用对象。此外，绿色通道更多体现在"保障"上，保证急救所需的一切软、硬件条件到位，临床路径除此之外，还有完整的技术部分、可预见性等。不过，由于专科急救绿色通道的适用范围、执行内容和管理时限相对比较固定，和临床路径之间没有本质区别，故也可以看成是临床路径的一个部分或临床路径的一个表现形式。

（三）单元化管理

单元化管理是针对某类疾病进行的特定医疗管理体系，以提高临床疗效，属于特殊医疗管理模式之一。卒中单元是其中典型的代表，指为卒中患者提供药物治疗、肢体康复、语言训练、心理康复和健康教育等系统化的医疗管理。以多元医疗（多学科合作）管理整合医疗模式为特点。

单元化管理与临床路径同属医疗机构中规范化管理的内容。两者有一个包含和被包含的关系，从病种的角度考虑，如属于适用于单元化管理的病种，则其单元化管理针对的是该病种的患者，单元的建立需要依照医院的医疗环境、选择合适的模式、改建病房结构、建立工作小组、制定标准文件、标准工作时间表等原则，临床路径属于其中需要制定的标准文件之一。单元化管理可运用临床路径的方法，而临床路径也有利于体现单元化管理的特点与优势。另一方面，临床路径较单元化管理有更广泛的适用病种范围。也就是说，即使是不适用于单元化管理的病种也可能适用于临床路径的研发和实施。

（四）医疗管理

医疗管理是研究医院管理现象及其规律性的学科，是管理学的一个分支，是一门应用科学，也是一门边缘性的学科。它既与医学科学相联系，又与社会科学相联系，并以其为基础。

医疗管理是一项涉面广的管理工作，它不仅涉及医院内部的资源状况和管理运行机制与服务模式，也涉及社会人文心理，其基本工作内容包括：医疗质量与医疗安全管理、资源利用与服务效率管理、医疗技术发展与应用管理、团队文化建设与行为规范管理、医患沟通管理、医院感染控制管理、医疗授权管理、医院药事服务管理、医用材料管理、医疗服务价格管理、医疗费用控制管理、医疗服务模式与流程管理、医疗环境与秩序管理、投诉与纠纷管理、医疗相关辅助服务管理、行业作风建设与管理等多项工作内容。

医疗管理的范畴主要有以下几个方面：质量管理；教学、科研管理；人力资源管理；经营管理；信息管理；医院文化；护理管理；药事管理；临床实验室管理；医学影像管理；病案管理；后勤管理等内容。

临床路径是医疗管理中医疗质量与医疗安全管理、资源利用与服务效率管理等工作内容的一种管理方式，是一个用系统管理、过程管理等科学方法建立的质量管理模式，是综合多学科、基于标准化方式的质量控制工具。临床路径对医疗管理具有推动作用，主要表现在以下方面：①规范诊疗行为；②提高医疗质量；③保障医疗安全；④有效利用医疗资源、医疗消费更趋合理，控制医疗成本；⑤提高教学效果；⑥为管理者的督导检查和质量改进提供可靠的依据。见表6-1。

表6-1　临床路径、医学指南、绿色通道、单元化管理与医疗管理区别与联系

区别/联系		临床路径	医学指南	绿色通道	单元化管理	医疗管理
区别	概念特点	临床专业与相关专业人员多学科合作制订并遵循的当前最优秀化医疗服务模式	具有科学性，权威性的标准诊疗原则	急诊或急救医疗模式	特殊疾病的医疗管理模式	涉及面广的医疗管理工作
	对象	以个案病种或病例为应用对象	以医务工作者、病人或病人家属、照顾者为应用对象	以急危重症的急诊或急救为应用对象	以特殊疾病为应用对象	整个医疗系统
	制定目的	建立时序化医疗服务计划，实现管理型医疗照顾模式	指导医务工作者进行临床决策，指导病人或照顾者进行疾病管理	实施快捷有效的急诊或急救服务	制定系统的疾病管理计划，提高特定疾病的临床医疗效果	实现医疗系统的计划、组织、控制与协调、指导与教育、发展与提高
联系		范畴均是属于临床规范化管理的范畴，用于指导临床决策。过程均形成临床规范化管理的指导性文件。				

五、中医临床路径的特点

中医临床路径既具有一般临床路径的共性特点，也因其医疗过程中强调整体观念、注重个体差异而具有其自身的特点。

1. 证据的多源性　充分复习和评估各类证据已经成为临床路径构建过程必经的重要阶段，对于中医临床路径而言，可采纳的证据主要包括以下几个方面：①既往医疗记录数据的分析；②古籍文献的系统挖掘整理；③名老中医经验的系统整理和提炼；④现代文献的系统分析和评价；⑤高层次临床专家形成的共识。

不同来源证据对同一个临床问题可能有多个类似的解决方法，也可能有多个不同甚至矛盾的解决方法，可以借鉴一些社会学、心理学或社会医学的方法，如深度访谈、核心小组、德尔菲法等，采用合理构建中医及中西医结合临床路径的证据分类基础、细化临床问题等方式加以整合。

2. 干预的多维性　临床路径一般而言是基于已有较明确证据而制定的，具有相对的确定性，且各阶段目标都比较清晰。然而，与西医相比，中医是以整体观和辨证论治为理论基础的医学。中医药疗法和目标之间往往不是一对一或多对一的对应关系，更常见的是多对多或一对多的联系。即要通过恰当的研究方法，在临床路径管理时间段内，基于证据阐明中医药疗法与目标间的联系和可能的因果关系，更重要的是从总体上把握中医药多环节、多阶段、多靶点的特性，熟悉诊疗规律，结合疾病的自身特点，构建临床路径。

第二节　临床路径的构建

一、临床路径构建过程

临床路径的制订，是一个将临床路径研发计划付诸于实施和管理的过程。由于不同单位和

机构之间存在的差异，其过程也可能会有不同。而中医临床路径的制订，充分地反映中医辨证论治规律，多层次发挥中医诊疗优势，既是中西医之间在干预模式上的差异，也是中医临床路径和现代医学临床路径的关键区别。但临床路径作为一种医疗管理的模式，同样存在一些共性技术，其制订过程可以概括为以下的几个阶段。

（一）组织架构和准备

1. 组织架构临床路径的制订　需要医院多层次和多学科人员参与，为提高管理和指导的效率及效果，一般需要构建三级组织架构，即医院临床路径技术管理委员会、临床路径指导评价小组及临床路径共性技术小组、科室临床路径研发小组、医技科室协调小组。

临床路径不仅是医疗技术工作或质量控制活动，而且是重要的系统工程。因而，医疗机构领导的重视程度是决定临床路径能否成功研发和实施的关键。通常，临床路径的组织管理都是由医疗机构的领导负责，如医院院长和分管医疗工作的副院长分别担任临床路径管理委员会的正、副主任，委员会内的其他成员则由临床医学、护理学、药学、流行病学、职能部门及其他相关专家担任。这样的模式被认为是最有利于推动临床路径在医疗机构内实施和发展的模式之一。此外，临床路径指导评价小组的职能也很重要，负责对整个医疗机构内各相关专业组临床路径的研发、实施进行技术层面的指导，实施过程的质量监控，制订评价指标、进行评价并根据结果提出改进措施等。其职能主要是通过路径共性技术小组、科室临床路径开发小组及相关医技科室协调小组加以实现的。作为路径的个案管理者与其他各组有直接或间接的双向沟通与联系，也是与病人关系最为密切的路径管理人员，通常是由具有一定资历的医生或是护理人员担任，他们熟悉整个路径方案，并能依照方案处理执行过程中遇到的各类属于或不属于变异的问题，定期提出改进建议。良好的组织架构是临床路径制订和实施过程的重要保障。

2. 计划与准备　首先需要深入了解临床路径的背景知识，如临床路径的意义、制订和实施等的关键点等。随后，组织多层次、多学科人员反复讨论临床路径在本医疗机构实施的可行性，制订临床路径的研发计划和流程，确定路径研究的目标和内容，选择合适的病种，明确临床路径制订过程中的软件和硬件需求。在此基础上，建立临床路径管理的基本模式，指定路径研发过程中的基本模式，指定路径研发过程中的有关制度；规定临床路径制定过程中所涉及的部门、科室及人员的职责；协调相关部门和人员的工作；并建立相应的路径会议制度，以解决实施过程中遇到的困难，不断完善和推动临床路径的研发和实施。

3. 动员和培训　当制订了相应的研发流程后，需召开整个医疗机构的动员大会，并对组织架构内的人员及相关医护人员进行临床路径知识的普及和培训，使其充分理解临床路径的意义和作用，积极配合临床路径的制订和实施工作。

4. 确立标准　为使临床路径实施过程中各环节的质量得到有效监控，必须在准备阶段预先建立相应的标准体系，为路径的实施人员提供执行的依据，同时也是实施质量控制的参考。需确立的标准包括：①路径中各关键环节的执行标准；②路径的纳入和退出标准；③路径研发、实施过程及实施效果的评价指标；④诊疗项目、信息采集等的标准操作规程（SOP）。

（二）病种或科室选择

临床路径研究病种的选择对于临床路径实施的效果有着重要影响，必须进行全面客观的分析论证，结合医院的实际情况，不能盲目随意选取；应遵循循序渐进的原则，即研究病种从少到多、路径类型从简单到复杂、应用范围由小到大，逐步推动临床路径的研发。临床路径研究的初期因尚处于探索阶段，一般多选择容易形成模式化的单病种或手术方式进行研究，因为其诊疗过程变异较小、路径方案易于制订、疗效评价指标明确，更容易取得减少住院天数和费用以及提高医疗质量的效果。根据路径研究对象的不同，相对完善的临床路径可以覆盖该病种的60%~80%以上的病人。

结合既往文献，中医临床路径研究病种的选择一般可参考以下原则：①常见/多发病；②费用比重大、无效住院天数长；③诊断明确；④中西医治疗或处置方式相对简单；⑤平均住院日和医疗费用变化范围小；⑥中医治疗有优势；⑦中医证候分型标准统一；⑧中医疗效易于评价等。

除了以上原则之外，还应优先考虑卫生医疗政策的相关性，如卫生行政部门已经制订临床路径推荐参考文本的病种、社会医疗保险支付病种等。

科室的选择：临床路径的具体实施责任人是相应的临床一线科室的医务人员，选择合适的科室，同样影响着临床路径的实施效果。路径实施科室的选择应从医院的优势与特点、科室的专业特长、科室医务人员的兴趣和专业水平进行综合评价和选择，相关科室应具有良好的管理、培训和保障质量的能力。

（三）临床路径的研发

1. 证据的收集、评价和整合　临床路径研发的证据多来源于以上三个方面，即既往医疗经验的整理、文献研究和专家共识，以研发过程中的关键问题为纽带，将这些不同来源的证据通过文献系统研究、专家共识等加以评价和整合，提供可靠的循证医学证据。

（1）既往医疗经验的整理：研究通常是以病案整理研究的形式，从以下几个方面，对本医疗机构近几年的医疗实践经验进行整理、分析，如研究某病种收治率、中医证候分型、中西医用药及治疗情况、药物不良反应情况、并发症情况、疾病转归、平均住院天数和费用、住院天数及费用的最大值和最小值等。在整理研究数据的基础上可选用德尔菲法、新的数据分析法等进行优化筛选，形成路径方案中研究对象的选择、干预措施、标准诊疗时间（如标准住院日）、评价指标、出入路径标准等内容的重要依据，充实临床路径的基本框架。

（2）文献研究：从路径研发的关键问题着手有针对性地收集文献资料，对病种相关的中医古籍文献、国内外现代研究进展等文献进行评价，总体上把握该病种的中医治疗优势和现代医学前沿技术，这些亦是制定临床路径方案的重要参考资料。

（3）专家共识：在病案整理及文献研究的基础上，广泛征求行业内同领域或相关领域专家的意见和建议，尤其是中医临床路径制订过程中必不可少的过程。

2. 制订时序化病种诊疗方案　时序化病种诊疗方案是执行路径诊疗项目的依据，其内容一般包括研究对象、疾病诊断标准、中医病种及/或证候诊断标准、病例筛选标准、效果评价标准、诊疗措施及时序对应关系等。注重在制订诊疗方案的过程中，以围绕关键问题整合后的证据为依据，充分发挥中医在该病种诊疗上的特色和优势。

3. 制订临床路径框架　临床路径框架是临床路径时序化管理的载体，是形成临床路径文本文件的依据，对于临床路径的实施操作具有指导意义。结合时序化病种诊疗方案，以病案整理及路径相关文献研究结果为参考，构建临床路径框架。框架中应设定相应的标准诊疗时间、确定相关临床问题及其预设干预措施、设定干预结果的拐点反应、界定相关临床路径的评价指标、制订路径流程图、提供相关支撑附件资料等。

4. 制订临床路径文本体系 在临床路径框架的基础上，对临床路径应用的具体方式、方法及相关文件的基本框架格式进行统一的规范，形成了临床路径文本。一般临床路径的文本体系应包括：

（1）临床路径表单：一般包括医师临床路径表单及患者临床路径告知单。①医师临床路径文本：应按照中医疾病发生发展的病机和客观规律，在路径文本中体现不同阶段的不同诊疗方案。文本中主要有横轴和纵轴。横轴为时间轴，一般以天为单位。纵轴为项目轴，项目的设置因医院及病种的不同而有差异，但原则上都应该将传统的弹性诊疗过程转变成标准化、规范化的诊疗计划。制订医师临床路径文本的过程，就是将诊疗项目和医嘱标准化、时序化的过程。②患者临床路径告知单：告知单没有统一的形式要求，多为表格或流程图。言语应简明扼要，内容描述入院到出院的全过程及医疗项目，其中医学专业内容应适当减少，使病人和家属易于接受和理解。

（2）临床路径流程图：包括医疗、护理、管理等几个方面的流程图，用于简明地介绍整个临床路径的方法和过程，要求临床路径的有关人员必须了解。

（3）变异记录单：变异是指在路径实施过程中出现的超出预先设想的情况，可能改变预期的治疗结果、费用或住院时间等。实施临床路径的过程中，实施者每天要根据项目执行的情况进行变异记录，对其做出不同的处理。

（4）质量控制表单：根据分级质控的要求，确定质控的内容，设计对应的各级质控表单，表单的设计重点是要体现对路径流程及关键环节执行情况的质控。

（5）各种病种相关评价量表或表格：针对路径研究病种不同及病情评估的需要，选择适用于路径的量表或设计相应的评估表格。

5. 专家论证组织 各学科专家对各路径制订的诊疗方案、临床路径表单和配套文件进行论证，根据专家提出的意见和建议，进行修改完善，形成临床路径试用版。

6. 试运行及修改 在临床路径正式应用之前，应对相关人员进行简单的培训，开展临床路径的试运行以检测其可行性。收集试运行期间的数据和存在的问题，如路径执行情况、路径实施效果、多学科人员协调、信息采集记录等问题，并对试运行结果进行评价，寻找不足，进行及时的修正以完善临床路径。必要时，该过程可以反复地进行，以不断提高路径方案的可行性及合理性，直到获得相对合理、稳定的路径方案。

二、临床路径构建的关键环节

PICO 策略（PICO Strategy）是被循证实践推荐用来处理临床、教学或科研相关医学问题的重要方法。PICO 是研究或管理对象通常是病人（Patient）、干预措施（Intervention）、比较/对照（Comparison）和结局/结果（Outcome）的缩写。临床路径是一种医学实践模式，可以 PICO 模型简要概括其构建的关键环节。

（一）研究或管理对象

对临床路径构建的目标人群进行界定，包括病种选择、病例筛选及管理时限等，中医临床路径研发病种选择的原则，包括：①占用较多医疗资源的病种，如急重症、多发或常见病；②诊断明确、处置方式的共识程度相对较高、变异相对较少的病种或疾病阶段；③中医药优势比较突出，或以中医治疗方法为主的病种或疾病阶段。

病例的筛选是指确定病种后从符合该病种诊断的病例中筛选适合实施路径的一类人群，与临床试验不同，临床路径管理所纳入的人群应更接近"真实世界"，故筛选多从"必要性"的角度进行，而较少考虑"充分性"。也就是说，将确实不适合用这个路径管理的人群排除，但并不是只保留非常适合路径管理的人群。筛选应使适用于路径管理的人群占该医疗机构同病种人群的大多数。筛选的原则因病而异，但多根据疾病自身的特点，从亚类别诊断、年龄、病程等方面考虑。

（二）干预或管理的内容和措施

干预或管理内容和措施的确定及其时序化是临床路径构建的重点，通常定期发布的医学指南就是对这些内容的阐述。然而，总有一些问题是指南中未提及而在实践中又常常面临的，尤其对中医领域而言。在研发包含这类问题的临床路径时提倡依据循证实践的原则，针对关键问题，通过文献研究、病案的整理研究及专家共识等方法分步骤形成相对较优的干预措施或管理内容。

1. 文献研究　中医临床路径构建过程中，文献的搜索范围不仅仅是最新医学指南、现代期刊文献（包括系统综述报告等），还应包括中医古籍文献（通常是指 1911 年以前出版的医著）、教材、学术机构或政府部门所制订的标准或规范、现代研究论著等。

当来源为现代文献时，可按照以下的步骤进行文献信息采集：①诊疗关键问题分析；②制订检索策略，整理检索结果，形成题录库；③筛选文献；④文献信息登记及评价；⑤专业结论评析。其中文献评价主要从文献的质量及其对路径的适用性等角度入手，包括研究对象与路径目标人群是否一致、合并用药情况与本路径是否接近、效应指标的公认程度、对照组、疗程和随访时间的设置是否合理等。

当来源为古籍文献时，建议其文献信息采集步骤如下：①目标疾病中医病名的确定；②限定古籍文献的范畴；③制订检索策略，整理检索结果，形成题录库；④筛选文献；⑤文献信息归类、分级及分析；⑥专业结论评析。

2. 病案的整理研究　相关医疗机构既往病案的整理研究，一般来说在路径构建过程中有两个方面的目的，一是为前瞻性的临床路径方案设计提供基础资料，为构建提供依据；另一方面是为临床路径的效果评价提供对照资料。

病案整理研究是对该病种既往诊疗方案及各类流程的归纳和总结，以时间和事件为纽带，包含诊疗要素、关键检查时点及内容、治疗方案的时序变化等。它是使临床路径在相关医疗机构中具有适用性的重要保障，为研发病种的选择、管理时限的确定、临床事件的类别、干预内容和时点等提供依据。

3. 专家共识　对于缺乏文献证据或证据不充分的关键问题，可结合病案的整理研究结果，通过专家共识形成较为一致的解决方法，共识结果亦可作为路径研发的证据之一。关键问题的筛选和确定是专家共识的一个重要内容。医学领域常用的代表性专家共识方法包括共识会议（Consensus development conference）、德尔菲法（Delphi）、命名小组技术法（Nominating group technique，NGT）等。

（三）比较或对照

对照的设置不属于路径构建必须的部分，更多地出现在研究过程中。通常，比较或对照的目的是反映路径实施的效果。路径的临床研究中有两种最常见的比较研究方法，一是历史对照，多指实施路径后与实施前的历史数据比较或不同时段路径与非路径病案的比较（Patient Chart Review）；另一个是同期对照，由于路径是一种作用于医疗保健各环节的多学科参与的方案，在同一医疗单位（如科室）内很难避免路径组对非路径组带来的沾染。因而，较为公认的是整群随机对照比一般的随机方法更适合路径效果的临床评价研究。

（四）结局或结果

临床路径的评价围绕研发及实施，从广义上讲，应该包括路径构建、实施过程及实施效果三个阶段的内容。通常所说的路径评价多指的是狭义的，仅针对实施效果的部分。中医临床路径实施效果的评价中，除常用的医疗效果、医疗效率等评估指标外，还应重视质量管理指标，如路径流程符合率、变异率等，这其中中医方案执行的符合情况、患者诊疗过程中医证型的变异情况等均是中医特有的指标，亦是判断中医临床路径执行效果的重要方面。

第三节　临床路径的评价

一、临床路径评价的概述

近年来，随着临床路径在医疗结构内的使用不断增长和普及，临床路径已成为一种有效的医院质量管理工具和疾病诊疗及评估标准。临床路径的规范化发展及其创新和优化是今后的研究方向。临床路径作为医疗管理模式，在不断改进和提升的过程中，改善了医疗服务的质量，降低了医疗服务费用，提高了患者的满意度。因而，一个系统的、统一的路径评价方法对提高路径运用的科学性和有效性，促进其创新和优化是极其必要的。

临床路径的评价是通过制定评价计划、信息收集、报告研发相关数据收集、分析报告及其评估对临床路径构建效果、实施过程、实施效果及满意度进行系统和科学的评价，以此向医疗机构提供路径持续改进的基础。临床路径评价指标的选择，既要真实反映医疗质量中的重要问题，又要反映管理层面、社会及患者深切关注的问题；同时作为与医疗活动相关的重要的管理手段和工具，要求临床路径评价指标既要具有高度的系统性和导向性，又要具有可比性和可操作性，能够全面反映临床路径的组织、实施及评估过程中各相互影响因素，使临床路径具有普遍的统计学意义和评价简单易于操作和掌握。

（一）临床路径评价的概念

目前，国内外对临床路径的评价尚无明确的概念，但对临床路径的评价大都集中在临床实施效果评价上。2009 年卫生部印发《临床路径管理指导原则（试行）》中指出："实施小组每月常规统计病种评价相关指标的数据，并上报指导评价小组。指导评价小组每季度对临床路径实施的过程和效果进行评价、分析并提出质量改进建议。临床路径实施小组根据质量改进建议制订质量改进方案，并及时上报指导评价小组。"

临床路径实施过程的评价内容包括：相关制度的制订、临床路径文本的制订、临床路径实施的记录、临床路径表的填写、患者退出临床路径的记录等。以上评价内容的宗旨是依据路径治疗结果进行评估、分析，总结每个患者的差异，进而改进路径质量，避免重复失误的发生，同时控制医疗成本，维护并提高医疗质量。

（二）临床路径评价的现状

临床路径在国外的应用自上世纪 80 年代开始，其设计的初衷是抑制医疗费用的上涨，改善医疗质量。发展至今，临床路径的应用在国外已相对成熟，对于临床路径的评价也比较多，涉及临床、质量、患者满意度、经济学等评价指标，但主要集中在临床实施效果的评价方面。我国 1996 年开始引入临床路径的概念，由于受到长期个体化医疗模式、缺少专业临床路径研究人员等因素的影响，临床路径在国内的发展尚不成熟，其评价涉及内容与国外类似，围绕成本指标、临床指标、服务指标、质量评估四个方面进行。评价内容涉及住院时间、住院费用、住院期间并发症或再次入院率，病人的满意度及临床路径的变异管理进行评价。

然而，临床路径是一种新型的病种管理模式，由于不同医疗机构之间的差异，其构建、实施和评价的过程也存在差异。但作为一种医疗管理模式，临床路径的制定有着共同的理论基础。临床路径的制定运用了工业工程的标准化原理作为理论基础，通过标准规范化的程序，剔除不合理、无用的动作，从而提高效率。因而，临床路径是规范统一临床医疗工作者实施诊疗活动的标准化流程。同时，临床路径的开发和应用是一个动态改进的过程，其构建过程通过戴明循环理论（PDCA），即计划 – 执行 – 检查 – 处理（Plan – Do – Check – Act），不断反馈临床路径施展信息，使其在发展中不断优化和完善。综上所述，仅仅以临床路径实施后的指标为评价的重点，对于路径的评价是不准确的，临床路径在实施过程中受到很多因素的影响，为了全面了解和改进临床路径各环节的不足，需要对临床路径构建、实施过程、实施效果等各个方面进行评价。

二、临床路径构建的效果评价

临床路径构建时，往往需要考虑到临床路径的实施主体、临床路径的具体内容和措施，同时要求有可靠的循证依据以及完善的结局评价指标。临床路径构建的主体为医疗机构，在医疗机构中成立临床路径管理委员会、临床路径指导评价小组以及在实施临床路径的临床科室成立具体实施小组，使临床路径的构建有组织保障，健全制度，同时受到医疗机构中领导的足够重视，能够获得配套的信息。通过医疗机构中多部门、多学科的参与，回顾分析现有的医学文献和临床病例，建立具有循证依据的，最恰当的，具有顺序性和时间性的医疗计划。评价临床路径构建的效果实际上即评价其组织架构、确定研究对象或管理对象、临床路径研发三个环节。

临床路径构建效果的评价指标包括：

1. 组织保障　建立三级临床路径管理评价小组，包括了医疗机构领导牵头的临床路径管理委员会，临床路径指导评价小组，临床科室成立以科室主任担任组长的临床路径实施小组；

2. 相关制度的制定　推行临床路径的相关管理制度，临床路径中关键环节的执行标准；诊疗项目和信息的标准操作规范；

3. 病种/科室纳入　选择诊疗信息明确的优势病种为实施路径管理的病种，对路径应用的具体医疗、护理人员进行培训，明确路径纳入和退出的标准；

4. 临床路径的研发　遵循严格的循证医学证据收集和评价方法，分析整理文献资料和临床信息，经涵盖临床医生、检验或影像等辅助科室、药学、信息管理部门、医疗机构财务部门以及病人共同参与制定具有明确顺序性和时效性的临床文本。

三、临床路径实施过程的评价

临床路径的实施过程遵照 PDCA 循环理论，通过制定计划、执行、检查和处理四个不断循环的环节，提高医疗服务质量，不断优化临床路径。其实施的过程包括宣传教育、相关人员培训、实施指南的制定、变异记录以及满意度的调查。临床路径实施过程的评价即对以上过程的评价，包括：

1. 加大正面宣传。

2. 相关人员培训　针对医疗机构具体实施部门及人员进行路径基础理论、相关管理制度、路径的主要内容，具体的实施方法及评价的培训。

3. 数据的收集整理　住院患者严格执行临床路径进入和退出标准，填写相应的路径表单，做好临床资料相关表单数据的记录、收集和整理。

4. 制定实施指南　实施小组有专人指导每日临床路径诊疗项目，医护人员和其他辅助科室职责明确，有标准规范的医嘱和护理记录。

5. 变异管理　记录变异的产生，查找产生的原因。

6. 满意度调查　包括患者满意度、路径实施医护人员满意度等。

四、临床路径实施效果的评价

无论是国外还是国内，对于临床路径的评价大都集中在临床路径实施效果的评价。其评价的指标包括：

1. 效率指标　住院天数、住院费用、平均医疗费用、诊疗效率等。

2. 经济学指标　医疗资源成本消耗、药物费用、并发症情况等。

3. 质量评估指标　路径流程符合率、路径文本填写情况、治疗效果、变异率等。

4. 社会学指标　多学科交差性、患者及家属的满意度、医务人员的满意度以及患者健康知识掌握情况等。

五、临床路径满意度评价

临床路径满意度评价是指对进入路径的患者及其家属的满意度和具体路径实施小组内临床医生、临床护士满意度进行评价。临床路径为一种新型的不断发展的医疗管理模式，其核心即以人为本，在其构建、实施的过程中坚持以人为本的基本理念，提升服务质量，降低医疗费用，提高满意度。

六、中医临床路径的评价

我国的临床路径起步较晚，在中医药领域，国家中医药管理局 2010 年发布了 22 个专业 95 个病种的中医临床路径合订本，以中医疗效肯定的常见病和多发病为入选病种，为中医临床路径的推广提供了依据。中医临床路径的评价基于中医基本理论，其评价指标除具有系统性、导向性、可比性和可操作性外，应结合中医辨证理论，从多维角度评价中医路径。

（一）中医临床路径构建效果评价的关键点

与西医临床路径构建不同，中医药治疗以整体观念和辨证论治为理论基础，其证据的收集除了回顾分析临床数据和分析现有文献，还采纳名老中医经验和古籍文献的挖掘整理以及临床专家形成的共识；在构建过程中，中医药自身多环节、多靶点的特性使临床路径的干预措施具有多元性。由此可见，以循证医学为基础，获得最佳研究证据，结合医生实践经验与患者的意愿，制定符合中医特色的最优的临床路径尤为重要。临床路径是基于已有较明确证据构建而成，而中医药重视以人为本，天人合一，而不是疾病的本身。因此，中医临床路径构建效果评价的关键点在于优化诊疗方案，将中医干预措施的多维性与路径证据确定性相统一。

（二）中医临床路径实施过程评价的关键点

中医临床路径实施过程受多种因素影响，对路径实施过程的控制和评价是保证路径顺利实施的关键。目前比较缺乏临床路径实施阶段的评价，很难获得统一的全面信息。

中医临床路径实施过程的评价关键点在于：

1. 纳入及退出路径的评估   纳入路径时要求有明确的中医诊断，能够按照流程及预计时间完成诊疗项目，患者知情并同意。

2. 详细记录执行的医疗计划   如实记录路径实施过程，专人登记完成进入路径后的表单。

3. 变异管理   记录变异并分析产生变异的原因，做出必要的修正，减小变异对临床路径预期效果的影响；对不可修正变异详细记录，实施小组讨论其发生的原因，避免再次发生。

4. 数据的收集整理   及时收集整理患者入院相关路径文本、护理资料以及医疗费用明细等相关资料，对患者及医务人员进行满意度调查。

（三）中医临床路径实施效果的评价关键点

中医临床路径实施效果的评价其宗旨是发挥中医治疗的优势，体现中医治疗的特色，缩短患者住院时间，控制医疗费用，保证医疗质量。其指标评价的关键点在于以人为本，指标包括：

1. 健康或疾病相关指标   改善症状，减低发病率和死亡率等。

2. 资源利用评估指标   住院天数，医疗费用等。

3. 以人为本指标   患者满意度、医务人员满意度以及多学科、多部门协作可行性。

（四）中医临床路径评价的常用指标

中医临床路径评价尚在起步阶段，临床评价指标种类繁多，综合近年相关中医临床路径评价文献，常用的临床路径评价指标与国际临床路径评价指标相似，包括效率指标、经济学指标、质量评估指标、社会学指标。但中医临床路径有其自身独特的特点，中医重视以人为本的辨证论治，其常用的评价指标中引入了"证候"的指标，即证候改善程度指标和症状积分变化指标。将中医的辨证论治及望、闻、问、切四诊指标量化，按照中医药理论特色研制修订特色量表，使中医临床路径的多维性与证据的确定性相统一，用更加客观化和定量化的指标评价中医临床路径，使中医临床路径的发展能够在循证医学证据的指引下更好地与国际接轨。

第四节   临床路径实施中变异的管理

一、临床路径变异的概念

临床路径中变异的概念尚无统一定义，国外学者对临床路径变异的定义主要包括以下三个方面：①路径变异是患者或者医务人员的行为与临床路径的规范不符；②实际结果偏离了预期的目标或期望的结果；③患者的医疗处理结果或医务人员的医疗护理行为不符合路径预期要求的情况。国内学者对临床路径的变异定义为以下三个方面：①任何预期的决定中有所变化的过程；②在临床路径实施的过程中，由于患者个体差异、医院条件或医务人员的原因，部分患者不一定能按照预先设计好的路径接收诊疗服务，可能发生偏离；③个别患者偏离标准临床路径，或沿着标准临床路径接收医疗护理的过程中出现偏差的现象。但其共同的特点是实施临床路径的过程中脱离了临床路径的规范标准。临床路径是一种预先设计好的具有顺序性和时间性的医疗计划。但其实施过程中由于患者的个体差异、医疗环境差异、突发状况、疾病发展情况等因素的影响，使患者的医疗活动发生偏离、退出甚至终止临床路径。

二、临床路径变异的研究现状

近年来，随着对临床路径的推广研究，其变异的研究也在逐步深入。临床路径实施过程中的变异是不可避免的现象，对临床路径变异的研究也是保证临床路径实施效果的重要方面。根据变异的性质分类，分为正性变异和负性变异。正性变异是患者偏离或违背临床路径可以促进患者疾病的转归，如缩短住院天数，减少住院费用等；负性变异是指偏离或违背临床路径导致患者住院天数、住院费用增加。根据变异的来源分类，分为医护人员相关变异，患者相关变异，医疗环境相关变异，疾病相关变异等。根据变异的管理分类，分为可控变异和不可控变异。可控变异是通过相应的干预措施，可以控制变异的发生，多由医患人员或医疗机构导致；不可控的变异是在实践过程中，变异不可控制，多由患者或疾病本身引起。

三、临床路径变异的管理策略

建立变异管理制度，在临床路径实施过程中，由医护人员及相关专家成立的路径实施小组，及时识别变异情况并记录，由实施小组及相关专家内部对变异进行分析，记录要准确、详实，必要时向上级管理部门反应，尽量避免下一例进入临床路径患者出现相似变异。

四、中医临床路径变异的管理

中医临床路径变异有其特殊性，中医诊疗辨证论治注重个体化治疗，辨证论治的过程可能出现由于患者的个体需要增加或减少中药处方、调整中医诊疗方法等，其本身即产生变异。因此，中医临床路径变异管理，除详细记录及分析变异之外，应根据需要添加及规范中医特色的变异记录单，编辑变异编码并收集整理变异相关数据，分析其可能产生的原因，不断优化和改进中医临床路径从而提高其服务质量。

附：脑出血临床路径表单

适用对象：第一诊断为脑出血（ICD－10：I61）。

患者姓名，性别，年龄，门诊号，住院号。

住院日期，年月日出院日期，年月日标准住院日：8－14天。

时间	住院第 1 天（急诊室到病房或直接到卒中单元）	住院第 2 天	住院第 3 天
主要诊疗工作	□询问病史与体格检查（包括 NIHSS 评分、GCS 评分及 Bathel 评分） □完善病历 □医患沟通，交待病情 □监测并管理血压（必要时降压） □气道管理：防止误吸，必要时经鼻插管及机械通气 □控制体温，可考虑低温治疗、冰帽、冰毯 □防治感染、应激性溃疡等并发症 □合理使用脱水药物 □早期脑疝积极考虑手术治疗 □记录会诊意见	□主治医师查房，书写上级医师查房记录 □评价神经功能状态 □评估辅助检查结果 □继续防治并发症 □必要时多科会诊 □开始康复治疗 □需手术者转神经外科 □记录会诊意见	□主任医师查房，书写上级医师查房记录 □评价神经功能状态 □继续防治并发症 □必要时会诊 □康复治疗 □需手术者转神经外科
重点医嘱	长期医嘱： □神经内科疾病护理常规 □一级护理 □低盐低脂饮食 □安静卧床 □监测生命体征 □依据病情下达 临时医嘱： □血常规、尿常规、大便常规 □肝肾功能、电解质、血糖、血脂、心肌酶谱、凝血功能、血气分析、感染性疾病筛查 □头颅 CT 、胸片、心电图 □根据病情选择：头颅 MRI，CTA，MRA 或DSA，骨髓穿刺、血型（如手术） □根据病情下达病危通知 □神经外科会诊	长期医嘱： □神经内科疾病护理常规 □一级护理 □低盐低脂饮食 □安静卧床 □监测生命体征 □基础疾病用药 □依据病情下达 临时医嘱： □复查异常化验 □复查头 CT（必要时） □依据病情需要下达	长期医嘱： □神经内科疾病护理常规 □一级护理 □低盐低脂饮食 □安静卧床 □监测生命体征 □基础疾病用药 □依据病情下达 临时医嘱： □异常化验复查 □依据病情需要下达
主要护理工作	□入院宣教及护理评估 □正确执行医嘱 □观察患者病情变化	□正确执行医嘱 □观察患者病情变化	□正确执行医嘱 □观察患者病情变化
病情变异记录	□无□有，原因： 1. 2.	□无□有，原因： 1. 2.	□无□有，原因： 1. 2.
护士签名			
医师签名			
主要诊疗工作	□各级医生查房 □评估辅助检查结果 □评价神经功能状态 □继续防治并发症 □必要时相关科室会诊 □康复治疗	□通知患者及其家属明天出院 □向患者交待出院后注意事项，预约复诊日期 □如果患者不能出院，在"病程记录"中说明原因和继续治疗的方案	□再次向患者及家属介绍病员出院后注意事项，出院后治疗及家庭保健 □患者办理出院手续，出院

续表

时间	住院第 1 天（急诊室到病房或直接到卒中单元）	住院第 2 天	住院第 3 天
重点医嘱	长期医嘱： □神经内科疾病护理常规 □一～二级护理 □低盐低脂饮食 □安静卧床 □基础疾病用药 □依据病情下达 临时医嘱： □异常检查复查 □复查血常规、肾功能、血糖、电解质 □必要时复查 CT □依据病情需要下达	长期医嘱： □神经内科疾病护理常规 □二～三级护理 □低盐低脂饮食 □安静卧床 □基础疾病用药 □依据病情下达 临时医嘱： □异常检查复查 □必要时行 DSA、CTA、MRA 检查 □明日出院	出院医嘱： □通知出院 □依据病情给予出院带药及建议 □出院带药
主要护理工作	□正确执行医嘱 □观察患者病情变化	□正确执行医嘱 □观察患者病情变化	□出院带药服用指导 □特殊护理指导 □告知复诊时间和地点 □交待常见的药物不良反应 □嘱其定期门诊复诊
病情变异记录	□无□有，原因： 1. 2.	□无□有，原因： 1. 2.	□无□有，原因： 1. 2.
护士签名			
医师签名			

第七章　循证中医临床实践

第一节　案例与问题

一、案例

某中医内科病房将进行疑难病例讨论，病例如下：

患者张某某，女，55 岁，因"多饮、多尿 10 余年，间断恶心、呕吐、食欲不佳 15 天"入院。

现病史：10 年前无明显诱因出现多饮、多尿、多食，每天饮水约 4500mL，尿量约 3500mL，每天主食约 1.5 斤（0.75kg），测静脉空腹血糖 12.5mmol/L，静脉餐后血糖 19.2mmol/L，已施行生活方式干预，二甲双胍 0.5mgtid，应用 3 周后，空腹血糖 10.5mmol/L，餐后血糖 14.8mmol/L，再加瑞格列奈 1mg tid，血糖维持在：空腹血糖 6.8mmol/L，餐后血糖 7.8mmol/L。患者自发病来，一直应用上述方案进行治疗。15 天前，出现恶心、呕吐、食欲不佳，于急诊查空腹血糖 11.60mmol/L，餐后 2 小时血糖 15.14mmol/L，尿酮体 ＋＋＋＋，血酮测定 1.9mmol/L。经治疗，酮症酸中毒基本纠正，转入病房。患者现自觉口渴引饮，食少多寐，精神不振，四肢乏力，眩晕，头重昏蒙，视物旋转，胸脘痞塞，右胁胀痛，满闷不舒，厌食油腻，恶心欲吐，身重倦怠，便溏。

既往史：体型肥胖，非酒精性脂肪肝病史 25 年，睡眠呼吸暂停综合征病史 15 年，伴乏力，嗜睡，晨起头痛等症状，但未予重视。高血压病史 5 年，最高达 180/90mmHg，平时服用氯沙坦、硝苯吡啶控释片等降压，血压控制基本达标至 130/90mmHg。

家族史：父亲患"糖尿病"。

入院查体：T36.8℃，P 86 次/分，R18 次/分，BP 150/95mmHg。身高 160cm，体重 82 kg，BMI 为 32.0 kg/m²，腰围 92 ㎝，臀围 100 ㎝。患者神清，口唇发绀，面色青紫，自主体位，查体合作。双肺呼吸音清，叩清音，未闻及干湿啰音；心率 86 次/分，律齐，心音有力，各瓣膜听诊区均未闻及杂音。腹部平坦，无压痛，肝脾肋下未及，双下肢轻度水肿，双侧足背动脉搏动减弱，双足针刺觉减弱，病理反射阴性。舌质淡红，苔白腻，脉滑弱。

入院辅助检查：血气分析：PH 7.35，PCO$_2$ 41mmHg，PO$_2$ 81mmHg，SaO$_2$ 90%。空腹血糖：7.6mmol/L；餐后 2 小时血糖：12.14mmol/L。尿常规：尿糖 2 ＋，蛋白 3 ＋，潜血 ＋。查血液生化：BUN 10.9mmol/L，Cr 178umol/L，ALT 64U/L，AST 55U/L。肌酐清除率为 53.4mL/min。血常规：WBC 6.8×10⁹/L，RBC 5.5×10¹²/L，N 56.7%，HGB 152g/L，PLT 202×10⁹。血清 Na⁺ 133.8mmol/L，K⁺3.9mmol/L，Cl⁻ 109mmol/L，血清 CO$_2$ 22mmol/L。心电图检查示：aVL、V$_5$、V$_6$　ST－T 段压低，提示心室侧壁轻度缺血。血沉为 24mm/hr。血脂分析：TG1.86mmol/

L，TC 5.55mmol/L，HDL－C 0.67mmol/L，LDL－C 2.71mmol/L，动脉硬化指数为 4.04，VLDL－C 0.46mmol/L。血游离脂肪酸为 1093.4umol/L。查肝功能：TP 4.82g/dL，ALB3.0g/dL，GLO1.82g/dL；ALT 64U/L，AST 55U/L；查糖化血红蛋白为 9.1%，超敏 CRP 为 3.68mg/L。病毒筛查均为阴性。尿、便常规未发现异常。影像学诊断报告：胸部 X 光片未发现特殊异常。查 24 小时尿氮为 21.5g。多次导睡眠图提示 AHI 13 次/小时，夜间最低 SaO_2 为 86%。超声心动图检查：心室舒张功能减低。下肢动脉超声检查提示双下肢动脉粥样硬化伴多发斑块形成；腹部超声提示"中度脂肪肝"；眼科超声影像检查提示双眼玻璃体混浊。神经检查发现双下肢 SSR 异常。足部阈值检测发现双足阈值减低。患者能量代谢报告提示 REE 正常，RQ 为 0.69，明显减低，提示患者物质代谢以脂肪氧化为主，糖氧化减少。8 小时尿微量白蛋白 172.8ug/min。

入院中医诊断：消渴（脾肾两虚，痰湿瘀阻）

眩晕（脾肾两虚，痰湿瘀阻）

胁痛（脾肾两虚，痰湿瘀阻）

入院西医诊断：2 型糖尿病

2 型糖尿病性周围神经病变

2 型糖尿病性周围血管病变

糖尿病酮症

糖尿病肾病

肾功能不全 3 期

睡眠呼吸暂停综合征

非酒精性脂肪肝（中度）

高血压 2 级

二、背景知识

此背景知识主要来自《2 型糖尿病中医临床实践指南》[1]《中国 2 型糖尿病防治指南（2010 版）》[2]《非酒精性脂肪性肝病诊疗指南（2010 年修订版）》[3]

（一）中医 2 型糖尿病辨证分型与治疗方药

1. 西医诊断 2 型糖尿病的诊断标准采用 WHO1999 年糖尿病分型及诊断标准。糖尿病症状及任意时间血浆葡萄糖水平（BPG）≥11.1mmol/L（200mg/dL），或空腹血浆葡萄糖（FPG）水平≥7.0mmol/L（126mL/dL），或 OGTT 试验中，2 小时 BPG 水平≥11.1mmol/L（200mg/dL）。

2. 中医诊断

（1）中医诊断标准：消渴病典型症状为乏力、多饮、多食、多尿、形体消瘦，伴血、尿糖增高等，是诊断的主要依据。无典型"三多一少"症状，见于中年形体肥胖者。出现胸痹、眩晕、中风、水肿、雀目、痈疽以及肺痨等病症，可考虑消渴病（2 型糖尿病），应作相关检查。

（2）证候诊断：

热盛证：里热炽盛，以实证为主。表现为烦渴，喜饮冷水，大便干结，小便黄赤。舌质红苔黄，脉数。

阴（液亏）虚证：阴津不足，以虚热证为主。表现为潮热盗汗，午后颧红，五心烦热，口燥咽干。舌红少津，脉细数。

气虚证：元气不足，脏腑机能衰退。表现为气短乏力，神疲懒言，自汗，易于感冒。舌淡，脉虚。

阳虚证：阳气亏损，脏腑机能衰退。表现为畏寒肢冷，神疲乏力，气短，口淡不渴，或喜热饮，尿清便溏，或尿少浮肿，面白。舌淡胖，脉沉迟无力。

痰湿证：脾运不健，湿蕴酿痰。表现为肥胖，胸闷，气短，外感可见咳嗽痰多。舌淡苔白腻，脉滑。

血瘀证：瘀血内阻，血行不畅。表现为青紫肿块，疼痛拒按，或腹内症块、刺痛不移、拒按，或出血紫暗成块。舌紫或有斑点，脉弦涩，或四肢麻木或刺痛不移，或肢端发凉、紫暗或苍白，或胸痹心痛，或眼花目暗，唇舌紫暗或有瘀斑，苔薄，脉沉细或脉弦。

消渴病变证：消渴病日久，则易发生以下两种病变：一是阴损及阳，阴阳俱虚；二是病久入络，血脉瘀滞。消渴病常涉及多个脏腑，病变影响广泛，未及时医治以及病情严重的患者，常可并发多种病症。白内障、雀目、耳聋。肾阴亏损，肝失濡养，肝肾精血不能上承于耳目。表现为视物昏渺，耳鸣耳聋。

疮疖、痈疽：燥热内结，营阴被灼，脉络瘀阻，蕴毒成脓。

中风偏瘫：阴虚燥热，炼液成痰，以及血脉瘀滞，痰瘀阻络，蒙蔽脑窍。

水肿：阴损及阳，脾肾衰败，水湿潴留，泛溢肌肤。表现为颜面、眼睑、四肢、腹背或全身水肿。

厥脱：阴津耗竭（若极度耗损，虚阳浮越，则现面红），出现头痛、烦躁、恶心呕吐、目眶内陷、唇舌干红、息深而长，最终因阴竭阳亡而见昏迷、四肢厥冷、脉微细数欲绝等危象。

亡阳：面色苍白，冷汗淋漓，心悸，四肢厥冷，脉微细数欲绝等危象。

综观消渴病的自然发病过程，早期多形体肥胖，痰浊内停；痰浊化热，日久可化热伤津，为阴虚热盛。形体消瘦者为素体阴虚，阴虚热盛，阴愈虚则燥热愈盛，燥热愈盛则阴愈虚。阴虚日久，气亦耗伤，形成气阴两虚；气虚阴虚日久，阳气亏虚，发展为阴阳两虚，气血俱损，阴虚贯穿消渴病始终。痰浊入血，或阴虚血液黏滞，都可形成血瘀。痰瘀为糖尿病主要兼证，是各种并发症发生和发展的病理基础。痰浊瘀血又可损伤脏腑，耗伤气血，使病变错综复杂。

3. 辨证分型　2型糖尿病证候表现形式，通常是以上证候相兼为病。临床上可用以上证候加病位，灵活、动态地掌握证候演变规律。纵观2型糖尿病证候，基本经历：热盛－阴虚－气虚－气阴两虚－阴阳两虚的演变过程，阴虚热盛证、气阴两虚证和阴阳两虚证较为常见。瘀血是其主要兼夹证，其中，气阴两虚夹瘀是最为常见、病程相对较长的证候类型。主要证候组合如下：

（1）阴虚热盛证：肺燥阴伤，口渴引饮；胃火亢盛，消谷善饥，溲赤便秘，舌红苔黄；肝火偏亢，急躁易怒，面红目赤，头晕目眩；心火亢盛，心悸失眠，心烦怔忡。舌红苔黄，脉细滑数，或细弦数。

（2）气阴两虚证：脾气不足，面色萎黄，倦怠乏力，腹胀汗多；心气不足，心悸气短，胸闷憋气，失眠多梦；肾阴不足，耳鸣失聪，腰酸膝软，遗精早泄；肺阴不足，咽干舌燥，干咳无痰，自汗盗汗；肝阴不足，头晕目眩。舌红少津，苔薄或花剥，脉细数无力或细而弦。

（3）阴阳两虚证：肾阳虚亏，面色苍白，形寒肢冷，阳痿早泄，腰酸耳鸣，夜尿频数；脾阳虚亏，神疲倦怠，面色萎黄，腹胀便溏；脾肾阳虚，五更泄泻，阳痿不举，纳呆泛恶；胸阳不振，胸闷憋气，心悸气短。唇舌暗紫或舌体胖大，有齿痕，脉沉细无力。

（4）血瘀脉络证：久病入络，瘀血阻滞。临床表现为胸痛，胁痛，腰痛，背痛，部位固定，或为刺痛，肢体麻木，疼痛夜甚，肌肤甲错，口唇紫暗，健忘心悸，心烦失眠。舌质暗，有瘀斑，舌下脉络青紫迂曲，脉弦或沉而涩。

（二）2 型糖尿病及噻唑烷二酮类药物

2 型糖尿病的病因和发病机制目前仍不明确，其显著的病理生理学特征为胰岛 β 细胞功能缺陷所导致的胰岛素分泌减少（或相对减少）或胰岛素抵抗所导致的胰岛素在机体内调控葡萄糖代谢能力的下降或两者共同存在。

高血糖的药物治疗多基于 2 型糖尿病的两个主要病理生理改变——胰岛素抵抗和胰岛素分泌受损。口服降糖药物根据作用效果的不同，可以分为促胰岛素分泌剂（磺脲类、格列奈类、DPP-Ⅵ 抑制剂）和非促胰岛素分泌剂（双胍类、噻唑烷二酮类、α-糖苷酶抑制剂）。磺脲类药物、格列奈类药物、直接刺激胰岛素分泌；DPP-Ⅵ 抑制剂通过减少体内 GLP-1 的分解而增加 GLP-1 进而增加胰岛素分泌的作用；噻唑烷二酮类药物可改善胰岛素抵抗；双胍类药物主要减少肝脏葡萄糖的输出；α-糖苷酶抑制剂主要延缓碳水化合物在肠道内的吸收。2 型糖尿病是一种进展性的疾病，在 2 型糖尿病的自然病程中，胰岛 β-细胞的功能随着病程的延长而逐渐下降，胰岛素抵抗的水平变化不大。因此，随着 2 型糖尿病病程的进展，对外源性的血糖控制手段的依赖性逐渐增大。在临床上常常需要口服药物之间的联合治疗。糖尿病的营养治疗和运动治疗是控制 2 型糖尿病高血糖的基本措施。在上述措施不能使血糖控制达标时应及时采用包括口服药物治疗在内的药物治疗。

噻唑烷二酮类药物主要通过增加靶细胞对胰岛素作用的敏感性而降低血糖。目前在我国上市的噻唑烷二酮类药物主要有罗格列酮和吡格列酮。临床试验显示，噻唑烷二酮类药物可以使 HbA1c 下降 1.0% ~ 1.5%。

噻唑烷二酮类药物单独使用时不导致低血糖，但与胰岛素或促胰岛素分泌剂联合使用时可增加发生低血糖的风险。体重增加和水肿是噻唑烷二酮类药物的常见副作用，这种副作用在与胰岛素联合使用时表现更加明显。

噻唑烷二酮类药物的使用还与骨折和心衰风险增加相关。在有心衰（纽约心衰分级 Ⅱ 以上）的患者、有活动性肝病或转氨酶增高超过正常上限 2.5 倍的患者、以及有严重骨质疏松和骨折病史的患者中应禁用本类药物。

因罗格列酮的安全性问题尚存在争议，其使用在我国受到了较严格的限制。对于未使用过罗格列酮及其复方制剂的糖尿病患者，只能在无法使用其他降糖药或使用其他降糖药无法达到血糖控制目标的情况下，才可考虑使用罗格列酮及其复方制剂。对于使用罗格列酮及其复方制剂的患者，应评估心血管疾病风险，在权衡用药利弊后，方可继续用药。

（三）非酒精性脂肪性肝病

非酒精性脂肪性肝病是一种与胰岛素抵抗（insulin resistance，IR）和遗传易感密切相关的代谢应激性肝脏损伤疾病，其病理学改变与酒精性肝病（Alcoholic Liver Disease，ALD）相似，但患者无过量饮酒史。疾病谱包括非酒精性单纯性脂肪肝（nonalcoholic simple fatty liver，NAFL）、非酒精性脂肪性肝炎（nonalcoholic steatohepatitis，NASH）及其相关肝硬化和肝细胞癌。NAFLD是21世纪全球重要的公共健康问题之一，亦是我国愈来愈重视的慢性肝病问题[2]。

1. 流行病学　随着肥胖症和代谢综合征在全球的流行，近20年亚洲国家NAFLD增长迅速且呈低龄化发病趋势，中国的上海、广州和香港等发达地区成人NAFLD患病率约为15%。NAFLD的危险因素包括：高脂肪高热量膳食结构、多坐少动的生活方式、IR、代谢综合征及其组分（肥胖、高血压、血脂紊乱和2型糖尿病）。尽管酒精滥用和丙型肝炎病毒（viral hepatitis C，HCV）感染与肝脂肪变关系密切，但是全球脂肪肝的流行主要与肥胖症患病率迅速增长密切相关。近期研究发现体质量和腰围的增加与NAFLD发病有关，腰围比BMI更能准确预测脂肪肝。

2. 自然转归　NAFLD患者肝病进展速度主要取决于初次肝活组织检查（简称肝活检）组织学类型。NAFLD进展很慢，随访10～20年肝硬化发生率低（0.6%～3.0%），而NASH患者10～15年内肝硬化发生率高达15～25%[1-2]。年龄>50岁、肥胖（特别是内脏性肥胖）、高血压、2型糖尿病、ALT增高、AST与ALT比值>1以及血小板计数减少等指标是NASH和进展性肝纤维化的危险因素。在NAFLD漫长病程中，NASH为NAFL发生肝硬化的必经阶段。与慢性丙型肝炎和酒精性肝炎相比，NASH患者肝纤维化进展相对缓慢，失代偿期肝硬化和肝细胞癌通常发生于老年人。

3. 治疗对策　治疗NAFLD的首要目标为改善IR，防治代谢综合征及其相关终末期器官病变，从而改善患者生活质量和延长存活时间；次要目标为减少肝脏脂肪沉积并避免因"二次打击"而导致NASH和肝功能失代偿，NASH患者则需阻止肝病进展，减少或防止肝硬化、肝癌及其并发症的发生。

（1）控制体质量，减少腰围：考虑肥胖的NAFLD患者如果改变生活方式6～12个月体质量未能降低5%以上，建议谨慎选用二甲双胍、西布曲明、奥利司他等药物进行二级干预。除非存在肝功能衰竭、中重度食管–胃静脉曲张。

（2）改善IR，纠正代谢紊乱：根据临床需要，可采用相关药物治疗代谢危险因素及其并发症。除非存在明显的肝损害（例如血清转氨酶大于3倍正常值上限）、肝功能不全或失代偿期肝硬化等情况，NAFLD患者可安全使用血管紧张素受体阻滞剂、胰岛素增敏剂（二甲双胍、吡格列酮、罗格列酮）以及他汀类等药物，以降低血压和防治糖脂代谢紊乱及动脉硬化。但这些药物对NAFLD患者血清酶谱异常和肝组织学病变的改善作用，尚有待进一步临床试验证实。

三、临床问题梳理

患者因糖尿病酮症酸中毒急诊入院，当下患者酮症纠正，生命体征基本稳定，但自觉症状未除，血糖、血压、血脂、体重等指标尚不正常，已有的糖尿病神经、血管、肾脏并发症依然存在，并有呼吸睡眠暂停综合征、非酒精性脂肪性肝炎。当前要解决的临床问题是拟定最佳的防治方案，缓解病痛，延缓疾病进展。但在一个2型糖尿病合并及伴发多种疾病的患者身上，制定最佳防治方案的前提，首先是要明确患者入院诊断是否准确？其次要弄清非酒精性脂肪肝与糖尿病二者的内在关系及相互影响是什么？治疗方法如何选择？最后要确定2型糖尿病合并非酒精性脂肪肝患者预后如何？

在确定上述临床问题后，科室医生分别从诊断、病因、治疗、预后查找临床决策证据，进而开展基于循证医学的病案讨论。

第二节　循证诊断临床实践过程

一、中医辨证分型循证临床实践步骤

（一）提出一个可回答的临床问题

1. 剖析问题　本例患者除口渴多饮外，尿量不多，不瘦反胖、纳差，伴头重昏蒙，视物旋转、身重倦怠、乏力、嗜睡、胸脘痞塞，右胁胀痛，满闷不舒，厌食油腻，恶心欲吐，便溏，晨起头痛、面部紫绀、双下肢轻度水肿，双侧足背动脉搏动减弱，双足针刺觉减弱。舌质淡红，苔白腻，脉滑弱。如套用西医诊断，当属消渴、胁痛、眩晕、水肿，但视患者症状与消渴只有多饮一症相符，其余是痰湿瘀血阻滞之象，与消渴阴虚燥热为主病机不符，是否合适诊断消渴？故需要了解 2 型糖尿病合并脂肪肝的中医证候现况，以确定患者的中医诊断。

2. 制定检索策略

（1）确定检索方式：本次检索的目的是使用证据，以快速、查准为重点。医院医学数据库较完善，故首选计算机检索方式。中文全文数据库首选查准率较高的文摘数据库"中国生物医学期刊文献数据库"，确定文献后，选择中国知网和含中华医学期刊的万方数据库查找全文。西文数据库首选偏于二次文献的"BMJ Best Practice"，其次选偏一次文献的 PubMed。

（2）分解临床问题，选择检索词

患者（P）：糖尿病合并非酒精性脂肪肝。

研究（I）：糖尿病合并非酒精性脂肪肝病的中医证型。

对照（C）：糖尿病中医证型、非酒精性脂肪肝病中医证型。

结果（O）：中医病名，证候分型。

（3）编写检索式：可以查主题词表，确定主题词作为检索词，可以用关键词。参考的检索式：糖尿病 or 非酒精性脂肪肝 or 糖尿病合并非酒精性脂肪肝 + 证型 or 证候。不同的数据库，需针对检索式和结果进行调整。需要在实践中积累经验，留存数据库较理想的检索式，是有效途径之一。

表 7-1　临床问题关键信息表

PICO	关键信息
患者人群（P）	糖尿病合并非酒精性脂肪肝病
研究（I）	糖尿病合并非酒精性脂肪肝病证型
对照（C）	糖尿病、非酒精性脂肪肝病证型
结果（O）	中医病名，分型
问题类型	辨证（中医诊断）
最佳研究设计	现况调查
检索式	糖尿病 or 非酒精性脂肪肝 or 糖尿病合并非酒精性脂肪肝 + 证型 or 症候 + 指南 or 共识 or 标准

（二）检索证据

文献的纳入标准是发表在国内外各种医学期刊上的，关于糖尿病合并非酒精性脂肪性肝病的指南、共识、中医证型原始研究论文等。为区分糖尿病合并非酒精性脂肪性肝病与糖尿病、单纯性脂肪肝病的症候差异需分别进行检索。

首先查糖尿病中医指南、共识、意见或标准。BMJ Best Practice、PubMed 没有相关内容。中国生物医学文献数据库（SinoMed），检索式："中医"［常用字段］AND"糖尿病"［常用字段］）AND"指南"［常用字段］，不限定发表时间，用高级检索，检索时间为：2014 年 7 月，文献 69 篇，手动去除非指南类文献，剩余 18 篇。用 CNKI 全文检索"糖尿病 + 中医 + 指南 or 标准"，共得下述 24 篇指南类文献：

［1］仝小林，倪青，魏军平，等．糖尿病中医诊疗标准［J］．世界中西医结合杂志，2011，06：540 – 547.

［2］石岩，田静，杨宇峰，等．糖尿病合并皮肤病中医诊疗标准［J］．世界中西医结合杂志，2011，03：270 – 273.

［3］李显筑，郭力，王丹，等．糖尿病泌汗异常中医诊疗标准［J］．世界中西医结合杂志，2011，03：274 – 276.

［4］魏子孝，夏城东，李惠林，等．糖尿病合并代谢综合征中医诊疗标准［J］．世界中西医结合杂志，2011，02：177 – 179.

［5］冯建华，高思华，程益春，等．糖尿病勃起功能障碍中医诊疗标准［J］．世界中西医结合杂志，2011，02：180 – 184.

［6］冯兴中，姜敏，周铭，等．糖尿病合并脑血管病中医诊疗标准［J］．世界中西医结合杂志，2011，04：357 – 364.

［7］李显筑，郭力，王丹，等．糖尿病神经源性膀胱中医诊疗标准［J］．世界中西医结合杂志，2011，04：365 – 368.

［8］仝小林，倪青，魏军平，等．糖尿病前期中医诊疗标准［J］．世界中西医结合杂志，2011，05：446 – 449.

［9］杨叔禹，李学军，王丽英，等．糖尿病胃肠病中医诊疗标准［J］．世界中西医结合杂志，2011，05：450 – 454.

［10］吴以岭，高怀林，贾振华，等．糖尿病合并心脏病中医诊疗标准［J］．世界中西医结合杂志，2011，05：455 – 460.

［11］沈远东，陆灏，徐隽斐，等．糖尿病合并骨质疏松中医诊疗标准［J］．世界中西医结合杂志，2011，03：265 – 269.

［12］高彦彬，刘铜华，南征，等．糖尿病肾脏疾病中医诊疗标准［J］．世界中西医结合杂志，2011，06：548 – 552.

［13］范冠杰，赵玲，唐咸玉，等．糖尿病足中医诊疗标准［J］．世界中西医结合杂志，2011，07：618 – 625.

［14］吴深涛，梁家利，高婧，等．糖尿病合并脂代谢紊乱中医诊疗标准［J］．世界中西医结合杂志，2011，07：626 – 631.

［15］段俊国，金明，接传红，等．糖尿病视网膜病变中医诊疗标准［J］．世界中西医结

合杂志，2011，07：632-637.

［16］赵进喜，王世东，庞博，谭倩. 糖尿病合并高血压中医诊疗标准［J］. 世界中西医结合杂志，2011，07：638-644.

［17］仝小林，刘喜明，魏军平，等. 糖尿病中医防治指南［J］. 中国中医药现代远程教育，2011，04：148-151.

［18］高彦彬，刘铜华，李平. 糖尿病肾病中医防治指南［J］. 中国中医药现代远程教育，2011，04：151-153.

［19］段俊国，金明，接传红. 糖尿病视网膜病变中医防治指南［J］. 中国中医药现代远程教育，2011，04：154-155.

［20］冯兴中，张宁，谢春光. 糖尿病中医防治指南糖尿病合并脑血管病［J］. 中国中医药现代远程教育，2011，19：138-140.

［21］奚九一，李真，范冠杰，等. 糖尿病中医防治指南糖尿病足［J］. 中国中医药现代远程教育，2011，19：140-143.

［22］庞国明，闫镛，郑晓东. 糖尿病周围神经病变中医防治指南［J］. 中国中医药现代远程教育，2011，22：119-121.

［23］沈远东，詹红生，赵咏芳，等. 糖尿病性代谢性骨病中医防治指南［J］. 中国中医药现代远程教育，2011，22：121-122.

［24］石岩，尤立平，刘瓦利，等. 糖尿病合并皮肤病中医防治指南［J］. 中国中医药现代远程教育，2011，22：123-124.

查其内容，《糖尿病中医诊疗标准》认为糖尿病属于"脾瘅""消渴"等范畴，并在对"消渴病"下定义时言其相当于糖尿病。其与本病最接近的《糖尿病合并代谢综合征中医诊疗标准》认为代谢综合征（Metabolic syndrome）是一类以高血糖、肥胖、血脂异常和高血压等集簇存在为标志的临床综合征。可参考中医"肥胖""脾瘅""腹满""胸痹""眩晕"等病证进行治疗，未提及消渴。《糖尿病中医防治指南》指出：糖尿病属于中医"消渴""肥胖"等范畴，但其并发症指南未将糖尿病合并非酒精性脂肪性肝病纳入。

手工检索以图书形式出版而未在杂志上发表的《2型糖尿病中医临床实践指南》（2011）采用的是西医病名加中医证型的方式，也未纳入糖尿病合并非酒精性脂肪性肝病。

再查非酒精性脂肪性肝的中医指南类文献，BMJ Best Practice、PubMed没有相关内容。中国生物医学文献数据库（SinoMed），检索式："非酒精性脂肪"［常用字段：智能］AND"中医"［常用字段：智能］AND"意见"［常用字段：智能］，不限定发表时间，用高级检索，检索时间为：2014年7月，文献2篇，文题相同，选其中一篇如下：

张声生，李乾构，李军祥. 非酒精性脂肪性肝病中医诊疗共识意见（2009，深圳）［J］. 中国中西医结合消化杂志，2010，04：276-279.

中国生物医学文献数据库（SinoMed），检索式："非酒精性脂肪"［常用字段：智能］AND"中西医"［常用字段：智能］AND"意见"［常用字段：智能］不限定发表时间，用高级检索，检索时间为：2014年7月，文献1篇：

李军祥，陈治水，危北海. 非酒精性脂肪性肝病的中西医结合诊疗共识意见［J］. 中国中西医结合杂志，2011，31（2）：155-158.

查其内容，中医诊疗共识认为：非酒精性脂肪性肝病包括非酒精性单纯性脂肪肝非酒精性脂肪性肝炎和非酒精性脂肪性肝硬化三种主要类型。中医认为本病依其表现，属于"肝癖""胁痛""积证"等范畴。中西医结合诊疗共识意见定义 NAFLD 是一种与胰岛素抵抗和遗传易感密切相关的代谢应激性肝脏损伤疾病。采用的是西医病名加中医证型的方式，未收入糖尿病合并非酒精性脂肪性肝病。

因糖尿病及脂肪肝指南类文献未收录本病，为明确该病分型状况，故只能再查糖尿病合并非酒精性脂肪肝病的中医证型研究论文。

查 BMJ Best Practice、PubMed 未有相关内容。使用中国生物医学文献数据库（SinoMed），检索式："糖尿病"［全字段］OR "糖尿病"［主题词］）AND "非酒精性脂肪肝"［全字段］AND "证素"［全字段］OR "证候"［全字段］OR "证型"［全字段］（将检索式中的"非酒精性脂肪肝"换成"非酒精性脂肪肝炎"时，检索结果为0），不限定发表时间，用主题检索＋高级检索，检索到文献 7 篇，手工去除 1 篇重复，2 篇治疗类文献，剩余 4 篇：

［1］张强，朱磊，权兴苗，等 . 2 型糖尿病合并非酒精性脂肪肝的辨证分型［J］. 海南医学，2013，12：1717 – 1722.

［2］汪燕燕 . 2 型糖尿病合并非酒精性脂肪肝相关危险因素及中医证素分析［J］. 河北中医，2012，（12）：1789 – 1791.

［3］高天舒，晏丽丽，王英娜 . 新诊断 2 型糖尿病常见中医证型与非酒精性脂肪肝及其相关危险因素分析［J］. 辽宁中医杂志，2011，（02）：200 – 202.

［4］陈筑红，夏城东，黄佳娜，等 . 2 型糖尿病并发非酒精性脂肪肝患者证素分析［J］. 中国中西医结合杂志，2008，（10）：879 – 881.

为与糖尿病并发非酒精性脂肪肝鉴别，再查糖尿病及其并发症证型研究文章。

PubMed 未有相关内容。使用中国生物医学文献数据库（SinoMed），检索式："糖尿病，2型/并发症"［不加权：扩展］AND "证型"［全字段］AND "调查"［全字段］，不限定发表时间，用主题词＋高级检索，检索到文献 5 篇，人工保留本患者所涉并发症的文章，共得 4 篇文献：

［1］熊玮 . 2 型糖尿病肾病证候分布调查及早期主证治疗［J］. 浙江中医杂志，2006，（08）：437 – 439.

［2］刘英哲，陈泽奇，张清梅，等 . 1433 例 2 型糖尿病及并发症临床流行病学调查［J］. 中国医师杂志，2005，（05）：607 – 609.

［3］张清梅，陈泽奇，刘英哲，等 . 1490 例 2 型糖尿病临床辨证分型调查分析［J］. 湖南中医学院学报，2004，（05）：33 – 37.

［4］陈大舜，曲晓璐 . 2 型糖尿病并发肾病的辨病论治研究［J］. 中医药学刊，2003，（02）：165 – 172.

同理，再查非酒精性脂肪肝/炎证型研究文章。PubMed 未有相关内容。使用中国生物医学文献数据库（SinoMed），检索式：（"非酒精性脂肪肝"［全字段］OR "非酒精性脂肪肝炎"［全字段］OR "非酒精性脂肪性肝＊"［全字段］）AND（"证素"［全字段］OR "证候"［全字段］OR "证型"［全字段］）AND "调查"［全字段］，不限定发表时间，用高级检索，检索到文献 11 篇，手工去除合并糖尿病的 1 篇、重复的 1 篇及述评 1 篇，剩余 8 篇：

［1］段娜，李志红．非酒精性脂肪肝中医证候分布特点及相关因素的临床分析［J］．新中医，2012，44（7）：43－45

［2］范小芬，邓银泉，吴国琳，等．非酒精性脂肪性肝病中医证型分布及证候特点研究［J］．中国中西医结合杂志，2011，10：1332－1336．

［3］桑久华．彭浦镇社区非酒精性脂肪肝中医证型调查［J］．社区卫生保健，2011，10（4）：265－266

［4］韩海啸，江一墩．北京地区非酒精性脂肪性肝病中医证候研究［J］．吉林中医药，2011，31（3）：219－221

［5］靳瑾，曾斌芳．新疆维吾尔族汉族脂肪肝患者350例中医证型分布特点及相关因素分析［J］．山西医药杂志，2010，07：612－614．

［6］尹建鹏，沈晓红，汤峥丽，等．非酒精性脂肪肝辨证分型与年龄、性别和血脂的关系［J］．福建中医药，2009，1：1－2．

［7］蒋俊民，池晓玲．广州与西宁地区非酒精性脂肪性肝病中医证型调查分析［J］．江苏中医药，2008，40（9）：30．

［8］王雁翔，丁桂芳，陈理书，等．780例非酒精性脂肪肝中医证型流行病学调查［J］．中西医结合肝病杂志，2007，06：364－365．

（三）评价证据

由上述检索到的指南类文件可以看到，其在定义消渴时依然延续了"三多一少"的传统内涵，但同时明确了消渴只是糖尿病漫长病程中的阶段性表现，许多患者全程都可以没有该表现。为避免糖尿病无消渴临床表现时中医病名诊断的局限，《糖尿病中医诊疗标准》定义了消渴病的内涵，使之与糖尿病对应，故本病中医第一诊断宜改为消渴病。但因各指南均未有糖尿病合并非酒精性脂肪性肝病的内容而不进行证据评价。

糖尿病合并非酒精性脂肪性肝病的证型研究属于描述性研究。目前中医证型研究方法很多，中医辨证分型研究的评价标准尚没有确定，因病证结合的现况调查是证型研究的基础方法[4,5]，故借用流行病学现况研究设计评价标准做本类文献评价标准[6]。严格评价也可以参照观察性研究报告规范（The Strengthening the Reporting of Observational Studies in Epidemiology，STROBE）。

对上述关于糖尿病合并非酒精性脂肪肝和糖尿病并发症证型研究的16篇文献，从CNKI及维普下载全文进行评价，其结果见表7－2：

表7－2　评价结果（例数）

条目	评价结果
研究目的	证候研究4，证型研究10，证素研究2
研究类型	调查12，病例对照4
诊断标准	14
辨证标准	10
人口学特征	12
纳入标准	10
排除标准	6

续表

条目	评价结果
抽样方法	2
样本含量	109～1490
样本含量计算方法	0
调查表的设计	9
调查表的信度、效度考核	0
调查员培训	2
调查地点	北京、保定、杭州、上海、乌鲁木齐、广州、西宁、天津、长沙、武汉、沈阳、成都
调查时间	时点～5 年
调查的应答情况	0
偏倚的控制及分析	2
统计方法的运用及合理性	14

由检出的 16 篇文献看，中医证候调查的方法学还有待探讨与提高。

首先从流行病学方法的选取上，无论有无对照，文中多数选择的是依据病历回顾性调查，但对选择性偏倚的控制与分析多数没有提及。

对证候调查的科研设计，如果选用现况研究，调查实施的时间应较短，但文章中仅有 1 篇是在一个时点进行的抽样调查，时间多以年为单位，最长的为 5 年。如选用疾病分布研究，应该关注地区、时间、人群分布的细项调查，但文章中的调查设计多只针对疾病的症候及实验室指标，有的人口学特征及病程都没有报告，缺项十分明显。

诊断标准比较统一，糖尿病合并非酒精性脂肪肝西医诊断基本依据 1999 年 WTO 标准和中华医学会肝脏病学会脂肪肝和酒精性肝病学组标准，糖尿病及非酒精性脂肪肝分别依据上述标准。中医辨证标准则依据不一，大多数参照卫生部颁布的《中药新药临床指导原则》，有用国家中医药管理局《中医病证诊断疗效标准》、GB《中医证候诊断标准》，或二者合用，由此造成中医证型描述用语及内涵不一致。纳入标准（或诊断标准）基本具备，但排除标准或缺，或不规范。

抽样方法多数没有，样本含量计算基本缺失。调查量表的设计虽多提到，但均没有提及调查表的预试及信度、效度考核。调查员培训及偏倚的控制仅有 2 例提及。可能因为多数是病历回顾性调查，故调查的应答情况都未提及。

统计方法多数使用的是描述性统计，约有 1/3 使用了因子分析与多元回归。个别文章混淆了计数与计量资料的统计方法。另外还有同一调查，不同作者间，先后发表时，数据的不一致情况。

（四）评价结果

1. 糖尿病合并非酒精性脂肪肝证型　北京地区的研究显示了糖尿病合并非酒精性脂肪肝与不合并 2 组，脾气虚证均超 40% 人群，与其他证型相比有统计学差异；而合并非酒精性脂肪肝组痰湿证多于不合并者。上海地区的调查表明了 2 型糖尿病合并非酒精性脂肪肝的中医证候可分为：肾阴亏虚、湿热内蕴、痰瘀互结和肝郁气滞型，其中以前两证型为主。沈阳地区的调查结论显示了 2 型糖尿病合并非酒精性脂肪肝的中医证型特点为虚实夹杂为主，湿热困脾证为最常见证型。

2. 糖尿病及其并发症证型　长沙、武汉地区的调查结论均是本病以气阴两虚证为主，均占被调查人数的 50% 以上，而燥热基本未被提及。

3. 非酒精性脂肪肝/炎证型　8 篇文章中，"脾虚、肝郁、湿"是各调查排前位的病因，有的组合为肝郁脾虚，有的为湿热内蕴，有的为痰湿内阻。只有一项调查肝肾不足排证型首位，一项调查痰瘀互结排首位。2011 年中国中西医结合学会消化系统疾病专业委员会《非酒精性脂肪性肝病的中西医结合诊疗共识意见》[7]将其分为：肝郁气滞、肝郁脾虚、痰湿内阻、湿热蕴结、痰瘀互结 5 证，与这 8 篇文章反映的病因特征基本一致。

综上，糖尿病及其并发症证型以气阴两虚为主；糖尿病合并非酒精性脂肪肝证型以虚实夹杂为主，虚以脾虚为主，或兼肝肾亏虚，实可见湿、痰、瘀、热、郁。非酒精性脂肪肝/炎证型虚实夹杂，以实为主，尤其是肝郁及湿。

（五）应用证据

但患者初诊为消渴、眩晕、胁痛、水肿，病机为脾肾两虚，痰湿瘀阻。因与消渴只有多饮一症相符，其余是痰湿瘀血阻滞之象，且与消渴阴虚燥热为主病机不符，是否适合诊断消渴，成为临床诊断的疑虑。经文献检索表明，糖尿病合并非酒精性脂肪肝证型虚实夹杂，虚以脾虚为主，或兼肝肾亏虚，实可见湿、痰、瘀等。结合本患者的临床表现，为更好地把握患者的病机及预后，中医诊断宜改为消渴、肥胖、眩晕、胁痛、水肿，病机仍是脾肾阳气不足，痰湿瘀血留滞，为施治提供准确依据。

二、西医诊断循证临床实践步骤

（一）提出一个可回答的临床问题

1. 剖析问题　患者体型肥胖，有脂肪肝病史 25 年，能排除过量饮酒、药物或遗传性疾病等导致肝脂肪变性的其他病因。腹部超声检查证实了该患者存在中度脂肪肝，并能除外引起肝脏脂肪变性的其他病因，可诊断为 NAFLD。目前肝功能检查发现总蛋白、白蛋白、球蛋白下降，谷丙转氨酶（ALT）、谷草转氨酶（AST）升高，诊断为非酒精性脂肪性肝炎（NASH）。NASH 可伴有不同程度的纤维化，从不伴纤维化的 F0 阶段到出现肝硬化的 F4 阶段。考虑患者已有脂肪肝病史 25 年，并且目前合并肝功能异常以及食欲不佳、肝区不适的症状。因此，确定患者 NAFLD 的严重程度十分必要，患者是否出现了肝纤维化，肝纤维化的分期如何，这些将决定对患者采取的治疗措施及预后评价。目前临床上十分注重晚期肝纤维化的检测，其重要性在于当肝脏桥接纤维化（F3）和肝硬化（F4）出现时，患者极有可能合并门静脉高压、肝细胞癌等并发症。目前，诊断 NAFLD 的"金标准"是经皮肝穿刺活检，要想准确诊断单纯脂肪肝、非酒精性脂肪性肝炎以及不同阶段的纤维化只能依靠该技术。然而，经皮肝穿刺活检也存在一定的弊端，如花费较高、有一定风险性，对于一些脂肪肝程度较轻的患者并没有做穿刺活检的必要，并且不同鉴定医师的判断结果存在偏倚，根据肝脏取材部位的不同也存在抽样误差等。而非酒精性脂肪性肝病纤维化评分（NAFLD Fibrosis Score，NFS）是一种无创性诊断肝纤维化的方法。该方法通过检测患者的临床常见指标，并将这些指标的结果代入 NAFLD 纤维化评分公式：$-1.675 + 0.037 \times$ 年龄（岁）$+ 0.094 \times$ BMI（kg/m^2）$+ 1.13 \times$ 空腹血糖受损/糖尿病（是 =1，否 =0）$+ 0.99 \times$ AST/ALT $- 0.013 \times$ 血小板计数（$\times 10^9/L$）$- 0.66 \times$ 白蛋白（g/dL），算出得分。两个临界得分分别为 $- 1.455$ 和 0.676，当 NFS 值低于 $- 1.455$ 时，认为不存在晚期肝纤维化（F3、F4 期），当 NFS 值高于 0.676 时，认为存在晚期肝纤维化。

综上所述，为明确患者是否存在晚期肝纤维化，是否需要进一步的肝穿刺活检，根据 PICO 原则提出的循证诊断临床问题是：在 NAFLD 患者中，NAFLD 纤维化评分与肝脏组织活检相比，是否能够准确诊断晚期肝纤维化。

2. 制定检索策略

（1）确定检索方式：目前尚无专门针对诊断试验证据的数据库，只能通过综合性数据库检索诊断试验证据。通常首先检索有关指南文献，其次检索系统综述文献，再次检索原始研究文献。数据库可选择 PubMed、MEDLINE、EMBASE、中国知网。

（2）分解临床问题，选择检索词

患者特征（P）：糖尿病、非酒精性脂肪肝。

研究措施（I）：非酒精性脂肪性肝病纤维化评分。

对照措施（C）：肝脏组织活检技术。

结局（O）：NFS 能否准确诊断晚期肝纤维化。

（3）编写检索式：本病例可选择的检索词包括：nonalcoholic fatty liver disease、fibrosis score、diagnosis、guideline、consensus statement、非酒精性脂肪性肝病、纤维化评分、诊断、指南、共识。在检索过程中可根据所需结果选择合适的检索词进行组合。

（二）检索证据

1. 指南证据检索　共检索出最新的与本病例密切的指南文献 3 篇。

指南一：中华医学会肝病学分会脂肪肝和酒精性肝病学组 . 中国非酒精性脂肪性肝病诊疗指南（2010 年修订版）. 现代医药卫生 . 2011，27（5）：641 - 643.

证据解读该指南提出 NAFLD 的诊断标准如下：

临床诊断：明确 NAFLD 的诊断需符合以下 3 项条件：①无饮酒史或饮酒折合乙醇量小于 140g/周（女性 <70g/周）；②除外病毒性肝炎、药物性肝病、全胃肠外营养、肝豆状核变性、自身免疫性肝病等可导致脂肪肝的特定疾病；③肝活检组织学改变符合脂肪性肝病的病理学诊断标准。鉴于肝组织学诊断难以获得，NAFLD 工作定义为：①肝脏影像学表现符合弥漫性脂肪肝的诊断标准且无其他原因可供解释；②有代谢综合征相关组分的患者出现不明原因的血清 ALT 和（或）AST、GGT 持续增高半年以上。减肥和改善 IR 后，异常酶和影像学脂肪肝改善甚至恢复正常者可明确 NAFLD 的诊断。

病理学诊断：NAFLD 病理特征为肝腺泡 3 区大泡性或以大泡为主的混合性肝细胞脂肪变性，伴或不伴有肝细胞气球样变、小叶内混合性炎症细胞浸润以及窦周纤维化。与成人不同，儿童 NASH 汇管区病变（炎症和纤维化）通常较小叶内严重。推荐 NAFLD 的病理学诊断和临床疗效评估参照美国国立卫生研究院 NASH 临床研究网病理工作组指南，常规进行 NAFLD 活动度积分（NAFLD activity score，NAS）和肝纤维化分期。

影像学诊断：规定具备以下 3 项腹部超声表现中的两项者为弥漫性脂肪肝：（1）肝脏近场回声弥漫性增强（"明亮肝"），回声强于肾脏；

肝内管道结构显示不清；

肝脏远场回声逐渐衰减。CT 诊断脂肪肝的依据为肝脏密度普遍降低，肝/脾 CT 值之比小于 1.0。其中肝/脾 CT 比值小于 1.0 但大于 0.7 者为轻度，≤0.7 但 >0.5 者为中度，≤0.5 者为重度脂肪肝。

指南二：American Gastroenterological Association；American Association for the Study of Liver Diseases；American College of Gastroenterologyh. The diagnosis and management of non‐alcoholic fatty liver disease：practice guideline by the American Gastroenterological Association，American Association for the Study of Liver Diseases，and American College of Gastroenterology. Gastroenterology，2012，42（7）：1592‐609.

证据解读：2012年2月22日美国肝病研究学会（American Association for the Study of Liver Diseases，AASLD）、美国胃肠病学院（American College of Gastroenter ology，ACG）和美国胃肠病学会（American Gastroenterological Association，AGA）共同起草《非酒精性脂肪性肝病诊疗指南》，并于2012年4月6日全文在线发表于Hepatology杂志，旨在协助内科医师和预防保健人员诊断及防治NAFLD。

指南提出，无创评估NAFLD患者是否存在NASH和晚期肝纤维化：

（1）鉴于代谢综合征预测NAFLD患者存在NASH，推荐合并代谢综合征的NAFLD患者肝活检组织学检查。

（2）NAFLD纤维化积分可用于判断NAFLD患者是否可能存在桥接纤维化和（或）肝硬化。

（3）尽管血清（浆）细胞角蛋白‐18（CK‐18）有望成为诊断NASH的生物标志物，但目前尚不适宜将其推荐用于临床常规检测。

NAFLD患者肝活检的适应证：

（1）对于可能存在脂肪性肝炎和晚期肝纤维化的NAFLD患者，推荐肝活检组织学检查。

（2）合并代谢综合征以及NAFLD纤维化评分可用于明确脂肪性肝炎和晚期肝纤维化的高危人群。

（3）对于无创措施难以排除肝脂肪变的其他病因或判断是否并存其他慢性肝病时，推荐肝活检组织学检查。

指南三：Loria p，Adinolfi LE，Bellentani S，et al. Practice guidelines for the diagnosis and management of nonalcoholic fatty liver disease. A decalogue from the Italian Association for the Study of the Liver（AISF）Expert Committee. Dig Liver Dis. 2010，42（4）：272‐82.

证据解读：2010年意大利肝病学会非酒精性脂肪性肝病诊疗指南提出：纤维化的实验室指标：为了减少疑似NAFLD患者行肝活检检查，临床医生需要依靠非侵入性的有关纤维化的生化学检查进行综合评估。但是，这些检查很多实验室不能开展，所以亦不能广泛应用。因此，这些替代性的检查也不能减少临床工作中肝活检的必要性（证据VI级，推荐程度C‐D）。目前已有研究探索激素水平的检测及基因型的检测，在NAFLD诊断中的作用。这些研究可以帮助我们了解NAFLD的发病机制，但是在这些技术应用于临床实践之前仍需进一步深入探讨（证据VI级，推荐程度C‐D）。纤维化临床评分：为了避免NAFLD患者行穿刺活检，临床医生总结了NAFLD纤维化的指数。NAFLD患者行肝活检时应考虑这些指数尤其是NAFLD纤维化评分（证据I‐II级，推荐程度A‐B）。

2. 系统综述证据检索

（1）确定检索词：包括：nonalcoholic fatty liver disease、fibrosis score、diagnosis、sensitivity、 specificity、Meta analysis、systematic review。

（2）选择数据库如：PubMedClinical Queries、Cochrane library、Clinical evidence、Best evidence（ACPjournal club and evidence based medicine）。

（3）检索结果共检索出最新的与本病例密切相关的系统综述2篇：

系统综述一：Musso G，Gambino R，Cassader M，et al. Meta analysis：natural history of non‑alcoholic fatty liver disease（NAFLD）and diagnostic accuracy of non‑invasive tests for liver disease severity. Ann Med. 2011，43（8）：617‑49.

证据解读：来自意大利的研究者们通过检索2010年7月以来发表在MEDLINE、Cochrane Library、EMBASE、PubMed上的文献，以及国内和国际大型学术会议的会议摘要，共检索出4185篇文章，从中筛选出32篇评价非侵入性诊断试验（包括细胞角蛋白‑18、NAFLD纤维化评分和瞬时弹性成像技术）与肝组织活检相比，诊断NAFLD不同病理分型准确性的文章，做了1次荟萃分析。得出的结论是：细胞角蛋白‑18（cytokeratin‑18）诊断NASH的ROC曲线下面积、敏感度、特异度分别为0.82（0.78～0.88）、0.78（0.64～0.92）、0.87（0.77～0.98）。NAFLD纤维化评分和瞬时弹性成像技术（Fibroscan）诊断合并晚期肝纤维化的NASH的ROC曲线下面积、敏感度和特异度分别为0.85（0.80～0.93）、0.90（0.82～0.99）、0.97（0.94～0.99）和0.94（0.90～0.99）、0.94（0.88～0.99）、0.95（0.89～0.99）。可见NAFLD纤维化评分和瞬时弹性成像技术的诊断准确性要优于细胞角蛋白‑18，但瞬时弹性成像技术受仪器设备及患者体型的限制。因此NFS的应用范围更广。

系统综述二：Dowman JK，TomLinson JW，NewsomepN. Systematic review：the diagnosis and staging of non‑alcoholic fatty liver disease and non‑alcoholic steatohepatitis. Aliment pharmacol Ther. 2011，33（5）：525‑40.

证据解读：Mcpherson等研究者证实，NFS诊断晚期肝纤维化的ROC曲线下面积为0.81，阴性预测值和阳性预测值分别为92%和72%，与另外三种诊断方法相比具有最高的阳性预测值。Cales等研究者证实，对于明显肝纤维化、晚期肝纤维化和肝硬化，NFS的ROC曲线下面积分别为0.884、0.932和0.902。来自日本和中国的NAFLD队列研究也证实，NFS在排除晚期肝纤维化时的阴性预测值分别为89%和91%。因此，NAFLD纤维化得分能够较为准确地判断患者是否合并晚期肝纤维化，从而锁定随访人群，显著降低需要进行肝脏活检的患者比例。此方法简便可行，并且成效显著。

3. 原始研究文献证据检索

（1）确定检索词：包括：nonalcoholic fatty liver disease、fibrosis score、diagnosis、sensitivity、specificity。

（2）选择数据库：如：PubMedClinical Queries、Cochrane library、Clinical evidence、Best evidence（ACPjournal club and evidence based medicine）、MEDLINE、EMBASE。

（3）检索结果：共检出最新的与本病例密切相关的原始研究文献3篇。

原始研究文献一：Angulo p，Hui JM，Marchesini G，et al. The NAFLD fibrosis score：a noninvasive system that identifies liver fibrosis in patients with NAFLD. Hepatology. 2007，45（4）：846‑54.

证据解读：这项研究构建并验证了一个评分系统，它由常规检查和容易获取的临床实验室数据组成，可以帮助区分有或无晚期肝纤维化 NAFLD 患者。总共 733 例患者纳入试验，肝活检均确诊为 NAFLD，被分成两组来构建（n = 480）和验证（n = 253）评分系统。研究采用多变量模型分析患者一般人口统计学资料，临床和实验室数据，预测是否存在晚期肝纤维化。结果显示，年龄、高血糖、体重指数、血小板数，白蛋白和 AST/ALT 比值为晚期肝纤维化的独立预测因子。由 6 个变量组成的评分系统，在评估组和验证组 ROC 曲线下面积分别为 0.88 和 0.82。采用分界值下限（-1.455），可以增加晚期肝纤维化隐性诊断的准确性（评估组和验证组阴性预测值分别为 93% 和 88%）。采用分界值上限（0.676），可以增加晚期肝纤维化阳性诊断的准确性（评估组和验证组阳性预测值分别为 90% 和 82%）。应用该模型，733 例患者中 549 例（75%）患者能避免肝活检，496 例患者结果预测正确（90%）。这一简单的评分系统能准确区分有或无晚期肝纤维化 NAFLD 患者，表明在大部分患者中确诊晚期肝纤维化，肝活检是不必要的。

原始研究文献二：Mcpherson S，Stewart SF，Henderson E，et al. Simple non-invasive fibrosis scoring systems can reliably exclude advanced fibrosis in patients with non-alcoholic fatty liver disease. Gut，2010，59（9）：1265-9.

证据解读：该篇研究中，作者分析了 AST/ALT 比值，FIB-4 指数，NAFLD 纤维化评分，BARD 评分和 APRI 比值指数的预测价值，145 例非酒精性脂肪性肝病患者中，64% 有非酒精性脂肪性肝炎，19% 有晚期肝纤维化。结果发现，FIB-4 指数诊断晚期肝纤维化准确性最佳（AUROC 0.86），随后为 AST/ALT 比值（AUROC 0.83），NAFLD 纤维化评分（AUROC 0.81），BARD 评分（AUROC 0.77），ApRI 比值指数（AUROC 0.67）。AST/ALT 比值，BARD 评分，FIB-4 指数，NAFLD 纤维化评分的阴性预测值超过 90%（93%，95%，95% 和 92%）。AST/ALT 比值有 69%，FIB-4 指数有 62%，NAFLD 纤维化评分有 52%，BARD 评分有 38% 可以避免目的为明确晚期肝纤维化的肝活检。作者认为，在许多非酒精性脂肪性肝病患者中，AST/ALT 比值（<0.8），BARD 评分（<2.0），FIB-4 指数（<1.3），NAFLD 纤维化评分（<-1.455）能够可靠的排除晚期肝纤维化，以减少肝活检数量。

原始研究文献三：Demir M，Lang S，Nierhoff D，et al. Stepwise combination of simple noninvasive fibrosis scoring systems increases diagnostic accuracy in nonalcoholic fatty liver disease. J Clin Gastroenterol. 2013，47（8）：719-26.

证据解读：为了分析 NAFLD 纤维化评分、FIB-4 和 BARD 三种无创肝纤维化评分单独或者联合使用在 NAFLD 患者诊断晚期肝纤维化的价值和临床实用性，研究人员从德国科隆大学医学院选取 1998 年 7 月至 2009 年 11 月之间经肝脏活检证实为 NAFLD/NASH 的患者进行回顾性分析，最终 323 列入组。结果发现，NAFLD 纤维化评分、FIB-4 和 BARD 的 AUROC 曲线下面积分别为：0.96（95% CI：0.92~0.99）、0.95（95% CI：0.91~1.00）、0.82（95% CI：0.71~0.92）；相应的晚期肝纤维化的阴性预测值分别为 96%、98% 和 96%；相应的漏诊率分别为 25%、15% 或 26%。作者认为，单独应用时，FIB-4 和 NAFLD 纤维化评分优于 BARD 评分系统；联合应用时可以减少单独应用时对晚期肝纤维化患者的漏诊，且可以替代肝活检。

（三）评价证据

由于研究设计、研究对象选择、金标准确定、结果评估等方面的差异，诊断性研究结果真实性也存在差别。2001 年英国牛津循证医学中心将证据分级与推荐级别相结合，提出一套证

据分级方法，可用于预防、诊断、治疗、预后和危险因素等领域研究证据（见表 7 - 3）

表 7 - 3　诊断性研究证据的分级和推荐级别

推荐级别	证据分级	诊断性研究
A	1a	联合具有同质性*的一级诊断性研究所做的系统评价；来自不同临床中心的1b级研究所做的临床决策规则（clinical decision rule，CDR）
	1b	纳入研究对象适当，且与金标准进行了独立、盲法比较的诊断性研究；或 CDR 在一个临床中心测试
	1c	绝对 SpPins（特异性很高的检测手段，根据阳性结果即可确诊某病）和绝对 SnNouts（敏感性很高的检测手段，根据阴性结果即可排除某病）
B	2a	联合具有同质性的二级以上诊断性研究所做的系统评价
	2b	与金标准进行独立、盲法比较的解释性队列研究；从 CDR 衍生，或经拆分的样本或数据库中验证
	3a	联合具有同质性的二级以上诊断性研究所做的系统评价
	3b	非连续型病例研究；或未采用一致的金标准
C	4	病例对照研究，金标准不恰当或非独立的研究
D	5	未经严格评估的专家意见或基于生理、基础研究

同质性*：指单个研究结果的方向一致和效应值大小相似。

1. 诊断性系统综述证据的严格评价根据前面对循证诊断性系统综述证据的检索结果，我们选择了与本病例最密切相关的一篇文献进行评价：Meta analysis：natural history of non - alcoholic fatty liver disease（NAFLD）and diagnostic accuracy of non - invasive tests for liver disease severity。重点评价其真实性和重要性。首先，我们用 AMSTAR 测量工具（表 7 - 4）评价该篇系统综述的真实性，发现这篇系统综述的真实性尚可。

表 7 - 4　AMSTAR 测量工具评价结果

条目	评价结果
1. 系统综述是否事先做了周密的设计	是
2. 是否两人以上完成文献筛选及数据提取	是
3. 是否全面系统地进行了文献检索	是
4. 文献发表类型（如灰色文献）是否被用作纳入标准	否
5. 是否提供了文献（纳入与排除）清单	是
6. 是否提供并描述了纳入文献的基本特征	是
7. 是否对纳入文献的质量进行了严格评价	是
8. 文献质量评价结果是否被用于形成最终的结论	是
9. 汇总分析的方法是否合适	是
10. 是否评估了发表性偏倚的可能性	是
11. 是否申明了潜在的利益冲突	未知

真实性方面，作者选择的检索词包括：NASH、NAFLD、non - alcoholic steatohepatitis、non - alcoholic fatty liver disease、fatty liver、liver fat、steatosis、liver enzymes、transaminase、alanine aminotransferase（ALT）、aspartate aminotransferase（AST）、gamma - glutamyl transferase（GGT）、diagnosis、prognosis、natural history、noninvasive methods、severity of liver disease、fibrosis。检索的数据库包括 MEDLINE、Cochrane Library、EMBASE、PubMed，以及本国和国际的大型学术会

议上的摘要，共找到 4185 篇英文或非英文的文章，从中筛选出 32 篇评价非侵入试验与肝脏活检相比是否能够准确诊断 NAFLD 的文章。由此可见，作者收集的文献较全面，可降低发表偏倚对结论的影响，提高结论的可信度。纳入人群包括了患有 NAFLD 的各性别和各种族的成年人，疾病谱包含经生化手段、影像学技术或组织学检验证实的脂肪肝及其相关的 NASH、纤维化、肝硬化，并排除酒精、药物等其他原因引起的脂肪变。这样具有普遍性意义的研究对象选择可以提高研究的外部真实性。纳入的文章需至少报告了非侵入试验与肝活检相比的灵敏度、特异度和 ROC 曲线下面积。研究排除了对象不是人类的文章、病例报告、受试者的数量小于 10、受试者年龄小于 12 岁以及非原始数据报告的研究（评论或综述）。重要性方面，各非侵入性诊断试验的 ROC 曲线下面积、敏感度、特异度、阳性似然比、阴性似然比的总体估计平均值（95% 置信区间），经由双变量随机效应模型分析得出。不同非侵入性诊断试验的 ROC 曲线下面积的比较采用非参数检验法。建立亚组分析，以评估诊断试验研究质量、研究人群种族背景以及肥胖程度的差异对诊断试验准确性的影响。这些统计学方法的应用提高了文章结果的可信度。

2. 诊断性原始研究证据的严格评价 根据检索出的研究证据回答我们提出的诊断性临床问题时，必须考虑研究证据的结果是否真实、可靠，是否能够应用于我们的患者，因此需要评价证据的真实性、临床重要性和结果适用性。我们将原始研究文献 The NAFLD fibrosis score: A noninvasive system that identifies liver fibrosis in patients with NAFLD 纳入了此次评价。

（1）证据的真实性评价

①金标准是否选用得当，诊断试验是否与金标准进行了同步、盲法比较？

要结合所诊断疾病的具体情况确立该疾病的标准诊断方法，避免疾病分类错误。并且金标准不能包括诊断试验，避免夸大诊断试验准确性。此研究的对象为 NAFLD 患者，研究目的为区分其是否合并晚期肝纤维化。目前能够准确区分单纯性脂肪肝、非酒精性脂肪性肝炎及其是否合并纤维化的诊断金标准唯有肝组织活检，而肝组织活检与 NAFLD 纤维化评分不存在包含关系，因此该研究金标准的选择是合理的。同步诊断要求同一患者进行诊断试验和金标准检测的间隔时间不能太长，避免病情变化，该研究在患者进行肝脏活检的当日收集诊断试验所需的临床数据，符合同步原则。但文章没有提到是否应用了盲法比较，这一点会稍微削弱这篇文章的真实性。若诊断试验与金标准未进行盲法比较，多数情况下可夸大诊断试验准确性，特别是当结果需要主观判断时易发生评估偏倚（review bias）。例如，诊断试验结果的判断者不能预先知道金标准诊断研究对象的结果，否则就会出现诸如知道超声心动图结果后，原来未听到的心脏瓣膜杂音就很容易听到了，或知道了 CT 扫描结果，原来胸片上未发现的肺部肿块也很容易被发现了的情况，干扰诊断试验准确性。

②是否每个患者都采用了金标准进行诊断？

诊断试验研究主要包括诊断性队列研究（图 7-1）和诊断性病例对照研究（图 7-2）。诊断性队列研究指连续纳入所有怀疑患有某种疾病的患者，同步进行金标准和诊断试验检查，再盲法评估两者结果；诊断性病例对照研究指选择一组肯定患有某种疾病的患者（病例组），一组肯定不患有某种疾病的对象（对照组，可为其他疾病患者或正常人），将两组患者均进行诊断试验，根据结果评估诊断试验的准确性。本研究属于诊断性队列研究，全部 733 名 NAFLD 患者都进行了肝活检诊断，用于验证 NFS 评分系统的 253 名患者随后都进行了 NFS 评分。

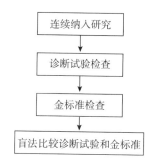

图 7-1　诊断性队列研究设计图

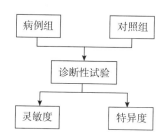

图 7-2　诊断性病例对照研究设计

③研究对象选择是否包括适当的疾病谱？且与临床实际情况相似？

本研究纳入的 NAFLD 患者：①肝酶（AST 和/或 ALT）升高；②肝活检显示至少 10% 的肝细胞发生脂肪变；③排除了其他原因引起的肝脏疾病，如酒精性或药物性肝病、自身免疫性或病毒性肝炎、胆汁淤积性或遗传性肝病。肝酶升高的平均持续时间为 17.5 个月，被排除的疾病均按照相应的诊断标准，所有患者的酒精服用史均＜140g/周（女），＜210g/周（男）。本研究纳入的患者与临床常见患者相似，经排除后的疾病谱适当。

④诊断试验的方法描述是否详细，能否重复？

收集或检测患者的临床指标，包括年龄、身高、体重、是否合并空腹血糖受损或 2 型糖尿病、AST、ALT、血小板计数和白蛋白水平，计算身高体重指数 BMI 和 AST 与 ALT 的比值，将各数据代入 NAFLD 纤维化评分公式。NAFLD 纤维化得分 = -1.675 + 0.037 × 年龄（岁） + 0.094 × BMI（kg/m^2） + 1.13 × 空腹血糖受损/糖尿病（是 =1，否 =0） + 0.99 × AST/ALT - 0.013 × 血小板计数（×10^9/L） - 0.66 × 白蛋白（g/dL）。两个临界得分分别为 -1.455 和 0.676，当 NAS 值低于 -1.455 时，认为不存在晚期肝纤维化（F3、F4 期），当 NAS 值高于 0.676 时，认为存在晚期肝纤维化。该方法描述详细，并且在临床上易于操作，可重复性强。

（2）证据的重要性评价：评价诊断性研究证据是否具有重要性的关键是：根据诊断试验能否准确区分患者和非患者，即诊断试验结果能否明显改变做诊断试验前对患者患病概率的估计，即验前概率（pre - test probability）。为此，应根据诊断试验结果重新估计患病概率，即验后概率（post - test probability）。验后概率的计算取决于验前概率和诊断试验似然比（likelihood ratio，LR）的大小。

①估计疾病的验前概率：验前概率即患者患病的可能性有多大。正确估计验前概率才能根据诊断试验结果准确估算验后概率，以便决定下一步医疗决策。验前概率随着就诊对象的来源及医疗环境的不同而有较大差别，可根据患者病史和体征、医师临床经验进行推测，或从他人报告和实践资料中获得。根据文献报道，NAFLD 虽然通常被认为是一种良性及静

止的病变，但可在较短期内发展为不可逆的肝损害，其肝纤维化的发生率高达25%，且约1.5~8%的患者可进展为肝硬化。我们的患者已有25年的脂肪肝病史，目前出现了肝酶升高及食欲不佳、肝区胀闷不适的临床症状，因此且将该患者发生晚期肝纤维化的验前概率估计为25%。

②说明和应用有关试验灵敏度和特异度资料：将该患者的临床指标数值代入NAFLD纤维化评分公式中，计算出患者的NAFLD纤维化得分为0.743，该文章报道高临界得分（0.676）诊断晚期肝纤维化的灵敏度和特异度分别为43%和96%。

③计算验后概率。

（3）证据的适用性评价：

①证据中的诊断试验是否能在本单位开展并能进行正确的检测？

在考虑这条评价原则时，我们通常要识别的问题是：所在医院是否具有条件和能力开展此项检测？是否能够达到文献报道的准确度和精确度？患者是否能够承担检查费用？如某些基于症状和体征的诊断方法，不同医院或不同医生的检测结果可能差别较大，影响其重复性和临床应用。NAFLD纤维化评分所需的年龄、身高体重指数、ALT、AST、血小板、白蛋白、是否合并糖尿病这些信息，对于来院检查的患者来说，都是较易获得的临床资料，并且同一医院内或不同医院间检测方法类似，不易出现测量偏倚，临床可操作性以及重复性俱佳。检查费用也在患者可承受范围内，因此该试验能在本单位开展并进行正确的检测。

②我们在临床上是否能够合理估算病人的验前概率？

合理估计患者的验前概率十分关键，影响验后概率的估算。我们利用五方面信息来估计患者的验前概率。a 临床经验：医生既往诊断类似患者的经验。但丰富的临床经验需要长期临床实践积累，每个人的经验有限，不同年资的医生经验不同。最好将临床经验与其他资料结合考虑。b 地区或国家患病率资料：一般人群或亚组人群中目标疾病的患病率。就医患者均具有某些症状和体征，如能查询到具有某些症状和体征人群的患病率，则能更好估计验前概率。c 临床实践数据库：不同级别医院收集具有某症状和体征的患者并报告其某种疾病的患病率，但目前尚缺乏此类信息。d 文献资料：应用检索并评价诊断性研究纳入研究对象的患病率作为验前概率，或在此基础上根据具体患者特点进行调整。e 专门确定验前概率的研究：如果研究患者与临床患者相似，此方法提供的验前概率最准确。基于这五方面的信息我们认为在临床上能够较为合理地估计患者的验前概率。

③检测后得到的验后概率是否有助于我们对病人的处理？

利用阳性似然比，计算验后概率后，要了解该值是否已跨越治疗阈值，如已跨越说明患者的诊断已经基本明确，就应该开始治疗，以使患者能及早获得最佳疗效。如果验后概率没有跨越治疗阈值，仍在诊断阈值和治疗阈值之间，则应进一步检查并给予适当治疗，以免延误病情，因此验后概率的计算，有利于患者及早得到合理的治疗，这一点是肯定的。

（四）应用证据进行临床决策

1. 根据系统综述结论进行临床决策 Systematic review：the diagnosis and staging of non-alcoholic fatty liver disease and non-alcoholic steatohepatitis，推荐了一个进一步诊断NAFLD患者是否合并NASH及严重纤维化的诊断流程（图7-3）。我们的患者NFS得分为0.743，按照此诊断流程认为其存在晚期肝纤维化的风险高。之后为患者进行瞬时弹性成像检测，结果为

8.5kpa，处于决定下一步措施的中间范围。由于该患者体型肥胖，有可能对成像结果造成影响，并且考虑到桥接纤维化和肝硬化具有很高的进展为肝细胞癌的可能性，因此，我们推荐患者进行肝活检，以排除肝细胞癌或进行准确的肝纤维化分期。最后经肝活检证实患者未发生肝细胞癌症，但确实存在肝纤维化，分期为F3，更加印证了我们这次循证诊断临床实践的准确性。

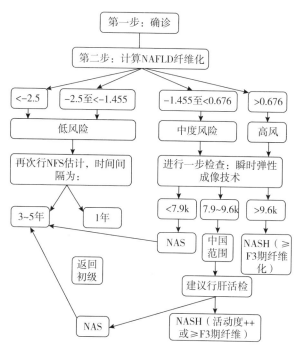

图7-3　NAFLD 患者 NASH 及纤维化推荐诊断处理流程

2. 根据原始研究文献的评价结果进行临床决策　任何一种疾病不可能诊断概率为0时，才排除诊断。当疾病的诊断概率低于一定数值，无需进行诊断试验，只做观察处理，该值即为相应疾病的"诊断阈值（testing threshold）"。同样，任何一种疾病不可能诊断概率为100%时，才确定诊断。当疾病的诊断概率达到或超过一定数值，则确诊疾病，可以停止检查，开始治疗，该值即为相应疾病的"治疗阈值（treatment threshold）"。详见图7-4。

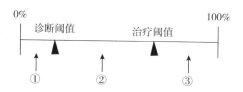

①验后概率低于诊断阈值，放弃先前的诊断和检查

②验后概率介于诊断阈值和治疗阈值之间，根据先前诊断，进一步检验

③验后概率高于治疗阈值，试验结束，开始治疗

图7-4　诊断过程中诊断阈值和治疗阈值示意图

诊断阈值和治疗阈值的计算公式如下：

$$诊断阈值 = \frac{灵敏度 \times 治疗风险 + 阳性似然比 \times 诊断试验风险}{灵敏度 \times （治疗风险 + 治疗收益 \times 阳性似然比）} \times 100\%$$

$$治疗阈值 = \frac{特异度 \times 治疗风险 - 诊断试验风险}{特异度 \times （治疗风险 + 阴性似然比 \times 治疗收益）} \times 100\%$$

注意：诊断试验风险指诊断试验本身对受试者造成不良反应的概率，当诊断试验风险很

小，与治疗收益和治疗风险相比微不足道时，可取其值为0，诊断阈值与治疗阈值的计算公式可简化为：

$$诊断阈值 = \cfrac{1}{1 + 阳性似然比 \times \cfrac{治疗收益}{治疗风险}} \times 100\%$$

$$治疗阈值 = \cfrac{1}{1 + 阴性似然比 \times \cfrac{治疗收益}{治疗风险}} \times 100\%$$

本例中的患者采用NAFLD纤维化评分作为诊断试验，其诊断风险可认为为0，因此采用后面一组公式进行诊断阈值和治疗阈值的计算。

$$阳性似然比 = \cfrac{灵敏度}{(1 - 特异度)} = \cfrac{43\%}{(1 - 96\%)} = 10.75$$

$$阴性似然比 = \cfrac{1 - 灵敏度}{(特异度)} = \cfrac{1 - 43\%}{96\%} = 0.59$$

目前针对NAFLD纤维化的治疗主要是针对病因的减重、降脂等生活方式干预治疗及药物治疗，不存在类似于手术的治疗风险，因此治疗收益大于治疗风险。此二者的比值大于1，因此：

$$诊断阈值 < \cfrac{1}{1 + 阳性似然比 \times 1} = 8.5\%$$

$$治疗阈值 < \cfrac{1}{1 + 阴性似然比 \times 1} = 62.9\%$$

根据前面的计算，我们算出验后概率=78%，大于治疗阈值，因此患者可不必进行其他诊断试验，开始接受临床治疗。

第三节　循证治疗临床实践过程

一、中医治疗循证临床实践步骤

（一）提出一个可回答的临床问题

1. 剖析问题　如前所述，患者因糖尿病酮症急诊入院，酮症基本纠正后，自觉症状未除，血糖、血压、血脂、体重控制不理想，已有糖尿病神经、血管、肾并发症，肾功能受损、并患睡眠呼吸暂停综合征、非酒精性脂肪肝炎（non - alcoholic steatohepatitis，NASH）。前已完成循证诊断，现需依此决定用什么中药治疗最佳？是否应联合西药？

2. 确定检索方式　本次检索的目的是使用证据，以快速、查准为重点。依据医院医学数据库较完善，故首选机检方式。中文全文数据库首选查准率较高的文摘数据库"中国生物医学期刊文献数据库"，确定文献后，选择中国知网和含中华医学期刊的万方数据库查找全文。英文数据库首选BMJ Best practice，次选PubMed。

3. 分解临床问题，选择检索词

患者/人群特征（patient）：糖尿病合并非酒精性脂肪肝*。

干预/暴露因素（intervention）：中西治疗。

比较（comparison）：中药、西药单独治疗。

结果（outcome）：血糖、血脂及脂肪肝等中间指标变化。

4. 编写检索式   依据 PICO 提供的关键词，对支持主题词检索的数据库，可以查主题词表，确定主题词作为检索词，否则可以用关键词。可参考的检索式：糖尿病合并非酒精性脂肪肝* + 治疗 or 中医 or 中药 or 中西医结合 + 临床试验 or 系统评价 or 指南 or 共识。该检索式当依据不同的数据库变化，也需针对检索结果调整。具体如何变化，需要在实践中积累经验，留存数据库较理想的检索式，是积累经验的有效途径之一。

表 7 - 5   提出可回答的临床问题关键信息表

PICO	关键信息
患者人群（P）	糖尿病合并非酒精性*
干预（I）	中西治疗
对照（C）	中药、西药单独治疗
结果（O）	血糖、血脂及脂肪肝等中间指标变化
问题类型	中医或中西医结合治疗
最佳研究设计	随机对照临床试验
检索式	糖尿病合并非酒精性* + 治疗 or 中医 or 中药 or 中西医结合 + 临床试验 or 系统评价

*注：因上节中医诊断循证临床实践中已检索各指南、共识、临床路径等文献没有糖尿病合并非酒精性脂肪肝的内容，故此不再检索。

（二）检索证据

检索时间为：2014 年 4 月 27 日，BMJ Best Practice，PubMed 未有相关内容。使用中国生物医学服务系统（SinoMed）中国生物医学文献数据库，不限定发表时间，用高级检索，检索式："糖尿病合并非酒精性"［全字段］AND Meta 分析［文献类型］，文献 0 篇；检索式："糖尿病合并非酒精性"［全字段］AND 随机对照试验［文献类型］AND 人类［特征词］，文献 35 篇，人工去除非中医药的文献，剩余 10 篇。检索式：（"糖尿病合并非酒精性脂肪肝"［全字段：智能］AND "中医"［全字段：智能）AND（随机对照试验［文献类型］），虽检索到文献 10 篇，但与前一检索式结果比较，有漏检，故选用前者。

［1］宁洁，张海涛，刘顶鼎，等．黄连素联合二甲双胍治疗 2 型糖尿病合并非酒精性脂肪肝的疗效探讨［J］．中国现代药物应用，2013，23：155 - 156.

［2］段尚勤．糖脂消合罗格列酮治疗 2 型糖尿病合并非酒精性脂肪肝疗效观察［J］．西部中医药，2013，02：88 - 90.

［3］韩英，程耀科，陈玉娟，等．复方浙贝虎杖颗粒治疗 2 型糖尿病合并非酒精性脂肪肝的临床研究［J］．中国医学工程，2013，05：29 - 32.

［4］程莉娟，成细华，喻嵘，等．滋阴益气活血解毒法治疗 32 例 2 型糖尿病合并非酒精性脂肪肝的临床观察［J］．中华中医药杂志，2013，09：2807 - 2810.

［5］王娅玲．降糖清肝汤治疗 2 型糖尿病合并非酒精性脂肪肝 30 例临床观察［J］．浙江中医杂志，2007，02：82 - 83.

［6］彭继升，杨晋翔，高彦彬．降浊化瘀合剂治疗 2 型糖尿病合并非酒精性脂肪肝的临床

观察［J］．辽宁中医杂志，2011，04：655 – 656.

［7］薛莉，陈宏，张萍，等．调理脾胃针法治疗 2 型糖尿病合并非酒精性脂肪肝 30 例［J］．辽宁中医杂志，2011，10：2029 – 2031.

［8］黄召谊，屠庆年，陈广，等．益气通阳化痰方治疗 2 型糖尿病合并非酒精性脂肪肝的临床研究［J］．现代中西医结合杂志，2012，20：2181 – 2183.

［9］李居一，刘怀珍，张进军．健脾消脂汤治疗 2 型糖尿病合并脂肪肝患者 30 例临床观察［J］．世界中西医结合杂志，2012，08：676 – 679.

［10］王玉保．调脂活血降糖方治疗 2 型糖尿病合并非酒精性脂肪性肝病 30 例［J］．河南中医，2010，10：974 – 976.

（三）评价证据

对上述关于糖尿病合并非酒精性脂肪肝 10 篇文献，从 CNKI 下载全文进行评价。首先去除与本患者证型不符及处方没有全部公布的文章，去除不适合糖尿病急性并发症使用的针刺疗法文章，最终选取第 2 篇文章进行评价。

1. 对 2013 年发表于《西部中医药》的"糖脂消合罗格列酮治疗 2 型糖尿病合并非酒精性脂肪肝疗效观察"进行评价。

证据摘要：该文研究目的为观察糖脂消联合马来酸罗格列酮治疗 2 型糖尿病合并非酒精性脂肪肝的临床疗效。方法：将 60 例合并 2 型糖尿病非酒精性脂肪肝患者随机分为治疗组（n = 30）和对照组（n = 30），对照组在常规治疗基础上口服马来酸罗格列酮 4mg，每日 1 片，连用 12 周；治疗组在对照组基础上加服糖脂消，每日 1 剂，连用 12 周。观察 2 组治疗前后空腹血糖（FPG）、餐后 2 小时血糖（2hPG）、糖化血红蛋白（HBAlC）、体重指数（BMI）、血清总胆固醇（TC）、甘油三酯（TG）、高密度脂蛋白胆固醇（HDL – C）、极低密度脂蛋白胆固醇（VLDL – C）、丙氨酸氨基转移酶（ALT）和天门冬氨酸氨基转移酶（AST）及肝脏 B 超的变化。结果：2 组治疗后治疗组总有效率 86.7%，高于对照组的 40.0%，有显著性差异（$p <$ 0.01）。结论：糖脂消联合马来酸罗格列酮治疗 2 型糖尿病合并非酒精性脂肪肝效果显著，值得推广应用。

（1）随机对照试验真实性评价：

①研究对象是否进行了随机化分组？

作者收集了 2009 年 10 月至 2011 年 6 月间患 2 型糖尿病合并非酒精性脂肪肝患者 60 名，随机分为治疗组（n = 30）和对照组（n = 30），但没有具体描述如何进行的随机化分配。

②随机分配方案是否进行了隐藏，是否采用了盲法？

文章未介绍随机分配方案是否进行了隐藏。文章中没有介绍是否对研究对象、医生和研究人员采用了盲法。

③两组基线状况是否一致？

治疗组男 22 例，女 8 例；平均年龄（48.23 ± 8.49）岁，病程（9.38 ± 3.29）年。对照组男 21 例，女 9 例；平均年龄（47.85 ± 8.23）岁，平均病程（9.24 ± 3.18）年。2 组在性别、年龄、病程方面相比无统计学意义（$p > 0.05$）。两组基线状况一致。

④是否随访了纳入研究的所有患者，随访期是否足够长？

文章纳入 60 例患者，未报告脱落及剔除，药物治疗时间为 12 周，未报告后续随访时间。

⑤是否对随机分配入组的所有患者都进行意向性治疗分析？

研究 2 组均没有报告脱落，所有患者都在原纳入组进行了统计分析。

⑥除试验措施外，是否组间的其他治疗措施一致？

是。常规治疗两组相同，均接受糖尿病教育，饮食控制，调整饮食结构，改变不良生活方式，中等量有氧运动，口服降糖药或胰岛素控制血糖。对照组在常规治疗基础上，口服马来酸罗格列酮（葛兰素史 g（天津）有限公司，批准文号：国药准字 H20020475）4mg，每日 1 片，连服 12 周。治疗组在对照组治疗基础上，加服糖脂消（药物组成：黄芪 30g，白术 30g，何首乌 30g，枸杞子 15g，五味子 10g，香附 15g，香橼 10g，佛手 10g，泽泻 15g，佩兰 10g，丹参 30g，蒲黄 15g，茵陈 30g，虎杖 30g，郁金 10g，决明子 15g），每日 1 剂，连服 12 周。

（2）随机对照试验重要性评价：文章未有对证据效应强度和精确度的评价。

2. 对 2012 年发表于《现代中西医结合杂志》的"益气通阳化痰方治疗 2 型糖尿病合并非酒精性脂肪肝的临床研究"进行评价。

证据摘要：该文研究目的为观察益气通阳化痰方对 2 型糖尿病合并非酒精性脂肪肝的治疗效果。方法：将 80 例确诊患者按入选顺序随机分成试验组和对照组，每组 40 例。2 组患者均接受基础治疗，试验组在此基础上加服益气通阳化痰方。2 组疗程均为 3 个月。于治疗前后进行疾病活动指数（DAI）评分、肝脏 B 超检查及血糖、血脂、肝功能、胰岛素抵抗程度、血浆脂联素、瘦素以及游离脂肪酸（FFA）的检测。结果：治疗后试验组 DAI 显著优于对照组。2 组患者治疗后血糖、血脂、肝功能以及胰岛素抵抗程度均有一定的改善，但试验组改善程度更加明显。2 组患者在治疗后血浆脂联素和瘦素水平升高，FFA 降低，但试验组改变程度更加显著。2 组患者治疗后均有不同程度的逆转，试验组治疗后呈显著逆转，治疗后 3 个月试验组脂肪肝等级显著低于对照组。结论：益气通阳化痰方可改善患者的临床症状、脂肪肝分度、肝功能、血糖、血脂及胰岛素抵抗程度。

（1）评价真实性：

①研究对象是否随机分配？是否隐藏了随机分配方案？

文中介绍的纳入方法是"按入选顺序随机分成试验组和对照组"，这只是半随机分组，未进行随机方案隐藏。

②是否采用盲法？

否。

③组间基线是否可比？

2 组患者年龄、性别、病程、B 超下脂肪肝分度、空腹血糖（FBG）、三酰甘油（TG）、总胆固醇（TC）、空腹胰岛素（FINS）、谷丙转氨酶（ALT）、谷草转氨酶（AST）等指标均无显著性差异（p 均 > 0.05），有可比性。

④随访时间够吗？是否对纳入者都进行了随访？

文章纳入 80 例患者，未报告脱落及剔除，药物治疗时间为 3 月，未报告后续随访时间。

⑤是否按随机分组对所有患者都进行了结果分析？

是，研究 2 组均没有报告脱落，所有患者都在原纳入组进行了统计分析。

⑥除试验措施外，是否组间的其他治疗措施一致。

是。治疗方法 2 组均接受基础治疗，包括制定饮食体重控制计划、运动计划及使用口服降糖药物调节血糖。实验组同时予益气通阳化痰方治疗，组方：黄芪 30g，桂枝 8g，瓜蒌 15g，薤白 10g，半夏 15g，山楂 15g，丹参 20g 等。但没有说明口服降糖药为何类。

表 7-6　随机对照试验真实性评价一览表

真实性评价标准	证据1	证据2
是否随机分配，是否隐藏随机分配方案	未明确	半随机
是否采用盲法	否	否
是否随访完整，随访时间是否足够	否	否
是否进行了意向性治疗分析	是	是
两组基线状况是否一致	是	是
除试验措施外，组间的其他治疗措施是否一致	是	是

（四）证据结果

两个证据文献均只满足了真实性评价的 3 项，文中对效应强度与精确度评价的指标均没有提及。依据牛津循证医学中心证据分级标准，本文证据级别定为 3B，见表 7-7。

表 7-7　牛津循证医学中心证据分级标准（防治与病因研究）

证据水平		防治与病因研究
I	1a	具有同质性的随机对照试验的系统评价
	1b	可信区间窄的随机对照试验
	1c	观察结果为"全"或"无"的病例系列研究
II	2a	具有同质性的队列研究的系统评价
	2b	单个队列研究（包括低质量的随机对照试验）
	2c	结局性研究
III	3a	具有同质性的病例对照研究的系统评价
	3b	单个病例对照研究
IV	4	病例系列报告（包括低质量的队列研究和病例对照研究）
V	5	未经严格评价的专家意见或基于生理、病理生理和基础研究的证据

（五）应用证据

如上所述，两个证据处方组成及计量基本完整，提示了中西药合用治疗糖尿病合并非酒精性肝病的良好效果，与医生临床体验相同，且与我们拟施治患者的病情相近：证据 1 中的证型为脾失健运，肝失疏泄，肾失气化，水谷精微输布运行失常，聚湿凝痰生瘀，壅滞于肝。证据 2 中的证型为阳虚痰凝血瘀，拟治患者的证型为脾肾两虚，痰湿瘀阻。但级别为 3B，而目前中医药临床研究无更高级别的临床证据，患者愿意使用中西药联合治疗，本院也有上述药物故决定采用。但证据 1 的处方与我们患者的证型比较，滋补有余，温阳化气不足；证据 2 与拟治患者治法相合，但处方不全，好在温阳化痰活血组成完整，故我们患者中药处方可去证据 1 处方中滋阴的首乌、枸杞、五味子，苦寒的虎杖，换用证据 2 中的桂枝 8g，薤白 10g，半夏 15g，生姜 9g，以补气温阳、化痰除湿、祛瘀止呕。视病情变化，随证加减。但证据 1 中提到的罗格列酮，虽为《非酒精性脂肪性肝病诊疗指南》（2010）推荐，但曾因心血管方面风险，于 2007 年受到美国食品和药物管理局（FDA）警告，《中国 2 型糖尿病防治指南（2010 年版）》也建议谨慎使用，是否可以将罗格列酮替换为同样具有改善胰岛素抵抗作用的其他噻唑烷二酮类药物，如吡格列酮，尚需进一步循证实践证实。

二、西医治疗临床循证治疗实践

（一）提出问题

1. 剖析问题 本例患者女性，55 岁，体型肥胖，患 "2 型糖尿病" 5 年，口服二甲双胍与瑞格列奈治疗，空腹及餐后血糖控制未达标；既往 "脂肪肝" 病史 25 年，肝脏影像学表现（B 超）提示中度脂肪肝，具有代谢综合征组分（肥胖症、TG 增高、HDL – C 降低、高血压、2 型糖尿病），诊断为非酒精性脂肪性肝病，肝纤维化评分及肝穿提示该患者纤维化程度较重。

2 型糖尿病与非酒精性脂肪性肝病在发病机制上均与胰岛素抵抗密切相关。NAFLD 患者肝脂肪变性除了损伤肝脏，也将加重和（或）诱导 IR，并进一步影响 2 型糖尿病患者的血糖控制；而 2 型糖尿病患者又使得 NAFLD 风险增加，并促进 NAFLD 的病情演变。因胰岛素抵抗为二者共同的发病机制，故胰岛素增敏剂在 NAFLD 的治疗中备受关注。越来越多的证据表明：二甲双胍对于 NASH 的组织学改善无效，其治疗效果更多地取决于患者体重是否减轻。因此噻唑烷二酮成为我们重点关注的干预措施。因此临床医师面临的问题是：对于拟诊患者，噻唑烷二酮是否能改善非酒精性脂肪肝引起的肝组织学病变，包括肝纤维化、脂肪变性、小叶炎症、细胞气球样变。

2. 制定检索策略

（1）确定检索方式：根据现有条件，选择相关的数据库；针对所选数据库的特点，制定出适用于该数据库的检索策略并实施。如发现检索结果尚不能回答所提出的临床问题，需在检索过程中不断修改和完善检索策略，再行检索或另行检索新的数据库。

（2）分解临床问题，选择检索词

根据 PICO 原则，我们将临床问题进行分解，见下表。

表 7 – 8　提出可回答的临床问题关键信息表

PICO	关键信息
患者人群（P）	糖尿病合并非酒精性脂肪肝
干预（I）	噻唑烷二酮
对照（C）	安慰剂
结果（O）	肝组织学改善（包括肝纤维化、脂肪变性、小叶炎症、气球样变）
问题类型	西药治疗
最佳研究设计	随机对照试验或系统评价

（二）检索证据

1. 指南证据检索

（1）确定检索词：本病例可选择的检索词包括：nonalcoholic fatty liver disease 、therapy 、guideline、consensus statement、非酒精性脂肪性肝病、非酒精性脂肪性肝炎、治疗、指南、共识。在检索过程中可根据数据库的不同选择合适的检索词进行组合。

（2）选择数据库：如：可选择美国国家指南数据库（US National Guidelines Clearinghouse Database）、中国临床指南文库等（2000.01 至 2014.12）。

（3）检索结果：共检索出最新的与本病例密切的指南文献 2 篇。

指南一：中华医学会肝病学分会脂肪肝和酒精性肝病学组. 中国非酒精性脂肪性肝病诊疗指南（2010 年修订版）. 中华肝脏病杂. 2010, 18（3）：163 – 166.

证据解读：按照循证医学的原则，中华医学会肝病学分会脂肪肝和酒精性肝病学组组织有关专家，在参考国内外最新研究成果和相关诊疗共识的基础上，对 2006 年制定的《非酒精性脂肪性肝病诊疗指南》进行更新，形成本指南，旨在进一步规范 NAFLD 的诊断和治疗。该指南提出 NAFLD 的治疗措施包括：健康宣传教育，改变生活方式；控制体脂量，减少腰围；应改善 IR，纠正代谢紊乱；减少附加打击以免加重肝脏损害；保肝抗炎药物防治肝炎和纤维化；及处理肝硬化的并发症。指南对如何改善 IR，纠正代谢紊乱提出了具体治疗措施，即根据临床需要，可采用相关药物治疗代谢危险因素及其并发症。除非存在明显的肝损害（例如血清转氨酶大于 3 倍正常值上限）、肝功能不全或失代偿期肝硬化等情况，NAFLD 患者可安全使用血管紧张素受体阻滞剂、胰岛素增敏剂（二甲双胍、吡格列酮、罗格列酮）以及他汀类等药物，以降低血压和防治糖脂代谢紊乱及动脉硬化。但这些药物对 NAFLD 患者血清酶谱异常和肝组织学病变的改善作用，尚有待进一步临床试验证实。

指南二：American Gastroenterological Association；American Association for the Study of Liver Diseases；American College of Gastroenterologyh. The diagnosis and management of non – alcoholic fatty liver disease：practice guideline by the American Gastroenterological Association, American Association for the Study of Liver Diseases, and American College of Gastroenterology. Gastroenterology, 2012, 42（7）：1592 – 609.

证据解读：该指南对应用胰岛素增敏剂治疗 NAFLD 提出了二甲双胍对肝组织学改善无明显益处，故不推荐用于成人 NASH 患者肝病的治疗。吡格列酮可用于治疗肝活检证实的 NASH 患者的脂肪性肝炎，但需要指出的是，参加该临床试验的 NASH 患者大多无糖尿病。在 NASH 患者中应用吡格列酮的长期安全性和疗效尚待明确。

2. 系统综述证据检索

（1）确定检索词：nonalcoholic fatty liver disease、fatty liver、steatohepatitis、NAFLD、NASH、pioglitazone、rosiglitazone、thiazolidinediones、Meta analysis、systematic review。

（2）选择数据库：PubMed Clinical Queries、Cochrane library、Clinical evidence、Best evidence（ACPjournal club and evidence based medicine）。

（3）检索结果：共检索出最新的与本病例密切相关的系统综述 2 篇。

系统综述一：Boettcher E, Csako G, pucino F, et al. Meta analysis: pioglitazone improves liver histology and fibrosis in patients with non – alcoholic steatohepatitis. Aliment pharmacol Ther. 2012, 35（1）：66 – 75.

证据解读：研究者们检索了 2010 年 9 月以来发表在 PubMed、MEDLINE 上的文献及 2010 年以来 Cochrane 临床对照试验中心注册数据库，手工检索了主要书目及综述文章。共检索出 188 篇文章，从中筛选出 4 篇符合纳入标准的研究进行 Meta 分析。

Meta 分析结果显示：噻唑烷二酮（n = 169）在改善肝细胞气球样变性、小叶炎症、脂肪变性方面明显优于安慰剂（n = 165），OR 分别为 2.11（95% CI：1.33 ~ 3.36）、2.58（95% CI：1.68 ~ 3.97）、3.39（95% CI：2.19 ~ 5.25）；噻唑烷二酮（n = 58）与安慰剂（n = 52）比较可明显改善坏死性炎症，合并 OR 为 6.52（95% CI：3.03 ~ 14.06），但肝纤维化减轻与安

慰剂比较无统计学差异。该系统综述对吡格列酮（n = 137）对肝组织学的改善作用进行了亚组分析，与上述结果不同的是吡格列酮组显示出改善肝纤维化的益处（OR = 1.68，95% CI：1.02 ~ 2.77），此外，可明显改善细胞气球样变性（OR = 2.39，95% CI：1.43 ~ 3.95），小叶炎症（OR = 2.81，95% CI：1.74 ~ 4.53）及脂肪变性（OR = 3.28，95% CI：2.04 ~ 5.28）。

系统综述结果表明噻唑烷二酮类药物可显著改善肝细胞气球样变、小叶炎症、脂肪变性及炎症坏死，吡格列酮可改善肝纤维化。但噻唑烷二酮类药物的使用有增加体重的风险。

系统综述二：Mahady SE, Webster AC, Walker S, et al. The role of thiazolidinediones in non – alcoholic steatohepatitis – a systematic review and Meta analysis. J Hepatol. 2011, 55（6）：1383 – 90.

证据解读：该系统综述的主要目的是评价噻唑烷二酮对 NASH 患者肝组织学指标（纤维化、脂肪变、炎症、肝细胞气球样变以及 NAS 评分）的改善作用，次要观察指标包括丙氨酸转移酶、胰岛素抵抗、体重、BMI 以及不良事件。研究者检索了 MEDLINE、Embase、Cochrane Central、国际会议摘要，参考文献等，共检索出 7 篇随机对照试验（n = 489），其中 4 篇为安慰剂对照（n = 355）。结果表明噻唑烷二酮可改善肝纤维化（RR = 1.38，95% CI：1.01 ~ 1.89）、脂肪变性（RR = 2.03，95% CI：1.57 ~ 2.62）、炎症（RR = 1.71，95% CI，1.32 ~ 2.21）和肝细胞气球样变性（RR = 1.62，95% CI：1.15 ~ 2.28），噻唑烷二酮使体重平均增加 4.4kg（95% CI：2.6 ~ 5.2kg）。与 BoettcherE 等发表的系统综述明显不同的是本案得出了噻唑烷二酮可改善肝纤维化的结论。

3. 原始研究文献证据检索

（1）确定检索词：nonalcoholic fatty liver disease、fatty liver、steatohepatitis、NAFLD、NASH、pioglitazone、rosiglitazone、thiazolidinediones、drug therepy、treatment，还可加用限定词，如 RCT。

（2）选择数据库：如：PubMedClinical Queries、MEDLINE、EMBASE、Cochrane library 等。

（3）检索结果：共检出与本病例密切相关的原始研究文献 2 篇。

原始研究文献一：Arun J. Sanyal, M. D., Naga Chalasani, M. B., B. S., Kris V. Kowdley, M. D., et al. Pioglitazone, Vitamin E, or Placebo for Nonalcoholic Steatohepatitis. N Engl J Med. 2010, 362（18）：1675 – 1685.

证据解读：PIVENS 是样本量较大的一项多中心、随机、双盲、安慰剂对照临床研究，共纳入 247 例非糖尿病的 NASH 患者，所有患者在随机分组前 6 月内均经肝活检检查。纳入标准为：明确或可能的脂肪性肝炎，NAFLD 活动度积分（NAFLD activity score, NAS）5 分及以上；或有明确的脂肪性肝炎（被两位病理学医师确诊），NAS 为 4 分者。所有病例 NAS 积分中至少有 1 分来自于肝细胞气球样变。排除标准为：在过去 5 年中至少连续 3 月酒精每日饮用量男性 >20g，女性 >30g；肝硬化、慢性丙型肝炎或其他肝病；心力衰竭；其他未知药物引起的脂肪肝炎。将符合标准的 247 例非糖尿病的 NASH 患者随机分配入吡格列酮组（30mg/d, n = 80）、维生素 E 组（800IU/d, n = 84）或安慰剂组（n = 83），治疗 96 周后再次进行肝活检。三组在人口学特征、临床和实验室指标、NAS 积分等方面无差异，安慰剂组 17%、维生素 E 组 18%、吡格列酮组 28% 的患者无肝细胞气球样变。主要终点结果为肝组织学的改善，即 NAS 积分中有 1 分及以上来自肝细胞气球样变改善；肝纤维化无加重；NAS 降至 3 分及以下或 NAS 下降 2

分以上且至少1分来自肝细胞气球样变或脂肪变性。次要终点结果为 NAS 积分变化；肝脂肪变、小叶炎症、气球样变性、纤维化的改变；转氨酶水平、人体学测量参数、胰岛素抵抗、血脂谱的变化等；此外，还将对生命质量进行评估。结果：吡格列酮组34%的患者达到主要终点，与安慰剂相比无统计学差异（34% vs 19%，$p = 0.04$，NNT = 6.9）；除去无肝细胞气球样变的 NASH 患者后再次进行分析，则吡格列酮组与安慰剂相比可使肝组织学明显改善（47% vs 23%，$p = 0.002$）。尽管吡格列酮组在主要终点结局未达统计学意义上的获益（三组两两比较 $p \leqslant 0.025$），但吡格列酮可减轻肝脂肪变性、小叶炎症、气球样变，并可改善胰岛素抵抗程度和肝酶水平。

原始研究文献二：Belfort R，Harrison SA，Brown K，etal. A Placebo – Controlled Trial of Pioglitazone in Subjects with Nonalcoholic Steatohepatitis N Engl J Med. 2006，355（22）：2297 – 307

证据解读：该研究采用随机、双盲、安慰剂对照设计，由计算机产生随机数，采用中心随机的方法进行随机分组，并对随机方案进行了隐藏。研究招募了2004～2006年间来自四个中心的伴糖耐量受损或2型糖尿病的经肝活检证实的 NASH 患者。ALT、AST 高于参考值范围上限2.5倍，酗酒，空腹血糖 > 13.3mmol/L，患有1型糖尿病、心脏病、肾脏病、其他肝脏疾病及曾经使用二甲双呱、噻唑烷二酮、胰岛素的患者被排除。符合纳入标准的55名患者随机分入吡格列酮组或安慰剂组，在给予低热量饮食的基础上，前者给予吡格列酮（30～45mg/d），后者给予安慰剂治疗。治疗时间为6个月。试验目的是评价肝组织学特征、肝脂肪含量的改善，口服葡萄糖耐量试验中葡萄糖的变化。结果：与安慰剂组相比，吡格列酮组肝脂肪变性（65% vs 38%，$p = 0.003$），细胞气球样变（54% vs 24%，$p = 0.02$），小叶炎症（65% vs 29%，$p = 0.008$）均有改善，炎症坏死明显减轻（85% vs 38%，$p = 0.001$），但纤维化减轻与安慰剂组并无明显差异（46% vs 33%，$p = 0.001$）。吡格列酮组与安慰剂组比较，血清 AST（U/L）下降40%（47 to 28 vs 42 to 33，$p = 0.04$），ALT（U/L）下降58%（67 to 28 vs 61 to 40，$p < 0.001$）；肝脏脂肪含量下降54%（$p < 0.001$），游离脂肪酸水平降低17%（$p = 0.04$），胰岛素浓度降低34%（$p < 0.001$），肝脏胰岛素敏感性增加（48% vs 14%，$p = 0.008$），TG 降低15%（$p = 0.003$）。此外，TNF – α 水平降低11%（$p = 0.02$），TGF – β 水平降低18%（$p = 0.03$）。治疗后吡格列酮组体重、体脂肪含量增加。

（三）评价证据

由于研究设计方案、研究对象选择、终点指标观测、研究实施及质量监控的不同，直接影响治疗性研究证据的质量。根据2001年英国牛津循证医学中心证据分级标准，将防治与病因研究证据分为以下推荐级别（见本节表7-7）。

1. 治疗性临床实践指南证据的评价 临床实践指南评价工具使用临床指南研究与评价系统（AGREE）。我们将以《中国非酒精性脂肪性肝病诊疗指南（2010修订版）》为例，采用 A-GREEⅡ对其进行评价。3名审查者针对指南根据 AGREEⅡ对6个领域的23个条目进行评分。每个条目分数为1～7分，1分表示指南完全不符合该条目，7分代表指南完全符合该条目，2～6分代表指南不完全符合该条目。根据 AGREE 计算得分公式，分别计算指南6个领域的标化百分比，百分比越大，越符合条目要求。根据6个领域的标准化百分比综合判断所评指南是否值得推荐应用，如4个及以上领域的标化百分比 > 50% 为积极推荐、3个领域的标准化百分比 > 50% 为推荐，2个及以下领域的标准化百分比均 > 50% 为一定条件下推荐。

表 7 – 9   应用 AGREE Ⅱ 对指南的评价情况一览表

评价领域	条目数	最小值	最大值	实际得分	标化百分比
范围和目的	3	17	19	54	83.3%
参与人员	3	3	21	40	57.4%
制定的严谨性	8	7	17	100	52.8%
表达的明晰性	3	16	17	52	79.6%
应用性	4	8	17	48	50.0%
编辑的独立性	2	10	11	21	41.7%

根据 AGREE Ⅱ 评价结果，该指南 4 个领域的标化百分比 >50%，是被积极推荐的指南。

2. 治疗性系统综述证据的评价   我们选用 Meta 分析方法学质量评价的 AMSTAR 测量工具进行评价，该工具包括 11 个条目，每个条目有"是""否""不能回答""不适用"四个选项。选择"Meta analysis: pioglitazone improves liver histology and fibrosis in patients with non – alcoholic steatohepatitis."作为评价文献，采用 AMSTAR 测量工具进行评价，结果表明该系统综述质量较好，具有较高的真实性。见本章第二节表 7 – 4。

（1）证据的真实性评价：该系统综述的目的是评价噻唑烷二酮改善 NASH 患者肝组织学的疗效，有明确的纳入标准即随机安慰剂对照临床试验，样本量至少 15 名，治疗时间至少 24 周以及定义明确的治疗结果。病例报告、综述文献、无法提取相关数据的临床试验、缺乏内部独立性或同行评议的临床试验被排除。研究者制定了合理的检索策略，文献来源于 PubMed、MEDLINE 及 Cochrane 临床对照试验中心注册数据库（2010），并进行了手工检索以保证文献的查全率。语言限定为英文。共检索出 188 篇相关英文文献，最终 4 篇文献 334 例患者纳入 Meta 分析。2 项在美国、一项在英国、一项在法国开展，样本量为 47 ~ 163，其中 3 项为多中心临床试验，2 项纳入了糖尿病患者。两名评价员独立地对文献进行评价。4 项纳入的临床研究均对随机分配方案进行了隐藏，实施了盲法，采用了意向性治疗分析，随访时间至少 6 月，根据 Jadad 量表对每一篇纳入文献进行了评价，均为高质量文献。严格的纳入、排除标准，高质量的文献确保了研究结果的真实性。尽管纳入的 4 项临床试验样本量较小，但试验设计严谨性保证了研究结果的内部真实性；同时由于研究纳入了不同地区、不同人种的受试者，因此提高了其结论的外部真实性；再者主要指标研究结果在各个研究中均显示了相似的效应，Q 检验无统计学意义（所有主要指标 $p \geqslant 0.387$），表明纳入研究具有同质性。语言限定为英文文献，但没有发现明显的发表性偏倚。

（2）证据的重要性评价：对于该系统综述，重要的关键指标是肝组织学的改善，该系统评价对反映肝组织学改善的主要指标（包括肝脂肪变性、小叶内炎症、气球样变性、肝纤维化）进行了合并，并报告了相应 OR 值及 95% 可信区间，结果显示噻唑烷二酮可改善肝气球样变性、小叶内炎症、脂肪变性及坏死性炎症。对上述指标进行了敏感性分析，所得结果相似。对 3 个研究吡格列酮与安慰剂疗效的临床试验进行了亚组分析，结果显示吡格列酮可明显改善肝纤维化程度。此外对于生化参数（如 ALT、AST、TC、TG 等）及人体学测量参数指标的改善，该系统综述报告了治疗前后上述指标的变化，并进行了组内比较。

该系统评价真实可靠，2 项研究中纳入了糖尿病患者，但由于样本量较小，试验设计的差异，如药物服用剂量不同等原因，具有一定的局限性。

3. 治疗性原始研究证据的严格评价 原始研究证据的评价包括真实性评价、重要性评价、适用性评价。真实性评价主要从以下方面展开：研究对象是否采用了随机化分组的方法；随机分配方案是否隐藏；是否采用了盲法；纳入研究对象是否随访完整、随访时间是否足够长；是否对随机分组的所有研究对象进行了意向性治疗分析；除观察的治疗措施外，两组患者的其他治疗方法是否相同。重要性评价可以通过效应强度的大小及精确程度如何来评价。适用性评价要考虑研究证据是否与患者相似，评估治疗措施是否可行及其利弊如何，并结合患者的价值取向和期望。

我们以"Pioglitazone, Vitamin E, or Placebo for Nonalcoholic Steatohepatitis"文献为例，对其真实性、重要性、适用性进行评价。

（1）证据的真实性评价

1）随机化分组及盲法实施：PIVENS研究是一项涉及8个中心的临床试验，随机化过程经由临床研究者网络申请，通过中心随机实施。为减小各中心在试验管理与人口分布间的差异，按照不同的中心进行了分层随机化。中心随机化的实施保证了随机化方案的隐藏，避免了选择性偏倚的产生，使患者的临床特征、预后及其他因素在组间均衡可比。此外该研究采用了双盲法，从而消除了医师及患者的期望偏倚。

2）基线资料及非干预措施的可比性：患者基线在人口学特征（年龄、性别、人种），生活质量评估，生化指标水平（ALT、AST、r-GT、AKP、TB）、血脂谱（TG、TC、HDL、LDL），代谢因素（空腹血糖、胰岛素抵抗程度、体重、BMI、腰围、体脂肪含量），肝组织学病变（NAS评分、肝纤维化分期、肝脂肪含量）等方面相似，具有可比性。除研究措施外，受试者在生活方式、药物使用、饮食、饮酒及合并疾病处理等方面按照推荐的标准化方案进行，以确保8个中心的一致性。在筛查及治疗期间，不允许服用任何可以改善脂肪性肝炎的处方药、非处方药及草药。

3）随访资料的完整性及意向性治疗分析的实施：所有患者均随访96周，治疗结束后进行了24周的观察。吡格列酮组纳入80例，未完成试验14例；VitE组纳入84例，未完成试验6例；安慰剂组纳入83例，未完成试验12例。对预期目标的结果采用了意向性治疗分析。对不良事件进行了详细报告，共计发生不良事件19例，吡格列酮组2例，VitE组7例，安慰剂组10例。

综上所述，PIVENS研究样本量较大，采用了中心随机的方法，实施了盲法。设定的主要终点结果合理，按照美国肝病研究会共识提出的《非酒精性脂肪性肝病临床试验的设计和研究终点》"研究期限以肝纤维化为研究终点的研究，应至少需12~24个月，停药后至少随访6个月"，该研究观察时间足够长，采用了意向性治疗分析，组间基线资料均衡可比，组间干预措施外的其他治疗相同，对研究结果进行了完整的报告，由此可见，该研究设计精良完善，真实可靠。

（2）证据的重要性评价：治疗性原始研究证据重要性的评价包括治疗措施的效应大小及效应值的精确度。前者常采用相对危险度减少率（RRR）、绝对危险度减少率（ARR）、获得一例有利结果需要防治的病例数（NNT）等客观指标，后者可信区间（95% CI）表示估计值的精确性。

主要终点结果：该研究对肝组织学的改善进行了明确定义，即NAS积分中有1分及以上来自肝细胞气球样变改善；肝纤维化无加重；NAS降至3分及以下或NAS下降2分以上且至少1分来自肝细胞气球样变或脂肪变性。按照此标准，与安慰剂相比，吡格列酮组肝组织学病变改善率无统计学差异（34% vs 19%，$p = 0.04$），RRR = 78.9%，ARR = 15%，NNT = 6.9。对主要终点指标进行的敏感性分析显示：如果将标准中肝细胞气球样改善修改为无加重，再次对结果进行评价，则吡格列酮组与安慰剂组组间比较有统计学差异（48% vs 25%，$p = 0.003$），RRR = 92%，ARR = 23%，NNT = 4.3。若除外基线检查时无肝细胞气球样变的 NASH 患者（28% vs 17%）后再次进行分析，则吡格列酮组与安慰剂相比可使肝组织学明显改善（47% vs 23%，$p = 0.002$），NNT = 4.2。

次要终点结果：与安慰剂相比，吡格列酮组 NAS 积分平均减少 1.9 分（$p < 0.001$），组间比较有统计学差异。吡格列酮组可改善肝脂肪变性（69% vs 31%，$p = 0.002$），减轻小叶炎症（60% vs 35%，$p = 0.004$），肝细胞气球样变组间比较无统计学意义（44% vs 29%，$p = 0.08$）。此外吡格列酮可改善胰岛素抵抗程度（−0.7 vs 0.4，$p = 0.03$），降低 ALT 水平（−40.8 vs −20.1，$p < 0.001$），AST 水平（−20.4 vs −3.8，$p < 0.001$），r − GT 水平（−14 vs −4，$p < 0.001$），AKP 水平（−12 vs −3.8，$p = 0.004$）。吡格列酮还可升高 HDL（1.1 vs −1.7，$p = 0.008$）。吡格列酮组在肝组织学特征改善的同时，体重平均增加 4.7kg。吡格列酮组发生 2 例严重不良事件，安慰剂组 10 例；吡格列酮组发生 10 例心血管事件、骨病 3 例，安慰剂组分别为 12 例、5 例，组间比较均无统计学意义。

目前尚无有效反映药物疗效的生物标记，因此对药物治疗非酒精性脂肪肝疗效的评价有赖于肝活检后组织学检查的变化。该研究对于终点指标的评价采用肝活检，对研究对象的 NAS 积分及纤维化分期进行评估，这是美国肝病研究协会提出的 NASH 临床试验研究终点组织学评价的最佳方法，因此研究结论的可信度高。吡格列酮组在主要终点结局未达统计学意义上的获益（三组两两比较 $p \leq 0.025$），其原因可能是匹格列酮组在基线时经肝活检被判定为无肝细胞气球样变的患者较安慰剂组高（28% vs 18%）而造成的偏倚，除外这些患者后再次进行分析，组间出现统计学差异。此外，吡格列酮可降低 NAS 积分，减轻肝脂肪变性、小叶炎症、气球样变，可改善胰岛素抵抗程度，降低肝酶水平。遗憾的是该研究未报告终点指标的可信区间，对主要结局计算出的 NNT 仅为一种点估计，使得我们无法对其精确程度进行评估。

（3）证据的适用性评价

1）研究结果与病人的情况是否相符：PIVENS 研究纳入患者为成人，均经肝活检诊断，有明确的纳入标准，参照 NASH 临床研究网病理工作指南进行了 NAS 积分及肝纤维化分期的判断。平均年龄 47 岁，ALT（82 + 45U/L）、AST（54 + 26U/L）、r − GT（60 + 63U/L）、血游离脂肪酸（92 + 12mg/dL）。从拟治疗患者的情况看，年龄 55 岁，非酒精性脂肪肝病病史 25 年，肝纤维化评分提示该患者纤维化程度较重，ALT、AST、r − GT 等肝酶及游离脂肪酸水平增高，无研究证据中需排除的其他疾病。患者年龄、病情特点、临床情况和生化指标检测情况与研究证据相似。遗憾的是在 PIVENS 研究中未纳入糖尿病患者，但在检索的另一项纳入了 55 名糖耐量受损或 2 型糖尿病患者的随机、双盲、安慰剂对照研究中，得出吡格列酮可改善受试者肝组织学特征的相近结论。

2）治疗措施是否适合现实环境：吡格列酮在本地各大医院均有销售，便于服用，患者依从性较好。

3）应用治疗措施后患者是否获益：研究表明吡格列酮能不同程度改善肝组织学特征；并可降低肝酶水平，改善胰岛素抵抗程度。

（四）应用证据进行临床决策

1. 患者与研究证据中病人情况的相似性分析 两篇系统综述证据及一项原始研究证据纳入了糖尿病患者，评价的主要终点指标是噻唑烷二酮是否改善了 NASH 组织学特征（纤维化、脂肪变、炎症、肝细胞气球样变以及 NAS 评分）。拟诊患者与研究证据中患者的情况相似。

2. 防治性证据的可行性分析 在我国吡格列酮已被列入医保用药，很多医院及药房均可获得，患者可以承受相应的医疗费用；吡格列酮每日服用 1 次，服用方便，可保证患者的依从性；接诊医生可在本院开展此项治疗，应密切观察患者病情变化及其副作用的发生，谨慎用药，定期评估。

3. 应用防治性证据的利弊分析 目前国内噻唑烷二酮类药物包括罗格列酮、吡格列酮。罗格列酮曾因心血管方面风险于 2007 年受到美国食品和药物管理局（FDA）警告。美国《非酒精性脂肪性肝病诊断与治疗指南》2012 版提出将吡格列酮用于治疗肝活检证实的 NASH 患者的建议基于的证据级别为 1b，其证据级别高，真实可信。系统评价证据表明噻唑烷二酮不同程度改善肝细胞气球样变性、小叶炎症、脂肪变性、坏死性炎症，吡格列酮显示出改善肝纤维化更为有益的作用。两项原始文献也得出相似的结论。但就目前检索的证据看，一是样本含量偏小；二是主要应用于 NASH，且无糖尿病的患者；三是吡格列酮是否具有长期有效性和安全性尚不明确；四是存在增加体重的风险，因此是否加用吡格列酮进行治疗，我们认为应根据患者病情严重程度而定，如果患者仅为非酒精性单纯性脂肪肝（NAFL），因其进展很慢，建议以改变生活方式治疗为主；对于本案患者而言，NAFLD 病史较长，一直未予治疗；符合代谢综合征所有 5 项条件；故考虑患者可能合并 NASH，并存在肝纤维化，故建议在继续进行生活方式调整的基础上，加用吡格列酮（30mg/d）治疗。关于随访，中国《非酒精性脂肪性肝病诊疗指南（2010 年修订版）》推荐：NAFLD 患者每半年测量体质量、腰围、血压、肝功能、血脂和血糖，每年做包括肝脏、胆囊和脾脏在内的上腹部超声检查。综合分析患者病情，我们决定在治疗前半年对患者进行每 3 个月血清酶学指标、血脂谱、血糖及糖化血红蛋白、体质量、腰围、血压等进行检测，并进行 1 次腹部 B 超检查；之后按照指南要求进行随访，以定期评估吡格列酮的治疗效益，权衡用药利弊，从而为患者制定个体化、合理安全的治疗方案。

4. 患者本人及家属的意愿 与患者及家属沟通，充分告知患者目前疾病情况及使用吡格列酮治疗的必要性、药物的副作用、治疗费用等问题，患者在权衡利弊后，愿意配合治疗。

5. 治疗性证据的生物学及病理生理学解释 吡格列酮通过结合和活化过氧化物酶体增殖物激活受体 - γ，调解胰岛素效应、基因转录及控制葡萄糖产生、转运和利用的作用；并调节脂肪酸代谢、抑制瘦素和肿瘤坏死因子 - α（TNF - α）的表达、减少脂质在肝脏的沉积及抑制肝脏炎症和纤维化。与其他口服降糖药物合用不仅可降低血糖、血脂，还能进一步改善 NASH 患者肝组织学特征。

6. 治疗方法的卫生经济学分析 在本例患者治疗过程中加用吡格列酮，可增加患者的治疗费用，但另一方面，若通过治疗可减少患者肝硬化、肝癌、心血管事件等的发生率，则可大大降低用于治疗患者并发症的医疗费用。但上述证据中均未进行相应的成本 - 效益分析。

（五）后效评价

经肝活检证实本例为 NASH 患者，肝纤维化分期为 F3，在调整患者生活方式基础上，口服中药糖脂消汤剂及吡格列酮（30mg/d）治疗半年后，患者食欲不振症状明显缓解，体质量下降 2kg；肝酶学检查：ALT 48 U/L，AST 32U/L，GGT 50U/L；血脂：TG 1.67mmol/L，TC 6.35mmol/L，HDL－C 1.25mmol/L，LDL－C 2.89mmol/L；肝脏B超：轻度脂肪肝。目前患者对该治疗效果比较满意，远期疗效在进一步观察中。

第四节 病因学循证临床实践过程

一、中医病因学循证临床实践

中医病因研究方法是审证求因，即依据证候推测病因，与现代医学差异明显。后者讲究寻找疾病发生的因果关系，在意事件发生的先后顺序。目前尚无用现代流行病学方法开展的中医病因学临床试验。因此，中医病因循证诊断依据，还是依据中医经典著作或统编教材的审证求因方法进行。

二、西医病因学循证临床实践

（一）提出问题

首先要从理论上明确本例临床问题的切入是什么。非酒精性脂肪肝可以作为2型糖尿病的独立危险因素存在，单纯性非酒精性脂肪肝可以进展为脂肪性肝炎及肝纤维化，非酒精性脂肪性肝炎可以促进2型糖尿病的发生及发展，那么非酒精性脂肪性肝纤维化影响2型糖尿病的发生和发展吗？

其次要考虑上述理论是否能结合真实的病例。对于案例中的中年女性患者来说，患2型糖尿病且体型肥胖，长期合并中度脂肪肝，ALT、AST等肝酶异常，我们应该考虑到脂肪性肝炎存在，但是否可能合并肝纤维化呢？本例患者非酒精性脂肪性肝纤维化影响2型糖尿病的发生和发展吗？此时，在"非酒精性脂肪性肝纤维化是否可以影响2型糖尿病的发生及发展"的争论焦点上就形成了一个临床问题，下一步就要运用循证医学临床实践的技能，将"临床问题"转换为"标准化"的"循证问题"，从"循证问题"中可以方便地获得文献检索关键词，组成检索策略及获取相关的证据。

最后根据PICOT原则提出"标准化"的临床问题，即"非酒精性脂肪性肝纤维化是否可以促进2型糖尿病的发生及进展？"

（二）检索证据

1. 病因学问题概述 病因学研究证据因设计方案不尽相同，论证强度也不一样。临床随机对照试验的证据是最可靠，但随机对照试验通常情况下可能违背伦理，故实施上有困难。在没有RCT系统综述或RCT结果的情况下，可以使用其他证据，但其证据级别逐级降低。各种病因学研究的论证强度由高到低顺序为随机对照试验（RCT）、队列研究、病例对照研究、横断面调查、个案调查/病例报告等。

2. 数据库的选择

（1）使用已经过整理的医学文献数据库，例如：Cochrane library、Up to date、Clinical evidence、Best evidence（ACP journal club and evidence based medicine）、Sumsearch、Tripdatabase。

（2）使用未经过整理的医学原始文献数据库，例如：PubMed。

3. 确定关键词和制定检索策略　检索证据时，可以根据自己的检索能力和时间进行初级检索和高级检索，下面推荐的主题词和副主题词是便于高级检索时使用 non‐alcoholic fatty liver，hepatic fibrosis，diabetes。

4. 本病例循证检索过程

（1）选择数据库：选择常用的医学数据库，例如：Cochrane library、Uptodate、Clinical Evidence、Best Evidence、Sumsearch、Trip Database，或者从 OVID 循证医学数据库中选择相应的内容等。由于不是每一位临床医生都能方便、及时地从上述数据库获取信息，所以，最便捷的证据查询首选的仍是医学原始文献数据库，例如：PubMed（从 Clinical Queries 选项进入），检索好条目后通过一站式服务获取原文。

（2）根据问题找出关键词："non‐alcoholic fatty liver，hepatic fibrosis，diabetes"，还可以包含病因学研究的特征性关键词，如"systematic review，cohort study，case‐control study"等。最后通过 PubMed 检索出以下证据。

（3）筛选文献：从 Am J Gastroenterol 2013 年 12 卷第 108 期中筛选出与临床问题密切相关的一篇研究文献，题目为"Cohort study of non‐alcoholic fatty liver disease，NAFLD fibrosis score，and the risk of incident diabetes in a Korean population."

（三）评价证据

1. 真实性评价　关于病因学研究证据的真实性评价的标准，在国际上首推由 Bill AB 制定的、并在临床流行病学实践中修订的病因学研究证据的评价标准，本标准涉及六个方面（见表7‐10：引自 principles of medical statistics）。

表7‐10　关于病因学证据分析评价的调理和标准

1. 不同等级研究设计证据
●真正的试验性研究
●队列研究
●病例对照研究
●分析性调查
2. 因果效应强度
3. 证据的一致性，特别是高质量研究的一致性
4. 从前瞻性研究所示的时间顺序
5. 梯度关系‐通过暴露的剂量或时间来显示
6. 根据流行病、生物学以及相雷同的证据作出判断

（1）不同等级研究设计证据：包含试验性研究、队列研究、病例对照研究、分析性调查。

1）病因学的前瞻性队列研究十分重要。设计要有足够的样本量，纳入标准和排除标准明确，证明入组观测对象确实没有所观察的目标疾病，暴露病因的队列组均可被确证，非暴露病因的队列确实能证明为阴性，两个队列又能尽可能的排除相关混杂因素干扰，基线可比，观测终点指标一致，盲法测量与分析，追踪期足够长且失踪率＜10%。如这些内容和条件均能满足，其病因及其因果效应的证据，则是可信的。

2）横断面研究属于观察性、描述性研究，无事先设立的对照组，只能反映某一特定时点的情况，因果并存，不能确定因果关系。但是容易实施，能同时观测多种疾病与多种因素，无需花费大量人力、物力。横断面研究中常见偏倚包括无应答偏倚、回忆偏倚或报告偏倚、调查人员偏倚及测量偏倚。

3）本研究是一个大型、前瞻性、开放、观察性研究，其目的是依靠"肝纤维化评分"评估韩国非糖尿病人群的非酒精性脂肪肝及肝纤维化的严重程度，观察它们与糖尿病发生率的关系。该研究应用了两种研究方法，即横断面研究和队列研究。

本研究的设计方案新颖，首先在韩国某一大生产公司及其分公司中筛选出基础人群，通过首次筛选排除一部分不符合纳入标准的参与者，对剩下的参与者进行横断面调查，此时，基线水平中包含糖尿病患者。然后进行二次筛选，排除基线中的糖尿病患者，对二次排除后剩余的参与者进行追踪随访，进行队列研究。随访结束后统计非 NAFLD 组，低概率肝纤维化组，中度及高概率肝纤维化组各组中糖尿病的病例数，并进行资料分析。

本研究中队列研究的随访时间以人年来计算，对参与者的随访每年进行 1 次或每两年进行1 次。人年是自基线开始至糖尿病的发生或最后 1 次体检结束的随访过程的总和。本研究经过两次筛选后纳入了 38291 名参与者。最终队列研究资料分析包含了二次筛选后纳入的所有参与者，即占最初参与者的 100%，失访率为 0。队列研究纳入的样本量足够大，纳入和排除标准明确，入组观测对象均未患糖尿病，患有 NAFLD 的队列组均可被确证、但未合并 NAFLD 的队列由于腹部超声的局限性并不能完全确诊为阴性，两个队列又尽可能的排除相关混杂因素干扰，基线可比，观测终点指标均为患糖尿病，盲法测量，追踪期足够长且失踪率 <10%，故该队列研究等级高，论证强度大。

横断面研究的纳入和排除标准明确。本研究纳入的参与者均是 2005 年至 2006 年间进行体检的公司职员，故不存在无应答偏倚。该研究中腹部超声是由 11 位经验丰富的放射科医师来完成，而不是由同一位放射学家完成，故存在测量偏倚。横断面研究所得出的病因或危险因素仅有参考价值，其论证强度不高。

（2）因果效应强度判断：病因或危险因素致病的因果效应要利用反映其强度的量化指标。反映横断面研究因果效应强度的指标是比值比（OR），反映队列研究因果效应强度的指标是风险比（HR）。一般情况下，这类指标当排除偏倚影响或经统计学校正，其值越高，病因的因果关系越强。其临床意义见下表 7 - 11：

表 7 - 11   相对危险度或比值比与关联的强度

OR 或 RR 值*	危险因素和疾病的联系
1.2 ~ 1.5	弱联系
1.6 ~ 2.9	中等联系
3.0	强联系

*注：多数人认为 HR 与 RR 意思一样，但 HR 有时间因素在内，换句话说，包含了时间效应的 RR 就是 HR

本研究中，当对所有混杂因素进行调整后分析，横断面研究中低概率肝纤维化组与中度或高概率组的 OR 值分别为 1.51（95% CI：1.27 ~ 1.79）和 4.79（95% CI：3.49 ~ 6.56）。队列研究中低概率肝纤维化组与中度或高概率组的 HR 值分别为 2.00（95% CI：1.79 ~ 2.24）和4.74（95% CI：3.67 ~ 6.13）。对比上表，不难发现，低概率肝纤维化组在横断面研究中得出的因果效应强度为弱联系，在队列研究中则为中等联系；而中度或高概率肝纤维化组在两种研究方法中得出的因果效应均为强联系。由此可得出，非酒精性脂肪肝肝纤维化与糖尿病的发生有较强的因果关系。

（3）证据的一致性：通过证据检索，发现研究非酒精性脂肪肝肝纤维化严重程度与糖尿病发生率之间关系的文章甚少，除本研究之外，另有两个研究得出相似的结论。但是，这两个研究与本研究一样，均以韩国人群为研究对象，故不能代表各种族各地区，具有一定的地域局限性。

（4）因果效应的时间顺序：如前所述，本研究采用了横断面研究和队列研究两种方法。通过横断面研究计算出比值比，对人群中 NAFLD 与糖尿病的关系做出相关性的初步评估。横断面研究因果关系不明确，因此本研究在此基础上又进行了 1 次队列研究，对非糖尿病人群进行追踪随访，对肝纤维化严重程度与糖尿病发生率之间的关系进行进一步评估。队列研究在基线水平并无终点事件，终点事件是在随访过程中出现，故因果关系明确。本研究的设计方案保证了能准确观察因果效应的时间顺序。

（5）因果效应的梯度关系：因为对如此大样本的人群采用肝活检来诊断肝脏疾病是不现实的，本研究采用 NFS 评分的方法对肝纤维化的严重程度进行评估，并且分别得出 NAFLD 合并低概率肝纤维化及合并中度概率或高概率肝纤维化对糖尿病发生率的影响程度，因此本研究能够证明肝纤维化严重程度与糖尿病发生率之间存在剂量－效应关系。

（6）根据流行病、生物学及相同的研究证据作出判断：本研究对关于 NAFLD 及其严重程度与糖尿病之间的生物学机制，给出了以下几种解释：①肝脏胰岛素抵抗可以引起脂肪在肝脏内的异常沉积；②炎性细胞因子活化和氧化应激与 NAFLD 的进展相关，这些因素可加重胰岛素抵抗；③游离脂肪酸由脂肪组织向肝脏的转移可以诱导或加重肝脏胰岛素抵抗。本研究中，研究者还发现在不合并有糖尿病和胰岛素抵抗的人群中，NAFLD 依然可以预测糖尿病的发生，这一发现提示在胰岛素抵抗和糖尿病的发病机理中，NAFLD 作为早期事件存在。以上理论支持为本研究提供了可靠的间接证据。

总结：本研究先后应用了横断面研究和队列研究两种方法，对非酒精性脂肪肝的评估采用了盲法，保证了试验的真实性。在队列研究中，对纳入的人群进行了随访，并以人年来计算，观察期足够长，无失访率。队列研究为前瞻性研究，保证了因果关系的正确性。本研究独特的设计增加了试验的真实性及可靠性。但是本研究未采用肝活检这一金标准对 NAFLD 及肝纤维化严重程度进行诊断，而分别采用了腹部超声和肝纤维化评分的方法对其进行评估。总的来说，该研究质量好，真实可靠。

2. 重要性评价　经严格分析与评价的病因学或危险因素证据，除了满足真实可信外，还应该是重要的。不论是阳性结论，还是因果效应相关性的强度差异如何。

（1）基线水平横断面的研究结果：在 43166 名参与者中，1006 名患有糖尿病。NAFLD 肝纤维化的严重程度与糖尿病的发生率显著相关，结果如下表 7－12 所示：

表 7－12　NAFLD 肝纤维化的严重程度与糖尿病的发生率

	分组	比值比（OR）	95% 置信区间
原始	低概率肝纤维化组	3.0	2.66 ~ 3.46
数据	中度及高概率肝纤维化组	14.9	11.4 ~ 19.3

续表

分组		比值比（OR）	95%置信区间
调整	低概率肝纤维化组	1.51	1.27 ~ 1.79
数据	中度及高概率肝纤维化组	4.79	3.49 ~ 6.56

注：混杂因素包括性别、吸烟状况、酒精摄入量、运动情况、糖尿病家族史、总胆固醇、甘油三酯、HDL - C、HOMA - IR 和超敏 CRP。

（2）队列研究结果：对 38291 名非糖尿病参与者进行为期 175996.1 人年的随访中，2015名参与者发生了糖尿病。基线水平 NAFLD 肝纤维化的严重程度与糖尿病的发生之间存在剂量 - 效应关系（$p < 0.001$）。队列研究结果如下表 7 - 13 所示：

表 7 - 13　基线水平 NAFLD 肝纤维化的严重程度与糖尿病的发生之间的剂量 - 效应关系

分组		风险比（HR）	95%置信区间
原始	低概率肝纤维化组	2.14	1.96 ~ 2.34
数据	中度及高概率肝纤维化组	5.41	4.23 ~ 6.93
调整	低概率肝纤维化组	2.00	1.79 ~ 2.24
数据	中度及高概率肝纤维化组	4.74	3.67 ~ 6.13

注：混杂因素包括性别，吸烟状况，酒精摄入量，运动情况，糖尿病家族史，总胆固醇，甘油三酯，HDL - C，HOMA - IR 和超敏 CRP。

（3）由上述数据结果可知，无论是横断面研究或队列研究，在对混杂因素调整前后其 OR 及 HR 值均较大，且可信区间均不包含 1，故在本研究中，两种研究结果的因果效应强度均较大。由这些数据不难得出，肝纤维化与糖尿病发生率有较强的相关性，并且有着明显的剂量 - 效应关系。

本次研究首次在血糖正常人群中得出，NAFLD 及其纤维化严重程度与糖尿病的发生有预期的关系，即 NAFLD 肝纤维化可以预测糖尿病的发生。此次研究与以往相比，扩展了对血糖正常的人群与 NAFLD 关系的研究，并得出在血糖正常的人群中，依然存在剂量 - 效应关系，提示 NAFLD 对糖尿病的影响起最重要及最基本的作用。

因此，本次研究有重要的临床价值，可以提示临床工作者在对 NAFLD 合并糖尿病的患者进行治疗时，应注意在两个方面同时着手。基于 NAFLD 对人类健康的危害，该研究结果提示公共卫生工作人员对 NAFLD 高风险人群进行筛查。

3. 适用性评价　此环节在循证医学临床实践中是最重要的。当获得的循证证据被确定为真实及有重要的价值后，下一步就要评价其是否能为临床医生及其患者使用，为患者所用，这时就要根据患者具体的临床情况，将所获得的最佳证据与医生的临床经验、患者家属和医院二者结合起来，结合具体情况应用证据。同时，最重要的是，我们不应该局限于某一患者，而是着眼于人群，分析研究的危险因素对普通人群是否造成健康危害，若答案是肯定的，那我们应该采取怎样的措施来避免这一危害，这才是应用证据中最为重要的。

（1）制定科学的诊治决策、服务于临床实践：由本研究得知非酒精性脂肪肝纤维化对人群健康的危害较大，故我们应该提高对非酒精性脂肪肝纤维化的诊断水平，制定科学的非酒精性脂肪肝纤维化的防治指南，提高临床医疗水平，从预防、诊断及治疗等几个方面对非酒精性脂肪肝纤维化进行干预，以保障人群的身体健康。

（2）纠正误导措施和行为：针对病因治疗错误，重新找靶点。通过此次循证实践，我们了解到该患者糖尿病的发生、发展与其合并的非酒精性脂肪肝纤维化有较强的相关性，因此，在之后的治疗中，纠正以往错误的认识，把肝纤维化作为靶点进行病因学治疗。

（3）促进临床治疗中药物不良反应的正确评价：由本研究可知非酒精性脂肪肝纤维化与糖尿病发生率之间有较强的相关性，因此在对糖尿病进行药物治疗时，应注意此药物对肝纤维化的影响。临床工作者在对患者进行治疗时，应选用对肝纤维化有利甚至可治疗肝纤维化的降糖药物。这样在因果两方面对患者进行干预，可得到较理想治疗效果，有助于提高患者的生活质量，并改善其预后。

（四）应用证据（临床决策）

1. 本研究中的研究对象是韩国人，均为亚洲人。本患者为2型糖尿病患者，体型肥胖，合并有中度脂肪肝、慢性肾脏疾病及睡眠呼吸暂停综合征，不含有上述横断面研究和队列研究中需排除的疾病，因此可以认为本患者与该研究中的病例无明显差异，其糖尿病的发生、发展与合并的非酒精性脂肪肝纤维化有很强的联系。

2. 在我们得到真实度较高的循证结果后，在实施下一步措施之前，我们要征求患者及其家属的意见，期望得到积极配合。如果患者不能对这一临床问题充分理解，作为医务工作者的我们有义务耐心地向他们做出详尽的解释，陈述其要害，同时我们也应该聆听患者的心声，了解其急需我们解决的问题，然后在双方的良性交流中得知彼此所需，制定出让患者满意，又有利于疾病防治的措施。

3. 在这一临床问题中，作为危险因素的非酒精性脂肪肝纤维化，其本身就是危害极大的疾病，因此应立即采取措施对其进行治疗。在今后的临床治疗中，应做到全面治疗，多管齐下，从糖尿病、脂肪肝纤维化两个方面同时进行治疗，以期改善该患者的预后，保障其生活质量和生命安全。

（五）经验总结

1. 因为非酒精性脂肪肝纤维化与糖尿病发生率之间有较强的相关性，临床工作者应特别注意判断 NAFLD 患者肝纤维化的可能性及其严重程度，目前 NFS 评分已经在不同的种族，BMI 和糖尿病人群中被广泛应用并且被证实有效，医生可应用该评分对肝纤维化做出判断，必要时应用肝活检进行确诊。

2. 临床工作者在对合并肝纤维化的糖尿病患者进行治疗时，应注意降糖药物对肝纤维化的影响，尽可能选择可减轻肝纤维化严重程度的降糖药物，这样在因果两方面对患者进行干预，可收到较好的治疗效果。

第五节 循证预后临床实践

一、循证预后临床实践概述

疾病预后（prognosis）是指疾病发生后，对疾病未来发展的病程和结局（痊愈、复发、恶化、致残、并发症和死亡等）的预测。预后问题一般包括以下四个方面：①定性问题：即疾病会发生什么结局? ②定量问题: 即结局发生的可能性有多大? ③定时问题: 即结局大约何时发生? ④定因问题: 即结局的影响因素有哪些? 循证预后临床实践要求临床医师在充分了解患者病史、临床症状及体征、辅助检查基础上评估病情严重程度, 提出涉及患者预后的临床问题, 运用经过严格评价的临床证据, 对患者的预后进行预测并指导临床决策。

中医很早就关心疾病的预后问题, 对上述四方面除预后发生概率这样的定量问题没有涉及外, 其余均有记载。如《史记·扁鹊仓公列传》载有淳于意诊"齐侍御史成"故事, 一位名成的官员自言头痛, 淳于意诊其脉, 告成弟说: "此病疽也, 内发于肠胃之间, 后五日当臃肿, 后八日呕脓死。"成之病得之饮酒且内。成即如期死。类似的记载还有不少。古代对这种能准确判断生死的医生都被称为神医, 而非能起死回生者独有。但新近专门进行疾病预后研究的中医临床试验报告不多, 生存率、致残率等指标多见于治疗类文献中, 故有关预后的中医证据可查阅中医治疗类文献及相应病名的西医预后研究证据。

二、循证预后临床实践基本步骤

(一) 提出问题

非酒精性脂肪性肝病 (NAFLD) 与 2 型糖尿病及代谢综合征密切相关。有研究表明 NAFLD 在普通人中发病率为 20 ~ 30%, 但在 2 型糖尿病患者中则高达 50 ~ 70%。探讨 NAFLD 与 2 型糖尿病之间相互影响关系的临床研究, 目前以 NAFLD 患者为受试者主体。现有研究已证实糖尿病是 NAFLD 明确的危险因素。合并糖尿病的 NAFLD 患者存在更严重的肝活检组织学特征, 纤维化进展也较快。此外, 糖尿病增加了 NAFLD 患者中肝脏相关的死亡率和全因死亡率。然而 NAFLD 是否影响糖尿病患者的病死率及其并发症的发生目前尚不清楚。

拟诊患者患 2 型糖尿病 5 年, 已诊断有周围神经病变及周围血管病变的并发症; 高血压病 5 年, 非酒精性脂肪性肝病 25 年。从患者对所患疾病的重视程度看, 五年来坚持服用降糖、降压药物治疗糖尿病及高血压病, 血糖、血压控制情况尚好。患者在主观认识及客观感受上均意识到 2 型糖尿病、高血压及其并发症对健康所带来的危害, 因此主动配合治疗。而非酒精性脂肪性肝病虽然病史较长, 但患者因无明显临床表现, 长期以来未予治疗。患者提出的疑问是 NAFLD 是否增加了糖尿病患者的病死率? 如果答案是肯定的, 患者愿意配合治疗。

采用 PICO 原则将临床问题转换成可以回答的标准问题, 即在糖尿病患者中, 合并 NAFLD 是否增加了 2 型糖尿病的病死率?

(二) 检索证据

1. 确定检索数据库

(1) 原始文献数据库检索可选择 PubMed、EMBASE 等。对临床医师而言, 最简单、实用的检索原始文献的途径是利用 PubMed, 从 Clinical Queries 进入。

(2) 系统评价数据库检索选择 CochraneLibrary、Clinical Evidence、Best evidence、PubMed 等。

(3) 临床指南数据库检索可选择美国国家指南数据库、中国临床指南文库等。

2. 确定检索词和检索策略　检索时应首先对所提出的临床问题进行仔细分析, 然后确定关键词, 拟定一个敏感性和特异性高的检索策略, 并在实际的检索过程中根据结果不断地对检索步骤进行评价和修订。常用于预后问题的检索词推荐: prognosis、incidence、mortality、survival – analysis、follow – up study、cohort study 等。

3. 循证检索过程

（1）确定检索词：nonalcoholic fatty liver disease、fatty liver、steatohepatitis、NAFLD、NASH、diabetes、DM、prognosis、mortality，还可加用限定词，如 Cohort study。

（2）选择数据库：PubMedClinical Queries、MEDLINE、EMBASE、Cochrane library 等。

（3）检索结果：检出与本病例密切相关的原始研究文献 1 篇。

Adams LA，Harmsen S，St Sauver JL，et al. Nonalcoholic fatty liver disease increases risk of Death among patients with diabetes：a communitybased Cohort study. Am J Gastroenterol. 2010，105（7）：1567 – 1573.

（三）评价证据

预后研究的证据一般来源于观察性研究，常见的设计类型包括队列研究（cohort study）和病例对照研究（case control study）。因预后研究随访期长、难以通过随机分组平衡某些影响疾病预后的重要因素，因此预后研究的设计质量直接影响预后结果的正确与否。英国牛津循证医学中心提供的预后临床研究证据分级和推荐级别见下表（见表 7 – 14）。

表 7 – 14　预后性研究证据的分级和推荐级别

推荐级别	证据分级	预后性研究
A	1a	具有同质性* 的前瞻性队列研究的系统评价或经不同人群验证的临床实践指南
	1b	随访率 >80% 的前瞻性队列研究
	1c	观察结果为"全"或"无"的病例系列研究
B	2a	具有同质性的回顾性队列研究，或随机对照试验中对照组为未治疗者的具有同质性的系统评价
	2b	回顾性队列研究，或随机对照试验中未治疗对照组患者的追踪结果，或未经验证的临床实践指南
	2c	结局性研究
C	4	病例系列报告（包括低质量的预后队列研究）
D	5	未经严格评价的专家意见或基于生理、病理生理和基础研究的证据

* 同质性：指单个研究结果的方向一致和效应值大小相似。

1. 真实性评价

（1）样本是否具有代表性：对于疾病的预后研究而言，由于不可能将目标疾病患病群体全部纳入，而往往通过抽样获得，因此研究对象的选择尤为重要。纳入的研究对象是否有公认的诊断标准、明确的纳入标准和排除标准，是否在其病程的相同起始点开始随访，直接影响研究样本的代表性。此外，应报告研究对象的来源及实施预后研究的医疗机构，以便对研究对象的代表性和局限性做出全面的判断。

1）诊断标准及排除标准：该队列研究清晰地报告了诊断标准和排除标准。

糖尿病诊断标准：按照美国糖尿病协会推荐的糖尿病诊断标准进行，即空腹血糖水平 ≥126mg/dL，或者随机葡萄糖 ≥200mg/dL 并伴有糖尿病症状。排除标准：1 型糖尿病患者或者由于其他原因引起的血糖升高的患者。

NAFLD 的诊断标准：有明确的肝脂肪变性影像学检查（B 超、CT、MRI）或者肝组织活检。排除标准：由其他肝病原因导致的肝脂肪变性；未进行乙肝或丙肝病毒检测者；乙醇消费

量 >20g/d。

患有糖尿病但不伴随 NAFLD 的诊断标准：至少三项肝酶检查正常（女性：ALT < 29IU/mL，男性：< 45IU/mL，AST < 31IU/mL，胆红素 < 1.3mg/dL，白蛋白 < 3.5 mg/L，碱性磷酸酶小于特定的年龄和性别范围）；在糖尿病诊断和随访期间肝酶测量正常且腹部影像学检查无肝脂肪变性。

2）随访起点：糖尿病确诊之日起作为随访起点，即首次空腹血糖升高导致糖尿病的日期。

3）研究对象：研究对象来自位于明尼苏达州东南部的奥姆斯特德县居民，采用罗切斯特流行病学计划的病历相关系统和梅奥实验室信息系统确诊的 337 例糖尿病患者被纳入研究，其中 221 例不伴有 NAFLD，116 例伴有 NAFLD。以上研究对象按照时间分层（1980～1985，1986～1990，1991～1995，1996～1999）后通过随机抽样获得。

（2）随访是否完整：任何疾病在发生预后结局前都需要经历一段时间，随访时间的长短，直接影响是否发现了足够多样本的结局。随访时间可以根据疾病的自然史、病程和专业知识来确定。但随访时间过长，失访也会越多，将危及研究结果的真实性。本案研究对象为 1980 年 1 月 1 日至 1999 年 12 月 3 日间被确诊为糖尿病的患者，对病人的随访延续到 2005 年 1 月 1 日。自糖尿病确诊后，队列中所有患者的随访时间平均为 10.9 ± 5.2 年（0.1～25 年），因合并 NAFLD 的糖尿病患者有较高的病死率，因此其随访时间较短（9.2 ± 5.2 年 vs11.7 ± 5.0 年，p < 0.001）。无失访。

（3）预后指标是否客观：当终点结局为两个极端，如痊愈或死亡时，标准客观，容易判断，不易发生偏倚。当结局介于两个极端结局中间时（缓解、好转）时，易发生测量性偏倚。要求研究开始前，对终点结局指标提供明确客观的定义。本例终点结局为死亡，是不易造成意见分歧的硬指标，不需使用盲法。随访及死亡病因来源于医疗档案及死亡证明。

（4）是否校正影响：疾病终点结局的发生受多种预后因素的影响，在进行组间比较时，这些预后因素如出现差异，将直接影响结论的真实性，因此在预后研究中要考虑可能影响预后的混杂因素，进行分析校正，常用的方法包括 Cox 比例风险模型、分层分析等。本案研究者在对患者的基本特征进行统计分析时，发现两队列年龄、性别、吸烟情况、肥胖组间有统计学意义，合并 NAFLD 的糖尿病患者更年轻，女性及肥胖症、吸烟者居多。此外，由于糖尿病病程、高血压、高血脂、心脏病、脑血管疾病、缺血性心脏病、恶性肿瘤均是影响糖尿病患者病死率的潜在混在因素，因此将上述指标与 NAFLD 作为协变量引入多因素 Cox 比例风险模型进行校正，从而得出真实可信的结论。

2. 重要性评价

（1）预后结果可能性：

1）死亡情况随访期间 99 例患者死亡，27 例合并 NAFLD，其主要的死亡原因是恶性肿瘤（33%），其次为肝脏并发症（19%）和心脏病（19%）。未合并 NAFLD 的糖尿病患者死亡的主要原因则为缺血性心脏病，该队列中未发现与肝病相关的死亡。

2）NAFLD 对死亡率的影响为评价 NAFLD 与糖尿病病死率之间是否有独立的联系，将潜在的混杂因素（年龄、性别、糖尿病确诊日期、高血压、高血脂、肥胖、吸烟、恶性肿瘤、缺血性心脏病、脑血管疾病）引入多因素 Cox 比例风险模型进行检验，结果显示 HR 为 2.2（95% CI：1.1～4.2）。此外，恶性肿瘤（HR = 2.4，95% CI：1.1～5.3）、缺血性心脏病（HR

=2.3，95%CI：1.2～4.4）、脑血管疾病（HR＝2.8，95%CI：1.2～6.7）与糖尿病病死率独立相关。为进一步确定合并 NAFLD 是否对糖尿病患者某一特定的死因有更大的风险，将最终的死亡原因如心脏病、心脑血管病、恶性肿瘤和肝脏相关疾病纳入模型。在调整年龄、性别、肥胖和糖尿病病程后，合并 NAFLD 可能增加糖尿病患者死于恶性肿瘤的风险，达统计学意义的临界值（HR＝2.3，95%CI：0.9～5.9，p＝0.09），而死于心脏病的风险（HR＝1.1，95%CI：0.4～3.1，p＝0.89）、心脑血管病的风险（HR＝0.9，95%CI：0.3～2.4，p＝0.81）没有增加。死于肝脏相关疾病的风险无法评估，因为不合并 NAFLD 的糖尿病患者无一例死于肝脏相关疾病。

（2）预后结果精确度：该预后研究采用 Cox 比例风险模型，重点评价了合并 NAFLD 是否增加糖尿病患者的病死率，结果报告了风险比例的点估计值，并计算了95%可信区间。

本案是一个基于社区的纵向队列研究，采用以时间分层的随机抽样方法以确保两队列随访时间的相似性，有明确的诊断标准和排除标准，所有病例通过两个系统得以确认，即著名的罗切斯特流行病学计划（ERP）的病历相关系统和梅奥实验室信息系统，随访起始于明确的统一起点，平均随访时间足够长（10.9±5.2年），失访率为0，对可能影响预后的重要因素采用多因素 Cox 比例风险模型进行校正，均有效地保证了研究结果的内部真实性。此外，基于社区人群的研究设计尽可能地避免了选择性偏倚，增加了将研究结论外推到一般人群的可能性。

3. 适用性评价

（1）预后研究中的患者是否与拟诊病人相似：拟诊患者女性，55岁，体型肥胖，患糖尿病5年，非酒精性脂肪性肝病病史25年，经 B 超检查：中度脂肪肝，生化检查：肝酶升高，血脂谱异常。预后研究证据中糖尿病合并 NALFD 患者116例，平均年龄是55±13岁，非酒精性脂肪性肝病经肝脏影像学检查或肝活检确诊，BMI 平均为34.2±7.5，ALT 平均82±45U/L、AST 平均为54±26U/L，80%的患者 TG 增高，77%患者 HDL 降低。由此可见，拟诊患者年龄、诊断标准、病情情况、肝酶、血脂谱检测结果等方面与证据中研究对象相似。

（2）预后结果是否有助于临床决策和病情的解释：预后研究证据表明在校正重要的预后影响因素后，多因素 Cox 比例风险模型显示合并 NAFLD 增加糖尿病患者的病死率（HR＝2.2，95%CI：1.1～4.2）。该预后研究真实可靠，具有重要临床意义和实用价值，我们可以较有把握地告诉患者及家属，糖尿病患者合并 NAFLD 的死亡风险是不合并 NAFLD 的2.2倍。

（四）应用证据进行临床决策

该研究证实了 NAFLD 的存在与糖尿病全因死亡率增高密切相关，更为重要的是它是一个独立的预后影响因素，不依赖于代谢综合征及其他已被证实的预后影响因素。合并 NAFLD 的糖尿病患者中，肝脏相关疾病的死亡占所有死亡的19%，而未合并 NAFLD 的队列中则无人死于肝脏相关疾病的死亡，这表明 NAFLD 通过引发肝脏疾病而致死可能是使全因死亡风险比例增加的直接原因。此外，该研究发现合并 NAFLD 的糖尿病患者死于恶性肿瘤的风险更大。因此我们做出以下临床决策：

1. 证据　与患者意愿的结合仔细分析拟诊患者与研究对象相似性，对患者及家属解释 NAFLD 存在对糖尿病病死率的影响。该研究虽未对 NAFLD 的病情进行分析，但考虑患者患病时间较长，肝纤维化评分提示患者纤维化程度较重，考虑患者存在 NASH，可能合并肝纤维化，因此拟诊患者可能具有高于研究结论的死亡风险（HR＝2.2）。通过充分的沟通，患者充分认识到防治 NAFLD 的重要性，并表示愿意坚持调整生活方式，主动配合治疗。

2. 证据对防治措施的指导

（1）注重健康宣教：大多数合并 NAFLD 的糖尿病患者平素无明显不适表现，导致 NAFLD 的临床意义常被忽视。在临床实践中，对合并 NAFLD 的糖尿病患者应主动进行健康宣教，提高他们对 NAFLD 的重视程度，确保患者对防治措施实施时的依从性。

（2）注重筛查患者：糖尿病患者在疾病的发展过程中，若出现了无其他原因可解释的 ALT、AST、r－GT 等酶学变化，应尽早进行肝脏影像学的检查，确定是否合并 NAFLD。

（3）注重评估病情：NAFLD 疾病谱包括非酒精性单纯性脂肪肝、非酒精性脂肪性肝炎及其相关肝硬化和肝细胞癌。合并 NAFLD 的糖尿病患者应定期评估 NAFLD 病情变化，根据患者 NAFLD 的不同发展阶段，给予有针对性个体化的指导与治疗。

（4）注重防治干预：长期以来，由于糖尿病患病率的不断增加、糖尿病慢性并发症对患者生命和生活质量造成的威胁及其引发的沉重经济负担，使得无论是临床医师还是患者对糖尿病的治疗极为关注，而对合并的 NAFLD 则未予足够的重视。研究证据提示：NAFLD 作为影响预后的独立危险因素，将增加糖尿病患者的病死率，因此对合并 NAFLD 的糖尿病患者，在继续糖尿病治疗方案基础上，应进行针对 NAFLD 的防治干预。

参考文献

［1］中华医学会糖尿病学分会．中国 2 型糖尿病防治指南（2010 年版）［J］．中国糖尿病杂志，2012，（01）：81－117．

［2］中华医学会肝脏病学分会脂肪肝和酒精性肝病学组．非酒精性脂肪性肝病诊疗指南［J］．中国肝脏病杂志（电子版），2010，（04）：43－48．

［3］吴秀艳，王天芳．中医证候诊断标准的研究思路［J］．新中医，2007，03：1－3．

［4］史美育，王剑，李洁．中医证候流行病学调查研究文献的质量评价［J］．上海中医药杂志，2007，01：66－67．

［5］李军祥，陈治水，危北海．非酒精性脂肪性肝病的中西医结合诊疗共识意见［J］．中国中西医结合杂志，2011，02：155－158．

［6］2 型糖尿病指南编写小组．中国循证临床实践指南［M］．北京：中国中医药出版社，2011，95－118．

［7］中华医学会糖尿病学分会．中国 2 型糖尿病防治指南（2010 年版）［J］．中国糖尿病杂志，2012，（01）：81－117．

［8］中华医学会肝脏病学分会脂肪肝和酒精性肝病学组．非酒精性脂肪性肝病诊疗指南［J］．中国肝脏病杂志（电子版），2010，（04）：43－48．

［9］李兵，王忠，张莹莹，等．中医证候分类研究常用方法与应用概述［J］．中国中医基础医学杂志，2014，（01）：33．

［10］吴秀艳，王天芳．中医证候诊断标准的研究思路［J］．新中医，2007，03：2．

［11］史美育，王剑，李洁．中医证候流行病学调查研究文献的质量评价［J］．上海中医药杂志，2007，01：66－67．

［12］李军祥，陈治水，危北海．非酒精性脂肪性肝病的中西医结合诊疗共识意见［J］．中国中西医结合杂志，2011，02：155－158．

第八章　循证中医临床科研

第一节　提出中医临床科研问题

一、如何把中医临床实践问题转化成科研问题

爱因斯坦曾经说过："提出问题往往比解决一个问题更重要，因为解决一个问题也许是一个数学上或实践上的技能而已，而提出新的问题、新的可能性，从新的角度去看旧的问题，却常需要创造性的想象力，而标志着科学的真正进步"。在科学研究中，从临床实践当中提出问题是起点，亦是开启中医科学殿堂的金钥匙。在当今生物－心理－社会医学模式下，只有全面地掌握中医理论知识，才能全面、综合地从整体上了解病人，才能从实践、理论的空白中找出仍待解决的问题。科学观察是人们有目的、有计划地感知和描述客观事物的一种科学认识方法，观察能够帮助人们获取具体、详细全面的第一手材料，是一切科学研究的基础，仔细敏锐的观察可能导致多种甚至是重大的发现。

二、如何用系统综述回答临床科研问题

祖先们在反复多次的实践、验证中，积累了丰富的经验，这些经验相互流传，不断地总结归纳，经历千百年的积累发现某些药物或是组方可以治疗某些疾病。在临床实践中，我们常常发现并非某药物可以治疗一类疾病，而更多的是适用于某一疾病的特定人群。传统的中医临床评价大多数是根据医师的经验和生物学知识、阅读教科书、请教专家或阅读杂志等方式，缺乏严格设计的前瞻性对照试验研究。其明显不足之处在于偏倚难以控制，使个体的临床经验难以在群体水平得到重复，使得名老中医的临床经验难以提高和升华，好的疗法得不到推广应用。

当代医学模式是在经验医学的同时强调循证医学，在仔细采集病史和体格检查基础上，要求临床医师进行有效的文献检索、资料的收集、指南的查阅，要充分了解相关领域的专业书籍及相关网站，运用评价临床文献的规范方法，发现最相关和正确的信息，最有效地应用文献及证据，根据证据解决临床问题，制定疾病的预防和治疗措施。所以我们要收集大量的文献资料做系统综述，为临床提供高质量的证据而服务。

三、从系统综述到临床试验

若经过大量的文献检索后，发现并没有系统综述能够为临床提供证据。使用循证医学的理念处理患者仍然优于使用传统临床手段，其拥有观察仔细、判断严谨等优点，循证医学的知识能使医生理解中国传统临床医学的基本理论，做出有效的判断，因此，一个好医生必须会自觉运用循证医学的基本理论。

要做一个高质量的临床试验，RCT 是作为评价临床干预最有价值的数据资料来源，但这并不否定其他研究方法。特别在某些情况下，如病因学研究中，应用 RCT 既不合理，也违反伦理道德，这就要求进行客观研究。事实上，一个高质量的队列或病例对照研究比一个设计得不合理、在执行过程中及解释结果存在很多缺点的 RCT 要可靠得多。

其次，做一个好的临床试验也必须重视和做好病例报告（case‑report），临床病例报告虽然在说明因果关系上可信度较差，但往往是说明疾病如何发病的第一线证据。一份好的病例报告可以给我们提供重要的信息，如 AIDS 病和疯牛病都是从个案报告开始引起重视的。病例报告可以促进医学知识的积累、研究和实践。它是一些少见病的唯一信息来源，也是证实临床假设的源泉，还是进行临床教育的工具，因此在实际工作中受到临床医师的欢迎。

第二节　系统综述举例

一、背景部分

急性胰腺炎（acutepancreatitis，AP）是指多种病因引起的胰酶激活，以胰腺局部炎症反应为主要特征，伴或不伴有其他器官功能改变的疾病。临床上，大多数患者的病程呈自限性[1]。重症急性胰腺炎（SAP）约占急性胰腺炎的 20～30%，胰腺发生坏死或出血，并常伴继发感染、腹膜炎和休克等多种并发症，其病情凶险，预后不良，治疗棘手，死亡率高达 22.7%[2]。SAP 多见于青壮年，发病率为（10～80）/10 万人，其中男性发病率高于女性[3]。病因主要是胆石症、摄入过量酒精、高脂血症，也与外伤、感染、自身免疫性疾病有关[4]。目前，AP 的发病机制尚未明确[5]，但与胰酶的激活、炎症介质的活化、胰腺血液循环紊乱、细胞凋亡等有着密切的关系[6]。AP 是一种严重的分解代谢疾病，病情发展迅速，可致全身器官的损害，甚至危及生命，特别是 SAP 需要较长时间的监护，且监护费用较高，给家庭和社会带来了沉重的负担[7]。

目前，西方国家对 AP 的治疗措施主要包括禁食、胃肠减压、营养支持、抗感染、抑制胰酶分泌、维持水电解质及酸碱平衡，并视患者病情应用胰管支架置入和/或操作后给予 NSAID 栓剂，必要时手术治疗。SAP 的治疗重点则是迅速缓解患者腹痛症状，防止和治疗并发症[8]。

在国内，中西医结合治疗已成为主流趋势，除了一般西医支持治疗外，中医方面予以辨证论治。根据临床症状及体征，急性胰腺炎属于祖国医学中"腹痛""脾心痛""胃脘痛""胰瘅"等范畴，治以通里攻下、清热解毒、活血化瘀的方法[9‑11]。

二、系统综述

当前，中药辅助治疗急性胰腺炎的作用得到了广泛认可，其中，中药外敷由于操作简便、疗效可靠、毒副作用小、价格低廉等特点更容易被病人接受而广泛应用。早在《外科正宗》中就有提出芒硝用于外敷治疗疾病，而现代也多用大黄、芒硝等通里攻下，软坚散结之品来增加肠蠕动，促进排气排便。虽然《中华医学会消化病学分会胰腺疾病学组中国急性胰腺炎诊治指南》[1]中提到单味中药如大黄、芒硝被临床实践证明有效，但是现在没有较高的证据支持其有效性，而且目前对于中药外敷治疗急性胰腺炎的研究样本量都较小，故本项研究收集所有有关的随机对照试验，采用 Cochrane 系统综述方法，系统综述中药外敷治疗急性胰腺炎的有效性和安全性。

（一）资料与方法

1. 文献纳入标准

（1）研究类型：采用盲法的随机对照试验（RCT）或半随机对照试验；

（2）研究对象：符合《中国急性胰腺炎诊治指南》[1]中重症急性胰腺炎的诊断标准或中华医学会外科学会胰腺学组制定的有关重症急性胰腺炎临床诊断标准；

（3）干预措施：中药外敷治疗重症急性胰腺炎，用量不限；常规基础治疗作为对照组

（4）治疗结果观察指标：必须包括终点指标数据中至少一项（并发症发生率、中转手术率和死亡率）。

2. 文献排除标准

（1）患有心、肺、肝、肾、血液病、糖尿病等慢性病及免疫系统缺陷、消化道出血等影响疾病进程的因素；

（2）治疗组在对照组基础治疗上联合西药治疗或联合其他给药途径的中药治疗；

（3）原始数据记录不完整而无法利用的文献，重复发表的文献。

3. 结局测量主要指标

（1）并发症发生率；

（2）中转手术率；

（3）死亡率。

4. 文献检索策略　计算机检索包括 PubMed（建库至 2014 年 5 月）、中国期刊全文数据库（CNKI，1994 年至 2014 年 5 月）、维普中文科技期刊全文数据库（VIP，1989 年至 2014 年 5 月）、万方数据库（建库至 2014 年 5 月）。英文检索词为"sever acute pancreatitis，Chinese medicine，external application，random"；中文检索词为"重症急性胰腺炎、中药、外敷、随机"。

5. 资料筛选与质量评价　首先通过浏览文题、摘要对检索到的文献进行初步筛选，查找并阅读所选文献全文，筛选后进行方法学质量评价和资料提取，然后进行核对。采用 Cochrane Reviewer Handbook5.2RCT 的质量评价标准对纳入的临床试验进行方法学质量评价。最后采用质量评价表格独立地逐篇对符合纳入标准的文献进行随机隐藏分配方案、盲法、治疗意向性分析及随访等进行质量评价。

6. 统计分析　采用 Cochrane 协作网提供的 RevMan5.2 软件进行 Meta 分析。计数资料采用比值比（OR）或相对危险度（RR）为疗效分析统计量；计量资料采用加权均数差值（WMD）或标准均数差（SWD），区间估计均采用 95% CI 来判断各研究联合分析的合理性，采用卡方分析对各研究进行异质性检验。如不存在异质性（$p > 0.10$，$I^2 \leqslant 50\%$）采用固定效应模型进行 Meta 分析；若存在异质性（$p \leqslant 0.10$，$I^2 > 50\%$），分析异质性原因，确定是否能采用随机效应模型进行 Meta 分析。但如果研究间存在明显的临床异质性，则进行描述性的定性分析。

（二）结果

1. 文献检索结果　初次检索文献共 2194 篇（其中 CNKI 2133 篇，维普中文科技期刊全文数据库 0 篇，万方数据库 60 篇，PubMed1 篇），先后阅读文献题目和摘要，排除 2071 篇，通读全文后排除研究对象、干预措施和不符合纳入标准的研究 116 篇，最终纳入 7 篇文章[9 - 15]，

且全部为中文文献。（见表 8 - 1、图 8 - 1）

表 8 - 1　各项研究特征

研究者	随机方法	随机隐藏	盲法	失访或退出	ITT分析	基线相似性	研究人数(n/n)治疗组/对照组	研究方案	疗效指标
黄修海[12]	未提及	未提及	未提及	0	——	一致	24/24	基础治疗 + 中药口服 + 芒硝20g 冰片50g 外敷 vs 基础治疗 + 中药口服	A
秦月花[13]	随机数字表	未提及	未提及	0	——	一致	33/31	基础治疗 + 芒硝 100g 外敷 vs 基础治疗	A + D
张培新[13]	随机数字表	未提及	未提及	0	——	一致	20/19	基础治疗 + 芒硝 1000g 外敷 vs 基础治疗	A + B + C
邹晨[15]	未提及	未提及	未提及	0	——	一致	42/40	基础治疗 + 芒硝 200g 外敷 vs 基础治疗	A + B + C + D
周贤[16]	未提及	未提及	单盲	0	——	未提及	60/60	基础治疗 + 芒硝 500g 外敷 vs 基础治疗	A
尚红利[17]	未提及	未提及	未提及	0	——	未提及	70/60	基础治疗 + 大黄 1000g 外敷 vs 基础治疗	A + B + C + D
纪成武[18]	未提及	未提及	未提及	0	——	一致	18/18	基础治疗 + 复方外敷* vs 基础治疗	A

注：A 并发症发生率；B 中转手术率；C 死亡率；D 腹痛缓解时间
* 复方：莪术、蒲公英、三棱、红花、黄芪等

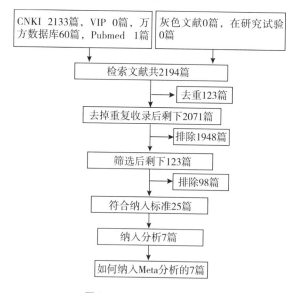

图 8 - 1　文献检索流程图

2. 纳入文献的质量评价　按照 Cochrane Reviewer Handbook 5.2 RCT 的质量评价标准评价纳入研究的质量。

（1）随机分配方法：所有的研究文中都有"随机"字样，但仅有 2 篇[13-14]说明了是按随机数字表分配方法，其他 5 篇均无提及具体随机方法；

（2）随机隐藏方案：7 个研究均未说明是否有做随机隐藏，因此，7 个研究都有选择性偏倚的极大可能性；

（3）盲法：仅有 1 篇说明了使用单盲[16]，其余 6 篇研究都不清楚盲法的使用，因此这些

研究均有实施及测量偏倚的可能性；

（4）失访或退出：7篇文献均无失访和退出的情况；

（5）发表偏倚：7篇文献中有1篇为院内自拟方，存在发表偏倚的可能。（结果见图8-2）

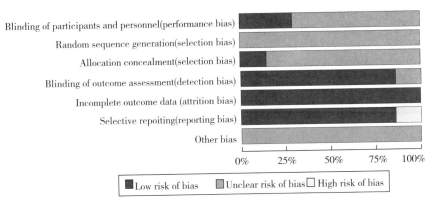

图8-2　文献质量评估表

据治疗组治疗方案不同分为4个亚组（亚组A：基础治疗＋芒硝冰片外敷，亚组B：基础治疗＋芒硝外敷，亚组C：基础治疗＋大黄外敷，亚组D：基础治疗＋复方外敷），进行亚组分析，其中亚组A纳入1个试验[12]，亚组B纳入4个试验[13-16]，亚组C纳入1个试验，亚组D纳入1个试验。

3. 主要指标

（1）并发症发生率：7个研究均提供了患者并发症发生率，共包括519例研究对象，其中治疗组268例，对照组252例。各试验间经检验无统计学异质性（$p = 0.70$，$I^2 = 0\%$），故采用固定效应模型进行Meta分析。结果显示亚组A（RR = 0.11，95% CI：0.01 ~ 1.96，$p = 0.13$）；亚组B（RR = 0.56，95% CI：0.37 ~ 0.83，$p = 0.13$），两组合并结果（RR = 0.58，95% CI：0.44 ~ 0.78，$p = 0.004$）；亚组C（RR = 0.64，95% CI：0.41 ~ 1.01，$p = 0.05$）；亚组D（RR = 0.50，95% CI：0.21 ~ 1.17，$p = 0.11$），四组合并结果（RR = 0.56，95% CI：0.42 ~ 0.74，$p < 0.0001$）。敏感性分析：用随机效应模型代替固定效应模型来考察结果的稳定性，两种方法基本一致，证明稳定性较好（RR = 0.58，95% CI：0.44 ~ 0.77，$p = 0.0001$）。说明治疗组与对照组的并发症发生率差异有统计学意义，即治疗组的并发症发生率明显少于单纯基础治疗。（见图8-3）

（2）中转手术率：亚组A纳入了0个试验，组B纳入了2个试验[14-15]，亚组C纳入1个试验，亚组D纳入了0个试验。共包括251例研究对象，其中治疗组132例，对照组119例。各试验经检验无统计学异质性（$p = 0.89$，$I^2 = 0\%$），故采用固定效应模型进行Meta分析。结果显示亚组B（RR = 0.65，95% CI：0.30 ~ 1.41，$p = 0.27$）；亚组C（RR = 0.67，95% CI：0.26 ~ 1.68，$p = 0.39$），两组合并结果（RR = 0.66，95% CI：0.36 ~ 1.19，$p = 0.16$）。敏感性分析：用随机效应模型代替固定效应模型来考察结果的稳定性，两种方法基本一致，证明稳定性较好（RR = 0.66，95% CI：0.37 ~ 1.20，$p = 0.18$）。说明治疗组与对照组的中转手术率差异无统计学意义，即中药外敷联合基础治疗在降低重症急性胰腺炎患者的手术率上没有明显优势。（见图8-4）

（3）死亡率：亚组A纳入了1个试验[12]，亚组B纳入了2个试验[13-14]，亚组C纳入了1个试验，亚组D纳入0个试验。共包括了299例研究对象，其中治疗组156例，对照组143例。

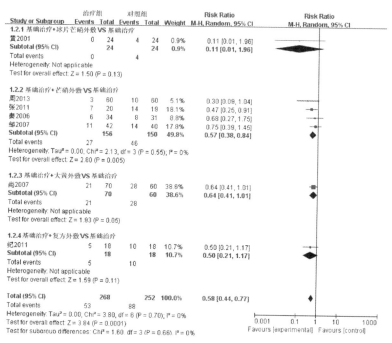

图 8 - 3　基础治疗与中药外敷联用与基础治疗组相比并发症发生率结果

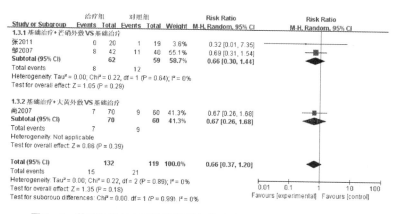

图 8 - 4　基础治疗与中药外敷联用与基础治疗组相比中转手术率结果

各试验经检验无统计学异质性（$p = 0.80$，$I^2 = 0\%$），故采用固定效应模型进行 Meta 分析。结果显示亚组 A（$RR = 0.33$，95% CI：$0.01 \sim 7.80$，$p = 0.49$）；亚组 B（$RR = 0.53$，95% CI：$0.24 \sim 1.18$，$p = 0.12$）；亚组 C（$RR = 0.75$，95% CI：$0.29 \sim 1.95$，$p = 0.55$）。三组合并结果（$RR = 0.60$，95% CI：$0.33 \sim 1.09$，$p = 0.09$）。敏感性分析：用随机效应模型代替固定效应模型来考察结果的稳定性，两种方法基本一致，证明稳定性较好（$RR = 0.62$，95% CI：$0.34 \sim 1.13$，$p = 0.12$）。说明治疗组与对照组的病死率差异无统计学意义，即治疗组治疗结果在病死率上并不优于对照组。（见图 8 - 5）

4. 次要指标（腹痛缓解时间）　亚组 A 纳入了 0 个试验，组 B 纳入了 2 个试验[13，15]，亚组 C 纳入 1 个试验，亚组 D 纳入了 0 个试验。共包括 277 例研究对象，其中治疗组 146 例，对照组 131 例。各试验经检验无统计学异质性（$p = 0.15$，$I^2 = 48\%$），故采用固定效应模型进行 Meta 分析。结果显示亚组 B（$WMD = -1.73$，95% CI：$-2.22 \sim -1.24$，$p < 0.00001$）；亚组 C（$WMD = -0.99$，95% CI：$-1.59 \sim -0.39$，$p = 0.001$）。两组合并分析结果（WMD =

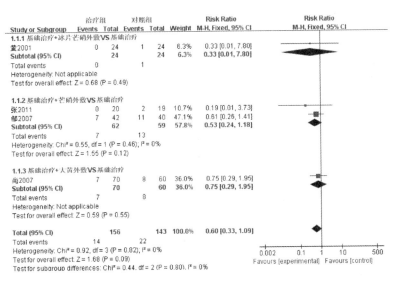

图 8-5　两组死亡率结果

-1.43，95% CI：$-1.81 \sim -1.05$，$p = 0.001$）。敏感性分析：用随机效应模型代替固定效应模型来考察结果的稳定性，得出结果基本一致，证明稳定性较好（WMD $= -1.46$，95% CI：$-1.99 \sim -0.93$，$p < 0.00001$）。说明治疗组与对照组缓解腹痛的时间差异有统计学意义，即在基础治疗上联合中药外敷能够缩短患者腹痛时间。（见图 8-6）

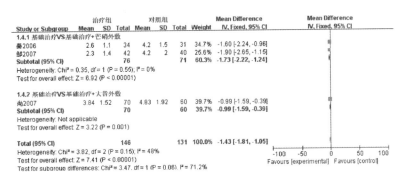

图 8-6　两组腹痛缓解时间结果

（三）讨论

1. 疗效分析　Meta 分析结果提示：重症急性胰腺炎治疗中应用中医药外敷在减少并发症发生率和腹痛缓解时间 2 个指标有统计学差异，但在病死率和中转手术率方面没有统计学差异。但是由于纳入研究中治疗组中药的种类、剂量、外敷部位不同，会影响评价结果可靠性。

2. 该系统综述的局限性

（1）该纳入文献的样本量较小，一共 519 例，最大样本量为 130 例，最小样本量为 36 例。所有文献都无样本量的估算，样本量较小，试验结果的精确率就会降低。

（2）纳入的 7 篇文献均为中文文献，5 篇研究均说明了"两组基线无显著差异"或"两组具有可比性"，其中有 2 篇进行了统计学分析（$p > 0.05$），其余 3 篇未进行报告，2 篇未具体说明基线情况。

（3）所有文献均有"随机"字样，但只有 2 篇描述了产生随机序列的方法，7 篇均未说明随机隐藏情况，只有 1 篇提及盲法。因此，文献中实施偏倚及选择偏倚的可能均比较大，对试验结果的影响极大。

（4）7 篇文献中，由于治疗组治疗方案不一致而分为 4 个亚组，亚组较多可能影响结果可靠性。

（5）仅有 1 篇文献提到了不良反应（皮肤损害），故无法对中药外敷治疗急性胰腺炎的不良反应做出评价。

（6）1 篇文献为院内自拟方，故存在有利益冲突的可能性。

3. 该系统综述的偏倚风险

（1）没有灰色文献和阴性结果文献，所以可能存在有检索不完整的可能性。

（2）该系统综述的文献研究对象均来自中国，应用范围较窄，故对疗效的判断有一定的局限性。

（3）该系统综述纳入的样本量较小，对结果的准确性有一定的影响。

（4）四个亚组中除亚组 B 外其余亚组均只纳入了一篇文章，样本量小，有导致夸大效应量的可能。

4. 对临床实践的意义　该系统综述纳入的 7 篇文献，证据质量等级都比较低。虽然研究结果证明中医药外敷加基础治疗能够减少并发症发生率，缓解患者腹痛时间，但以目前的证据，仍不能支持其广泛应用，我们期待以后能有更多高质量的证据来支持其使用。对今后研究建议以下：

（1）辨证论治是中医临床诊疗原则，而中医的临床科研也同样需要遵循这一原则。临床上要善于收集名老中医有效验案，不断地总结与归纳，筛选出有效方药，使得治疗方案不断优化。

（2）要加强临床研究人员的科研培训，提高研究人员的科研能力及临床试验的专业特长。②研究者必须在有良好医疗设施、实验室设备、人员配备的医疗机构进行临床试验，该机构应具备处理紧急情况的一切设施，以确保受试者的安全，实验室检查结果应准确可靠。

（3）目前，中医临床研究大多存在样本含量不足的问题，进行研究前要对样本量进行估算，如若样本含量较小，则结论就缺乏充分的依据，容易出现假阴性。

（4）选择临床试验方法必须符合伦理要求。为确保临床试验中受试者的权益，须成立独立的伦理委员会，伦理委员会与知情同意书是保障受试者权益的主要措施。

（5）临床试验资料的统计分析过程及其结果的表达必须采用规范的统计学方法。

（6）科学、严谨的设计是试验成功的关键。在进行临床试验时应尽量做到：①采用随机分配方法产生随机序列，并描述具体的随机方法。②采用随机隐藏和盲法，并作具体报告。③采用的测量指标尽可能是客观指标，除中间指标外还应该有终点指标，并且应该观察药物应用的不良反应。总之，需要有设计严格的、多中心、大样本、随机双盲对照试验提供较高等级的证据。

对于中医临床研究的疗效评价，我们应该建立统一的、具有中医药特色的临床疗效评价指标体系。中医药传统的疗效指标大多为临床症状的改善或消失，或者有用显效率和有效率作为研究的结果，但是，这样的疗效指标存在着模糊性、不确定性，从而导致结果缺乏足够的科学证据。所以需要在中医基础理论的指导下，并且合理借鉴循证医学的方法，使中医疗效评价指标量化、标准化和客观化。另外，中医治疗多为经验性治疗，在临床研究中，为使研究结果更为真实可靠，疗效的评价应由第三方来操作进行，以避免研究结果与个人或团体利益相联系。

第三节 循证中医临床科研案例评析

案例一

患者陈某，男，40 岁。主诉：间断胸闷、心前区疼痛 2 月余，发现血脂异常 3 年。现病史：近 2 月来，患者于劳累后偶尔出现胸闷、心前区疼痛，持续 3~5 分钟，休息或舌下含服硝酸甘油 5 分钟后可缓解，无放射痛，无心慌等不适。患者未系统治疗，现来中医门诊寻求中药治疗。

现症：神清，面色无华，倦怠乏力，易汗出，无头晕、无恶寒发热、无咳嗽咳痰，无腹痛，纳眠可，二便调。舌质淡红，舌体胖且边有齿痕，苔薄白，脉细。

辅助检查：血压 130/80mmHg，ECG：窦性心律，V_1 ~ V_3 ST 段水平型压低。血脂：TC 6.2mmol/l，TG 2.51mmol/l，HDL 0.79 mmol/l，LDL 4.24 mmol/l。

既往史：高脂血症 3 年，未系统治疗。否认呼吸、泌尿、内分泌等系统的病史。个人史：个体户，工作劳累。吸烟、饮酒史二十余年。家族史：否认家族遗传病史。

西医诊断：冠心病稳定型心绞痛；

中医诊断：胸痹（气阴两虚型）。

案例二

患者楚某，男，49 岁，因体检发现血脂异常前来就诊。现病史：患者 2 周前体检发现血脂异常，偶尔出现头晕、倦怠乏力症状。患者来中医门诊寻求中药治疗。

现症：神清，头晕，倦怠乏力，形体肥胖，无恶寒发热、无汗出、无咳嗽咳痰，无腹痛，纳眠可，二便调。舌质红，苔白腻，脉滑。

辅助检查：血压 120/80mmHg，ECG：窦性心律，正常心电图。血脂：TC 6.71mmol/l，TG 2.31mmol/l，HDL1.27 mmol/l，LdL4.0 mmol/l。

既往史：否认呼吸、泌尿、内分泌等系统的病史。个人史：公司职员，工作劳累。无吸烟、饮酒史。家族史：其父患冠心病二十余年，其兄患冠心病五年余。

西医诊断：血脂谱异常症；

中医诊断：眩晕（痰湿中阻型）。

一、案例背景知识

血脂谱异常症（dyslipidemia）又称为高脂血症（hyperlipidemia），是指血浆中的脂蛋白谱异常。通常表现为甘油三酯、总胆固醇、LDL - 胆固醇和载脂蛋白 ApoB100 升高，HDL - 胆固醇、ApoA I、ApoA I／ApoB 100 比值和 ApoA II 下降。

中医学并无高脂血症的名称，根据其病理生理特点和临床表现可归属于"眩晕""胸痹""中风""血瘀""痰湿"等病症范畴。本病的发生主要责之肝、脾、肾三脏的虚弱，其标为痰浊、瘀血内生，诱因为饮食不节、起居失常、情绪失畅等。高脂血症可表现为不同的中医证型，临床上应采用不同治法辨证施治，大量研究表明许多中药复方或单味药对高脂血症治疗均有较好的疗效。

冠状动脉硬化性心脏病（coronary atherosclerotic heart disease）是指冠状动脉粥样硬化使管腔狭窄或阻塞，导致心肌缺血、缺氧而引起的心脏病，它和冠状动脉功能性改变即冠状动脉痉挛一起统称为冠状动脉性心脏病（coronary heart disease，CHD），简称冠心病。

冠心病的三级预防：冠心病的一级预防主要是针对冠心病的危险因素进行干预，避免冠心病的发生。二级预防主要包括冠心病患者的早期检出、早期诊断和治疗，以延缓病情的发展，针对冠心病患者预防心血管事件和并发症的发生。三级预防是指积极治疗并发症，进行合理、适当的康复治疗。

血脂异常是公认的引起冠心病及其他大动脉粥样硬化的危险因素，是动脉粥样硬化性病变形成的必要因素，可导致心肌梗死、脑卒中和高血压的发生。对于高脂血症患者，通过控制血脂水平，进行病因预防，可以达到冠心病一级预防的目的。对于高脂血症合并冠心病的患者，通过控制血脂水平，预防冠心病不良事件的发生，以达到冠心病二级预防的目的。

我国"九五"科技攻关计划课题——中国冠心病二级预防研究（China Coronary Secondary Prevention Study，CCSPS），是使用血脂康胶囊调整血脂对冠心病二级预防的研究。结果表明，中国冠心病患者服用血脂康胶囊调整血脂可获得明显益处。

血脂康胶囊（简称血脂康，北大维信生物科技有限公司生产）为目前在国内临床应用较广的调脂药，已在中国临床使用十几年，是采用生物技术从特制红曲中提炼精制而成的血脂调节剂，富含 HMG－CoA 还原酶抑制剂洛伐他汀以及不饱和脂肪酸、甾醇和少量的黄酮类物质。

二、提出临床科研的问题与研究的切入点

（一）提出临床科研的问题

根据案例一和背景知识，首先提出第一个问题：服用血脂康胶囊控制血脂，能达到冠心病二级预防的目的吗？

将这个问题转化为 PICO 格式：

P：冠心病患者合并高脂血症。

I：使用血脂康药物。

C：使用他汀类西药。

O：冠心病非致死性心肌再梗死及冠心病死亡（致死性心肌梗死、冠心病猝死及其他冠心病死亡）。

（二）检索证据及其结果

根据证据检索"5S"模型，应首先检索有关指南文献，其次检索系统综述文献，再次检索原始研究文献。

1. 指南证据检索

（1）确定检索词：根据提出的临床科研问题，确定以下检索词：dyslipidemia、hyperlipidemia、xuezhikang、guidelines、consensus statement、血脂异常、高脂血症、血脂康、指南、共识。

（2）选择数据库：PubMed（2010 年 1 月至 2014 年 3 月）、EMBASE（2010 年 1 月至 2014 年 3 月）、中国知网（2005 年 1 月至 2014 年 3 月）。

（3）检索结果：共检索出英文相关指南 1 篇，中文 2 篇。

［1］Catapano A L，ReinerŽ，De Backer G，et al. ESC/EAS Guidelines for the management of dyslipidaemias：the Task Force for the management of dyslipidaemias of the European Society of Cardiology（ESC）and the European Atherosclerosis Society（EAS）［J］. Atherosclerosis，2011，217：1 – 44.

［2］血脂康胶囊临床应用中国专家共识组. 血脂康胶囊临床应用中国专家共识. 中国社区医师，2009，29（14）：9 – 10.

［3］中国成人血脂异常防治指南制订联合委员会. 中国成人血脂异常防治指南. 中华心血管病杂志. 2007，35（5）：390 – 419.

（4）检索结果中有关血脂康的内容：阅读检索到的指南，在 2011 年《欧洲血脂管理指南》，在保健品中介绍了血脂康（红曲）降血脂的作用，但指出血脂康远期的安全性并未明确。

在 2009 年《血脂康胶囊临床应用中国专家共识》中，详细介绍了血脂康胶囊的有效成分、药代动力学、作用机制及调脂作用特点，血脂康胶囊抗动脉粥样硬化作用实验研究，血脂康胶囊临床研究，血脂康胶囊的安全性和血脂康胶囊临床应用建议。在血脂康胶囊临床研究重点介绍了中国冠心病二级预防研究。

在 2007 年《中国成人血脂异常防治指南》中，介绍了降脂治疗在冠心病一级预防中的循证医学证据和降脂治疗在冠心病二级预防中的循证医学证据，简要介绍了国内外关于降脂治疗预防冠心病的研究。在冠心病二级预防中介绍了中国冠心病二级预防研究。原文如下：

中国冠心病二级预防研究（China coronary secondary prevention study，CCSPS）：4870 例（男性 3986 例，女性 884 例）急性心肌梗死史的中国患者，年龄 18 ~ 75 岁，血清 TC 水平 4. 40 ~ 6. 48mmol/L（l70 ~ 210mg/dL），平均 5. 37mmol/L 每天随机服用两次 0. 6g 血脂康或安慰剂，随访 4 年。结果表明：与安慰剂组比较，血脂康组冠心病死亡与非致死性心肌梗死的发生率降低 45%，各种原因的总死亡降低 33%，肿瘤死亡降低 55%，PCI 和（或）CABG 的需求减少 33%，不良事件未见增加。研究表明老年患者、合并糖尿病或高血压的患者治疗后获益更显著。

2. 系统综述证据检索

（1）确定检索词：根据提出的临床科研问题，确定以下检索词：xuezhikang、dyslipidemia、hyperlipidemia、Meta analysis、systematic review、血脂康、血脂异常、高脂血症、系统评价、系统综述、Meta 分析。

（2）选择数据库：检索 Cochrane 系统综述（2005 年 1 月至 2014 年 3 月）、PubMed（2005 年 1 月至 2014 年 3 月）、EMBASE（2005 年 1 月至 2014 年 3 月）、中国知网（2005 年 1 月至 2014 年 3 月）。

（3）检索结果：共检索出英文相关文献 3 篇，中文 11 篇。

［1］Shang Q，Liu Z，Chen K，et al. A systematic review of xuezhikang，an extract from red yeast rice，for coronary heart disease complicated by dyslipidemia.［J］. Evid Based Complement Alternat Med，2012.

［2］LiuZL，Liu JP，Zhang AL，et al. Chinese herbal medicines for hypercholesterolemia.［J］. Cochrane Database Of Systematic Reviews（Online），2011（7）.

［3］Liu J，Zhang J，Shi Y，et al. Chinese red yeast rice（Monascus purpureus）for primary hyperlipidemia：a Meta analysis of randomized controlled trials［J］. Chinese medicine，2006，1（1）：4.

［4］李银花，贾张蓉，江龙，等. 血脂康对冠心病合并高脂血症患者疗效的 Meta 分析［J］. 中国循证心血管医学杂志，2014，01：25 - 30.

［5］李琨，黄建乐，程若洲. 血脂康胶囊治疗冠心病合并血脂异常的系统评价和 Meta 分析［J］. 实用心脑肺血管病杂志，2013，06：25 - 27.

［6］占美，吴斌，柳汝明，唐尧. 血脂康治疗 2 型糖尿病高血脂症的系统评价［J］. 中国药房，2010，12：1106 - 1109.

［7］邹颖，李佳峰. 血脂康对颈动脉硬化影响的系统评价［A］. 中国药科大学、中国药理学会药学监护专业委员会、南京药学会. 中国药理学会药学监护专业委员会第二届第二次国际学术研讨会论文集［C］. 中国药科大学、中国药理学会药学监护专业委员会、南京药学会，2010：1.

［8］王锋，吴红梅. 血脂康治疗糖尿病肾病的系统评价［J］. 中国循证医学杂志，2009，01：63 - 70.

［9］王朋. 中医药治疗高脂血症现代文献的系统评价［D］. 山东中医药大学，2009.

［10］刘红旭，刘平. 中医药防治心血管疾病的临床特色优势述评［A］. 中华中医药学会心病学分会. 第九次全国中医心病学术研讨会论文精选［C］. 中华中医药学会心病学分会，2007：8.

［11］王卫霞，陈可冀. 血脂康胶囊治疗高脂血症有效性和安全性的系统评价［J］. 中国循证医学杂志，2006，05：352 - 360.

［12］王卫霞. 血脂康胶囊治疗高脂血症有效性和安全性的系统评价［D］. 北京中医药大学，2005.

［13］占美，吴斌，柳汝明，唐尧. 血脂康治疗 2 型糖尿病高血脂症的系统评价［J］. 中国药房，2010，12：1106 - 1109.

［14］潘磊，张婷，李得加. 血脂康与辛伐他汀治疗 2 型糖尿病血脂异常有效性和安全性的 Meta 分析［J］. 疑难病杂志，2013，08：581 - 584.

（4）检索结果主要内容解读：阅读检索到的系统综述文献，Cochrane 系统综述 1 篇，英文文献 2 篇，其中 1 篇英文文献与 Cochrane 系统综述 1 篇内容一样，实际为 1 篇，共 2 篇。虽然中文文献中有 2 篇出版时间较英文文献新，阅读后发现未对血脂康降血脂预防冠心病事件进行评价，仅评价了降低血脂水平、发表偏倚和安全性。英文文献对冠心病事件、血脂水平、发表偏倚和安全性都进行了评价。故详细阅读 Cochrane 系统综述，发现当前研究中的问题：

①原始研究质量：参差不齐，在检索到的 545 个研究中，经过文献筛选，最后仅纳入 22 个研究进行系统综述。

②样本量：纳入的 22 个研究中只有 CCSPS 研究为大样本研究，其余研究两组或三组样本量合计均小于 150。

③研究终点结局指标：大多数研究的终点结局指标是血脂水平的降低。仅 CCSPS 研究分析了全死因死亡率，5 个研究分析了冠心病死亡专率，3 个研究报告了心肌梗死发生率，2 个

研究报告了血管重建的情况，2 个研究报告了不稳定心绞痛的再入院情况。

④不良反应情况或安全性分析：在纳入分析的 22 个原始研究中，17 个报告了不良反应发生的情况，说明有些研究者没有关注药物的不良反应。

⑤有效性或安全性：目前关于血脂康胶囊的系统综述数目不少，但结论都强调仍需要高质量的研究以证明其有效性、安全性等。

（三）提出临床科研的问题与研究的切入点

通过指南和系统综述的阅读后，发现血脂康应用于冠心病的二级预防研究很多，大样本研究（大于 200 例）只有 1 个，同时研究的终点结局指标局限于血脂水平的降低，仅 CCSPS 研究分析了全死因死亡率，5 个研究分析了冠心病死亡专率，3 个研究报告了心肌梗死发生率，2 个研究报告了血管重建的情况，2 个研究报告了不稳定心绞痛的再入院情况。我们提出的第一个临床科研的问题未能得到肯定的答案，服用血脂康胶囊控制血脂，能否达到冠心病二级预防的目的还需要进一步的研究。

根据案例二，结合案例一、背景知识、检索到的指南、文献信息，继而提出临床科研的切入点：血脂康胶囊控制血脂，能否应用于冠心病的一级预防？

（1）将第二个问题转化为 PICO 格式：

P：高脂血症患者。

I：使用血脂康药物。

C：使用他汀类西药。

O：冠心病。

（2）针对第二个问题再次进行文献检索：从第一个问题的检索结果，指南、系统综述中未见到血脂康应用于冠心病一级预防的内容。故此次检索原始研究文献。

①确定检索词根据提出的临床科研问题，确定以下检索词：xuezhikang、coronary heart disease 、primary prevention、血脂康、冠心病、一级预防。

②选择数据库检索 PubMed（2005 年 1 月至 2014 年 3 月）、EMBASE（2005 年 1 月至 2014 年 3 月）、中国知网（2005 年 1 月至 2014 年 3 月）。

③检索结果共检索出英文相关文献 0 篇，中文 0 篇。

目前，尚没有开展血脂康应用于冠心病一级预防的研究，第二个临床科研问题未找到任何证据。

三、建立科学假说

高脂血症的三级预防是高脂血症的临床治疗，同时是预防冠心病发生的一级预防（即病因预防）和预防冠心病不良事件的二级预防。使用血脂康胶囊治疗高脂血症，能否用于冠心病的一级预防和二级预防？

在使用血脂康胶囊治疗高脂血症冠心病一级预防证据匮乏，二级预防证据不充分的情况下，从控制血脂的角度，以血脂康胶囊为切入点，研究应用血脂康胶囊治疗高脂血症患者发生冠心病的情况，与使用其他药物降低血脂水平预防冠心病发生率进行比较，验证血脂康胶囊适用于冠心病的一级预防。

四、撰写研究方案

研究名称：血脂康胶囊控制血脂对冠心病一级预防的效果评价研究。

（一）研究目的

以血脂康胶囊治疗高脂血症患者与患者服用他汀类西药进行临床对照试验研究，确认血脂康胶囊可用于冠心病的一级预防。

（二）方案设计

本研究采用多中心、随机、平行、阳性对照设计。

1. 研究中心拟在 6 个不同地区并在每个地区选取 1 家综合类三甲医院进行研究。

2. 试验共分为 2 组，即试验组（血脂康组）和对照组（西药他汀类）。

3. 样本含量估算非劣效性检验的计数资料样本含量估计：本研究结局指标为冠心病发病率（小于 0.2），在研究实施时根据当时冠心病发病率来确定样本量，根据查阅文献或预实验来确定冠心病发病率。样本含量的计算公式为：

$$n = (z_\alpha + z_\beta)^2 / 2 \ (\sin^{-1}\sqrt{p_e} - \sin^{-1}\sqrt{p_c})^2$$

式中 n 为每组所需的样本量，p_e 为试验组事件发生率，p_c 为对照组事件发生率，Δ 为等效性率差，$\delta = |p_e - p_c|$，z_α 和 z_β 为标准正态分布的分位数，$\alpha = 0.05$，单侧检验，$\beta = 0.10$。

4. 随机分组方法　采用中心随机化系统实现了多中心研究并对研究对象进行随机分组，对随机分组治疗方案隐匿。由具有资质的医学统计中心承担中心随机和数据管理工作。

5. 盲法　本试验对统计分析者设盲。

（三）研究对象

1. 诊断标准　根据 2007 年《中国成人血脂异常防治指南》的标准，结合病史、体征和血脂测定可明确诊断。血脂水平分层标准如表 8 - 2 所示。

表 8 - 2　血脂水平分层标准

分层	TC	LDL - C	HDL - C	TG
合适范围	<5.18 mmol/L (200 mg/dL)	<3.37 mmol/L (130 mg/dL)	≥1.04 mmol/L (40 mg/dL)	<1.70 mmol/L (150 mg/dL)
边缘升高	5.18～6.19 mmol/L	3.37～4.12 mmol/L		1.70～2.25 mmol/L
升高	(200～239 mg/dL)	≥4.14 mmol/L (130～159 mg/dL)	≥1.55 mmol/L (60 mg/dL)	≥2.26 mmol/L (150～199 mg/dL)
降低	≥6.22 mmol/L (240 mg/dL)	(160 mg/dL)	<1.04 mmol/L (40 mg/dL)	(200 mg/dL)

2. 纳入标准

（1）自愿参与本研究，无冠心病、无血脂康胶囊的禁忌症，并签署知情同意书的高脂血症患者。

（2）年龄 30 周岁到 50 周岁之间者。

（3）研究对象为研究中心所在地居住 3 年以上者。

3. 排除标准

（1）患有冠心病、心肺功能病变或合并肝肾功能损害、糖尿病等患者。

（2）年龄在 30 周岁以下或 50 周岁以上者。

（2）具有血脂康胶囊禁忌症者。

（2）拒绝参加本研究的高脂血症患者。

4. 剔除标准　不应入组但已入组的受试者应剔除。剔除的病例应记录原因，其临床病例报告表应存档。

5. 脱落标准　所有填写了知情同意书并符合纳入标准进入研究的受试者，无论何时何因退出，只要没有完成方案所规定的观察周期者，均作为脱落病例。

6. 脱落病例的处理　脱落的病例应在"脱落原因表"记录原因，并填写"治疗总结表"，其临床病例报告表应存档。

7. 中止试验标准

（1）在试验期间发生特殊生理变化或发生严重不良事故或其他意外事件者。

（2）在试验期间受试者不愿继续接受试验者。

（四）研究内容

1. 干预措施　试验组给予血脂康胶囊，口服。药物剂量根据患者病情需要选择，病情重者 1 次 2 粒，每日 2 次，早晚饭后服用；轻、中度患者每日 2 粒，晚饭后服用。

2. 对照措施　对照组给予西药他汀类药物治疗。药物剂量根据患者病情需要选择，病情重者 1 次 20mg，晚饭后服用；轻、中度患者 1 次 10mg，晚饭后服用。分析时按照药物剂量分为高剂量组、低剂量组。西药他汀类药物各分中心可不同。

3. 观察指标

（1）项目：一般包括：性别，年龄，病程，病史，女性月经情况。生命体征包括：体温，静息心率，呼吸，休息 5min 后的血压（收缩压、舒张压）、身高、体重、腰围、臀围等。

（2）安全性指标（给药前后检测）：①血、尿、便常规。②肝肾功能（ALT、AST、Cr、BUN）、心电图。③观察可能出现的不良反应。

4. 实验室指标　血脂六项、血糖等。

5. 终点结局指标　随访观察 10 年，在随访期间，具有 12 导联心电图、24 小时动态心电图、心脏彩超、运动平板试验等阳性结果，医生结合病史、体征和检查诊断为冠心病，则高脂血症患者发生冠心病，记为结局发生。

6. 随访方案

（1）经专门培训的研究人员进行定期随访，6 个月随访 1 次。

（2）随访方式：门诊或电话随访。

（3）随访的内容：临床病例报告表、血脂、心电图等。

（4）中止随访：终点结局指标出现，或研究结束。

7. 临床研究记录

（1）研究人员按"临床病例报告表"设计要求，逐项如实认真填写。

（2）认真记录患者服药情况。

（3）病历及病例报告作为原始记录，不得更改，作任何更改时均不能改变原始记录，只能采用附加叙述说明理由，由参加临床研究的医师签名，并注明日期。

（4）临床研究中实验室数据均应记录，并将原始报告或复印件粘贴在病例报告表上。

（5）对显著偏高或在临床可接受范围以外的数据须加以核实，并予说明。

病例报告表一律使用钢笔和签字笔填写。

8. 不良反应情况记录

（1）研究者应向患者说明，要求患者如实反映给药后的病情变化。医生要避免诱导性提问。

（2）在观察疗效的同时，密切注意观察不良事件或未预料到的毒副作用（包括症状、体征、实验室检查），分析原因，作出判断，并追踪观察和记录。

（3）对试验期间出现的不良事件，应将其症状、程度、出现时间、持续时间、处理措施等记录于管理报告表，评价其与试验药物的相关性，研究者应详细记录，签名并注明日期。

（4）发现不良事件时，观察医师可根据病情决定是否中止观察，对因不良反应而停药的病例应进行追踪调查，详细记录处理经过及结果。

9. 质量控制

（1）研究人员的质量控制：研究人员在研究开始前对所有研究人员进行严格的培训，经考核合格后才能参加本研究。

（2）调查过程、随访过程的质量控制：研究人员在研究过程中应对调查、随访的质量进行把关。

（3）临床病例报告表：实行核查制度，审核员随机抽取临床病例报告表审查。临床病例报告表中有缺漏或不完整的地方，及时进行更正补充。研究期间设置监督员，了解研究执行情况，及时发现和改正存在的问题。

（4）体格检查：研究人员对血压计、体重秤进行校准，各项体格检查的测量严格按照标准程序进行。

（5）实验室检查和影像学检查项目：研究人员按照作业指导书规范进行设备维护和操作。

（6）资料整理的质量控制：在数据录入前对每份临床病例报告表的数据进行 1 次审查，检查错误和遗漏，并采取相应的措施。

（7）数据录入的质量控制：使用 EpiData3.1 数据库双录入数据，由培训合格的专业人员分别将数据录入计算机，对数据进行对比法及逻辑纠错法进行核查，发现问题查原始调查表进行核对和改正。

10. 数据管理与统计学分析　使用 EpiData3.1 数据库进行数据管理。在认为所建立的数据库正确后，将由主要研究者、统计分析人员对数据进行锁定。锁定后的数据文件不允许再作变动。数据库将交统计分析人员按统计计划书要求进行统计分析。采用 SAS9.2 统计软件、SPSS19 统计软件进行统计分析。计量资料用均数 ± 标准差（$\bar{x} \pm s$）表示，两组间比较采用 t 检验；计数资料用百分比（%）表示，两组间比较采用 u 检验、χ^2 检验等统计方法。$\alpha = 0.05$，双侧检验。

11. 伦理学要求　临床研究必须遵循赫尔辛基宣言（1996 年版）和中国有关临床研究规范、法规进行。在观察开始之前，由临床研究负责单位的伦理委员会批准该研究方案后方可实施临床观察。

五、组织和实施临床研究

在研究方案经过论证，与各研究中心签署合作协议后，启动研究项目。

首先，编写研究操作手册，开展研究人员的培训。其次，开始数据收集。试验组和对照组要采用同样的方法进行随访，随访观察的内容主要有干预措施执行情况、研究结局和其他影响结局的因素。随访间隔为6个月。

六、分析、交流和发表科研论文

在调查完成后，进行数据整理与分析，撰写研究报告，发表论文。

参考文献

［1］中华医学会消化病学分会胰腺疾病学组中国急性胰腺炎诊治指南（2013）．中国实用内科杂，2013，33（7）：530-535.

［2］Chiang DT，Anozie A，Fleming WR，et al. Comparative study on acute pancreatitis management. ANZ journal of surgery，2004，74（4）：218-221.

［3］陈太福．浅谈急性胰腺炎的病因病机［J］．贵阳中医学院报，2008，3（3）：1-2.

［4］Chen Y，Zak Y，Hernandez-Boussard T，et al. The epidemiology of idiopathic acute pancreatitis，analysis of the nationwide inpatient sample from 1998 to 2007. Pancereas，2013，42（1）：1-5.

［5］Kahl S，Mayer JM. Update on experimental acute pancreatitis. Minerva GastorenterolDietol，2012，58（4）：355-363.

［6］袁耀宗，姚玮艳．急性胰腺炎的发病机制［J］．中国实用内科杂志，2004，24（12）：706-707.

［7］Lilja HE，Leppaniemi A，Kemppainen E. Utilization of intensive care unit resources in sever acute pancreatitis. JOP，2008，9（2）：179-184.

［8］Tenner S，Baillie J，DeWitt J，et al. American College of Gastro-enterology Guidelines：management of acute pancreatitis. Am J Gastroenterol，2013，PMID：23896955.

［9］中华中医药学会脾胃病分会．急性胰腺炎中医诊疗专家共识意见［J］．中华中医药杂志，2013，28（6）：1826-1831.

［10］许爱平，李淑德．重症急性胰腺炎治疗研究进展［J］．世界华人消化杂志，2010，18（3）：213-216.

［11］黄萍，李永红，黄宗文．分析中西医结合治疗重症急性胰腺炎2271例［J］．世界华人消化杂志，2007，15（33）：3549-3552.

［12］黄修海，刘跃晖，张登科，等．冰片加芒硝外敷佐治急性重症胰腺炎24例［J］．中国中西医结合杂志，2001，25（5）：390.

［13］秦月花，傅文安，王丽敏，等．芒硝联合施他宁治疗重症急性胰腺炎的临床研究［J］．中国中西医结合急救杂志，2006，13（3）：187-188.

［14］张培新，张正涛．生长抑素联合皮硝外敷治疗重症急性胰腺炎的临床研究［J］．淮

海医药，2011，29（1）：11－12.

　　［15］邹晨. 施他宁联合芒硝治疗重症急性胰腺炎的临床研究［J］. 中国实用医药，2007，2（34）：127－128.

　　［16］周贤，夏国栋，李昌平等. 芒硝腹部外敷对急性重症胰腺炎疗效研究［J］. 中国实用医药，2013，8（11）：15－16.

第九章　循证针灸临床实践

　　循证医学的核心思想是依据最佳证据进行医疗决策。"最佳"不一定是最好或最科学的，最佳证据是根据当时的实际情况，解决具体临床问题最合适的手段或方法。证据必须具有真实性、重要性和适用性，证据种类包括临床实践指南、系统综述和原始研究。

　　循证针灸临床实践是针对患者的具体临床问题，进行个体化针灸处方及操作手法等决策的过程。一般包含 5 个步骤，即：提出问题、检索证据、评价证据、应用证据、后效评价。

第一节　病案举例及临床问题

一、病案举例

　　李某，女，36 岁，公务员。主诉：失眠 3 年。因工作压力大，患者于 3 年前开始出现夜间入睡困难，入睡后多梦易醒，每晚断续睡眠 3~4 小时，常伴有健忘、头痛、乏力。至今仍每晚口服 4mg 艾司唑仑片。因惧怕药物依赖性，于是进行针灸治疗。

　　患者情绪稳定，生命体征正常，面色㿠白，神经系统检查未见异常。舌淡，苔薄白，脉细弱。经过匹兹堡睡眠质量指数（PSQI）、贝克抑郁量表变化（Beck Depression Inventory，BDI）和状态－特质焦虑问卷（State－Trait Anxiety Inventory，STAI）的分值判定，该患者失眠程度量表结果指示最重，抑郁和焦虑症状较轻。

　　临床诊断：原发性失眠。

二、提出具体临床问题

　　失眠通常指患者对睡眠时间和/或质量不满足并影响日间功能的一种主观体验。表现为入睡困难（入睡时间超过 30 分钟）、睡眠维持障碍（夜间觉醒次数≥2 次）、早醒、睡眠质量下降和总睡眠时间减少（通常少于 6 小时），同时伴有日间功能障碍。

　　失眠按病因划分为原发性和继发性两类。原发性失眠通常缺少明确病因，或在排除可能引起失眠的病因后仍遗留失眠症状，主要包括心理生理性失眠、特发性失眠和主观性失眠 3 种类型。原发性失眠的诊断缺乏特异性指标，主要是一种排除性诊断。当可能引起失眠的病因被排除或治愈以后，仍遗留失眠症状时即可考虑为原发性失眠。

　　该患者因工作压力大而出现失眠，并无其他原因引起的失眠，因此诊断为原发性失眠。

　　该患者明确提出要进行针灸治疗，因此在治疗上必须回答以下几个问题：

　　1. 针灸是否安全？

2. 针灸与常用镇静安眠药相比是否具有优势？体现在哪里？

3. 针灸对该病的辨证分型有哪些？该患属于哪种分型？

4. 针灸治疗方案如何制定？怎样加减变化？

5. 在护理及预后方面需要注意什么？

根据 PICO 的原则，首先确定 PICO 及设计类型在本例中的具体内容，然后进行证据的检索。

P：原发性失眠患者

I：针灸治疗

C：常用镇静安眠药（如艾司唑仑片）

O：疗效

设计类型：随机对照试验

针对以上问题，进行循证针灸治疗实践。

第二节　针灸证据检索与评价

在循证临床实践中，证据级别由高到低依次为：临床实践指南、系统综述、原始研究。针灸治疗失眠的证据检索也应依次进行。

首先进行临床实践指南检索，国外临床实践指南可以在临床实践指南库或 MEDLINE 查找，国内的临床实践指南需要在各专业学会的网站、出版物及各专业协作组中查找。

此外，进行系统综述检索，Cochrane 图书馆是最直接的检索入口，可以快速获得相关治疗性研究的系统综述（Systematic Review，SR）证据。其他电子数据库也都是常用的检索途径。

最后，进行原始研究检索，治疗性研究首选随机对照试验证据。

一、临床实践指南检索

（一）检索策略

从中国临床指南文库、MEDLINE 及临床实践指南库中查找针灸治疗失眠的指南。检索年限限定在从建库至 2013 年 12 月。

（二）检索结果

通过对中英文数据库的检索，共查找到 5 篇治疗失眠的指南。

1. 中华医学会睡眠障碍专业学组于 2012 年发布的《中国成人失眠诊断与治疗指南》。

2. 中国中医科学院组织编写，由 WHO 西太区资助、2011 年出版的《中医循证临床实践指南》。

3. 巴西学者于 2010 年制定的 *New guidelines for diagnosis and treatment of insomnia*。

4. 美国睡眠医学会（AASM，American Academy of Sleep Medicine）于 2008 发布的 *Clinical Guideline for the Evaluation and Management of Chronic Insomnia in Adults*。

5. 为失眠定义、诊断及药物治疗共识专家组于 2006 年发布的《失眠定义、诊断及药物治疗专家共识》（草案）。

（三）质量评价

用 AGREE II 评估指南质量。

在本次检索到的指南中，没有关于针灸治疗失眠的证据。

二、系统综述检索

（一）检索资源

在 MEDLINE、Cochrane 图书馆、CNKI、万方、维普、CBM 等中英文数据库中进行检索。检索年限限定在从建库至 2013 年 12 月。不对语言进行限制。

（二）检索结果

共检索到 5 篇英文和 4 篇中文系统综述文献。通过浏览全文，其中有 5 篇文献总结了针灸与镇静安眠药比较结果。具体如下：

［1］兰颖．耳穴压丸治疗失眠症的系统评价［D］．成都：成都中医药大学，2013.

［2］Yeung WF，Chung KF，et al. Traditional needLe acupuncture treatment for insomnia：A systematic review of randomized controlled trials. Sleep Medicine，2009，10：694 – 704.

［3］Cao HJ，Li H，Liu JP. Acupuncture for Treatment of Insomnia：A Systematic Review of Randomized Controlled Trials. The journal of alternative and complementary medicine，2009，15（11）：1171 – 86.

［4］杜怀斌．针刺治疗原发性失眠症的系统评价［D］．成都：成都中医药大学，2011.

［5］Chen HY，Shi Y，et al. Auricular Acupuncture Treatment for Insomnia：A Systematic Review. The journal of alternative and complementary medicine，2007，13（6）：669 – 76.

（三）质量评价

用 AMSTAR 和 PRISMA 对系统综述评估，这 5 篇文章在方法学和报告质量方面质量较高，可以对其报告结果进行进一步的分析和应用。

三、随机对照试验检索

（一）检索资源

检索中国生物医学文献数据库、维普期刊全文数据库、中国期刊全文数据库、万方数据资源系统、Cochrane Library、The Cochrane Central Register of Controlled Trials 、PubMed、Embase 数据库，检索时限为从建库到 2013 年 12 月。

（二）检索结果

通过以上数据库的检索，最终共纳入 50 篇针灸与西药对照的随机对照试验文献。

（三）质量评价

随机对照试验的方法学质量评价一般选用 Cochrane 协作网偏倚风险评价工具，包括：随机分配方法、分配方案隐藏、盲法、结果数据的完整性、选择性报告研究结果和其他偏倚来源六个方面。

在纳入的 50 篇 RCT 中，有 2 篇用中文发表的文献采用软件进行随机，并用不透明信封进行分配隐藏，对结局评价人员实施了盲法，没有不全结局数据和选择性报告；另外 3 篇用英文发表的文献采用计算机随机，对患者实施盲法，用不透明信封进行分配隐藏，给出了样本量计算方式，没有不全数据和选择性报告，这5篇属于高质量的文章。其余文献则存在不同的高偏倚风险：

［1］陈勤，陈晓军，周志英，等．艾灸背俞穴为主治疗慢性失眠的随机对照研究［C］．浙江省针灸学会年会暨学术交流会论文汇编，2012：64－70．

［2］罗辑．通调任督二脉及阴阳跷脉治疗失眠的临床疗效观察［D］．广州：广州中医药大学，2012．

［3］Tu JH，Chung WC，Yang CY，et al.．A comparison between acupuncture versus zolpidem in the treatment of primary insomnia．Asian Journal of psychiatry，2012，5：231－35．

［4］Guo J，Wang LP，et al. Efficacy of acupuncture for primary insomnia：a randomized controlled clinical trial．Evidence－Based Complementary and Alternative Medicine Evid Based Complement Alternat Med．2013：163850．doi：10.1155/2013/163850．

［5］Yeung WF，Chung KF，et al．Electroacupuncture for primary Insomnia：A Randomized Controlled Trial．SLEEP，2009，32（8）：1039－47．

第三节　循证针灸临床实践证据的应用与再评价

一、应用证据回答临床问题

（一）针灸是否安全？

综合纳入的系统综述和随机对照试验，针刺可能会出现局部疼痛、出血，艾灸会出现局部烫伤，西药组出现不同程度的头痛、倦怠、嗜睡、药物依赖等副作用。但相对于西药组，针灸组的副作用发生的例数及频率更小，更易于被患者接受。

（二）针灸与常用镇静安眠药相比是否具有优势？ 体现在哪里？

1. 总结5篇系统综述中论述的有关针灸有效性问题如下

（1）针灸优于单纯西药（OR 2.16，95% CI：1.58～2.97，$p < 0.00001$）；但敏感性分析时，排除隐蔽分组或盲法实施错误或不清楚的实验后，无论针灸（OR 1.93，95% CI：0.94～3.96，$p = 0.07$）还是针灸结合其他疗法（OR 1.91，CI：0.30～21.10，$p = 0.49$）均不比单纯镇静催眠类西药更具有优势，这与总体趋势不一样。

（2）针灸在增加总的睡眠时间方面优于西药组（RR 1.53，95% CI：1.24～1.88，$p < 0.0001$）。然而，在平均睡眠时间方面针灸与西药的疗效相当（MD－0.06，95% CI：－0.30～0.18，$p = 0.63$）。

（3）PSQI总分方面针刺优于西药（MD1.27，95% CI：0.90～1.63，$p < 0.00001$）；针刺对原发性失眠症患者睡眠质量（MD 0.43，95% CI：0.27～0.59，$p < 0.00001$）、睡眠紊乱（MD 0.30，95% CI：0.19～0.41，$p < 0.00001$）、日间功能（MD 1.01，95% CI：0.37～1.65，$p < 0.0001$）等三个方面的影响较西药组优，敏感性分析也显示了同样结果。

（4）耳穴压丸与西药相比，在提高临床有效率（RR1.24，95% CI：1.15～1.34）方面具有更好效果，证据质量中级，结果稳定；耳穴压丸与西药相比，在提高睡眠效率

（WMD21.44，95% CI：16.30~26.58），降低 PSQI 总分（WMD－3.41，95% CI：－3.95~－2.86），以及降低不良反应（RR0.07，95% CI：0.02~0.23）发生方面具有一定优势，但证据质量不高，结果需同样谨慎对待。

2. 总结 5 篇随机对照试验中论述的有关针灸有效性问题如下

（1）每周 4 次，连续 4 周下午针刺并配合背部俞穴艾灸在降低患者的入睡时间和改善日间功能紊乱方面优于每晚口服 1~2mg 舒乐安定组，且在随访 1 个月后治疗组依旧优于对照组（$p < 0.05$）。

（2）隔日 1 次，连续 8 周电针任督二脉及阴阳跷脉与口服艾司唑仑 2mg 相比在提高睡眠质量和睡眠困难、改善睡眠效率和日间功能、延长睡眠时间方面更具有优势（$p < 0.05$），但在入睡时间方面两组没有统计学意义（$p > 0.05$）。

（3）针灸（包括针刺和耳针）与常用的镇静安眠药相比，在改善睡眠质量及增加睡眠时间方面针灸具有很好的疗效，而在减少入睡时间、改善日间功能和睡眠障碍方面疗效相当。

综上，虽然针灸方法不同，但是与西药比较，在改善失眠的某些症状方面疗效优于西药。

（三）针灸对该病的辨证分型有哪些？　该患者属于哪种分型？

本病以不易入睡为主症，但症状表现不一。有难以入睡；有睡后易醒，醒后难睡；也有时睡时醒，睡眠不稳，甚至彻夜不睡者。由于病因不同，兼症也不同。

已检索的 50 篇文献中有 19 篇采用了辨证施治，除教科书中所描述的肝阳上扰、心脾亏虚、心肾不交、心胆气虚、脾胃不和以外，还出现了肝郁化火、痰热内扰、阴虚火旺、肝火上扰、肝郁气滞、血脉内阻等分型。分型及频次分别为：心脾两虚（17），阴虚火旺（15），肝火上扰（8），肝郁化火（7），心胆气虚（7），痰热内扰（6），脾胃不和（4），心肾不交（2），肝郁气滞（1），血脉内阻（1），肝阳上亢（1）。

该患者因工作压力大，思虑劳倦，内伤心脾，气血化源不足导致失眠，属于心脾两虚型失眠。

（四）针灸治疗方案如何制定？　怎样加减变化？

从所检索到的 50 篇文献统计结果显示：采用毫针治疗的有 26 篇；电针 3 篇；针灸并用 4 篇；毫针与耳穴并用 7 篇；头针 2 篇；滚针 3 篇；耳穴 2 篇；混合疗法 2 篇；穴位按压 1 篇。共计使用 88 个穴位，常用主穴位及穴次：百会（37）、四神聪（18）、神门（14）、三阴交（13），神庭（10），心（6），皮质下（5），神门（5），脾（5），肾（4），交感（4）。一般皆留针 30 分钟，少数文章报道留针 60 分钟。

可见，针灸治疗失眠的方式和配穴多样，没有比较一致的意见，在原始研究中，在没有更高级别的临床实践指南和系统综述作为最佳证据的前提下，对随机对照试验及教科书所提供的治疗方案进行综合和总结，为目前解决问题的方法。

1. 体针治疗

主穴：百会、四神聪、神门、三阴交、神庭、印堂、申脉、照海。

配穴：心脾两虚加脾俞、足三里、心俞、三阴交、内关、阴陵泉；

阴虚火旺加太溪、太冲、大陵、三阴交、肾俞；

肝火上扰加太冲、合谷、行间、肝俞、风池；

肝郁化火加行间、太冲、风池、肝俞；

心胆气虚加胆俞、心俞、丘墟；

痰热内扰加丰隆、内庭、中脘、足三里；

脾胃不和加中脘、丰隆、足三里。

操作：四神聪透百会，其余穴位常规针刺。得气后行提插或捻转手法。留针30分钟，每10分钟行针1次。

2. 耳穴贴压

主穴：心、皮质下、神门、脾、肾、交感。

配穴：心脾两虚加胃；

阴虚火旺加肝阳一、肝阳二、内分泌、三焦；

肝郁化火加肝阳一、肝阳二、胆、耳尖；

肝火上扰加肝、胆、耳背、三焦、耳尖；

痰热内扰加脾、胃；

心胆气虚加肝、胆。

操作：王不留行或磁珠贴于以上穴位，嘱患者每日按揉2～3次，每次15分钟，使耳郭产生热、胀、痛等反应，左右耳每周交替进行，可以单独治疗，也可与体针配合治疗。

（五）在护理及预后方面需要注意什么？

1. 一般护理　护理人员需要将睡眠卫生的知识对患者进行宣教，在条件允许的情况下，可以让患者进行适当的睡前运动，例如：散步、气功、太极等。对失眠进行治疗的有效方法就是有规律的生活作息，所以让患者养成按时休息的习惯，有利于失眠的恢复。

2. 情志护理　护理人员需要对患者进行开导，顺情从欲、交心谈心，以实施情志护理。根据患者的基本情况慢慢进行疏导，增加自我调节能力，保持心情的舒畅，使其对治疗进行积极配合。

3. 按摩护理　对患者实施穴位按摩护理，可以有效地消除疲劳，促进血液循环，保证阴阳平衡，从而有效地对失眠症状进行预防。

4. 饮食护理　建议睡前不要饮用浓茶、烈酒与咖啡，需禁烟，可以饮用热牛奶。饮食以清淡为主，少食或不食用辛辣、油腻、刺激性的食物，同时晚餐时不能吃得过饱，可以时常进食海带、水果、玉米、鱼汤等食物。

二、证据实际应用

该患者因工作压力大而出现入睡后多梦易醒，每晚断续睡眠3～4小时，伴有日间功能障碍，时间持续长达3年，已经符合慢性失眠的诊断。因其无其他原因导致失眠，因此可以考虑为原发性失眠。从中医辨证分型来看，因其思虑劳倦，内伤心脾，气血化源不足导致失眠，属于心脾两虚型失眠。从经济角度考虑，只让患者进行了PSQI量表、Back抑郁量表和状态特质焦虑问卷的填写，而没有进行整夜多导睡眠图的检测。量表的分值提示该患失眠程度非常严重，但是抑郁及焦虑症状较轻，说明该患心理素质较好，并不因为长期失眠而出现较大的精神及情绪的变化。

总体上说无论针刺或耳针均对失眠有一定的疗效，在安全性及副作用方面也好于西药艾司唑仑。至于采用哪种方式来治疗，需要患者自行选择。

经过交流，患者因工作单位比较远，不能每天针灸治疗，因此认为耳穴按压比较适合。

处方：磁珠贴压在一侧耳穴心、皮质下、神门、脾、肾、交感、胃，每日按揉 2～3 次，每次按压 15 分钟，使耳郭产生热、胀、痛等反应。一周后贴压另一侧耳穴。同时，晚餐合理饮食，宜清淡，不要服用刺激性饮品，养成按时睡觉的习惯。

由于该患长期依赖艾司唑仑片入睡，因此医生建议在开始耳针治疗时还需要根据实际情况服用艾司唑仑片，随着入睡困难的降低和睡眠质量的提高而减少艾司唑仑片的服用量，直至停用该药。

三、循证临床实践的后效评价

一周治疗后复查，自觉睡眠状况有所好转，多梦现象有所缓解，只是偶尔服用艾司唑仑片 2mg。经过 5 周治疗后，患者基本可以入睡 6 小时，白天不再感觉困乏，已停止服用艾司唑仑片。复查 PSQI 量表，提示基本恢复正常水平。

四、小结

本章通过介绍一个失眠案例的循证针灸治疗，学习如何将循证医学的理论和方法用于针灸临床实践的过程。在这个过程中，采取了循证实践的五个步骤：即提出问题、检索证据、评价证据、应用证据和后效评价。在提出临床问题后，要根据 PICO 的原则将临床问题转化为可明确检索的问题，然后在所有能够检索的数据库中进行检索。检索的证据包括临床实践指南、系统综述和原始研究。其后要对所有的证据进行方法学质量评价和报告质量评价，只有高级别和高质量的证据才可以应用。针灸文献的特殊性在于，目前的临床试验的质量并不完全符合循证医学的要求，因此多数系统综述并不能给出可靠的循证结论。在没有高质量的指南情况下，综合较高质量的随机对照试验、教科书及专家经验进行针灸处方、配穴等治疗方案的设计，是目前暂时的解决办法之一。还需要更多高质量的，遵循临床流行病学原则的临床试验，才能从根本上解决问题。

第十章　循证针灸临床科研

第一节　针灸临床科研方法学热点问题概述

一、国际著名针灸临床研究概述

国际高质量大样本针灸临床试验涉及最多的是疼痛治疗领域的临床研究。早期美国进行了两个大样本的针灸临床研究。Andrew Vickers 等人的研究（样本量 300 例）发现对于慢性头痛的治疗，针刺联合标准治疗组比单纯的标准治疗组具有更好效果；同年，马里兰大学的 Brain Berman 教授等人发现针刺治疗膝关节炎效果明显优于健康教育和假针刺（样本量 580 例）。

此后，德国学者进行了逐项递进、互相承接的三个系列的大型针灸临床研究，使针刺镇痛效果获得了国际认可，但同时也使得针刺安慰剂效应突显出来，引发了一系列方法学研究。在德国医疗保险系统的需求下，Claudia Witt 等著名学者牵头设计了三个系列的大型临床试验，其研究结果在 2006～2008 年期间逐篇发表，是至今为止，最有国际影响力的针灸临床研究。

第一个系列：ART（Acupuncture Randomized Trials），包括 4 个试验（约 300 例），慢性腰痛（Brinkhaus B，Witt CM，Jena S，et al. Acupuncture in patients with chronic low back pain：a randomized controlled trial. Arch Intern Med 2006，166（4）：450－457.）、紧张性头痛（Melchart D，Streng A，Hoppe A，et al. Acupuncture in patients with tension－type headache：randomised controlled trial. BMJ，2005，331（7513）：376－382.）、偏头痛（Linde K，Streng A，Jurgens S，et al. Acupuncture for patients with migraine：a randomized controlled trial. Jama 2005，293（17）：2118－2125.）、膝关节炎（Witt C，Brinkhaus B，Jena S，et al. Acupuncture in patients with osteoarthritis of the knee：a randomised trial. Lancet 2005，366（9480）：136－143.）患者分别进行试验，比较针刺、假针刺和不治疗（等待名单）的效果差别，研究结果提示：对于慢性腰痛、紧张性头痛、偏头痛的治疗而言，针刺效果优于等待名单，但是与假针刺没有显著性差异；对于膝关节炎的治疗而言，针刺明显优于另外两个组。

第二个系列：GERAC（German Acupuncture Trials），同样对上述四病进行研究，更加注重针刺治疗与临床常用治疗手段的疗效比较。GERAC 包括 4 个试验，其中 3 个试验为三组比较（约 1000 例/试验），比较针刺、假针刺及常规治疗（腰痛）（Haake M，Muller HH，Schade－Brittinger C，et al. German Acupuncture Trials（GERAC）for chronic low back pain：randomized，multicenter，blinded，parallel－group trial with 3 groups. Arch Intern Med 2007，167（17）：1892－1898.）或理疗（膝关节炎）（Scharf HP，Mansmann U，Streitberger K，et al. Acupuncture and knee osteoarthritis：a threearmed randomized trial. Ann Intern Med 2006，145（1）：12－20.）或标准治

疗（偏头痛）（Diener HC，Kronfeld K，Boewing G，et al. Efficacy of acupuncture for the prophylaxis of migraine：a multicentre randomised controlled clinical trial. Lancet Neurol 2006，5（4）：310 – 316.）；1 个两组试验（紧张性头痛，409 例）（Endres HG，Bowing G，Diener HC，et al. Acupuncture for tension – type headache：a multicentre，sham – controlled，patient – and observer – blinded，randomised trial. J Headache pain 2007，8（5）：306 – 314.），比较针刺和假针刺。研究结果显示：对于膝关节炎、慢性腰痛，针刺治疗明显优于理疗或常规治疗，而与假针刺无差别；对于偏头痛，针刺治疗与标准治疗和假针刺均无差别；对于紧张性头痛，针刺与假针刺有显著性差别。

第三系列：ARC（Acupuncture in Routine Care Study），同样对上述 4 种疾病进行研究，属于典型的比较效果研究。ARC 包括 4 个试验，每个试验均为自由针刺联合常规治疗与常规治疗进行比较，其中 3 个试验（①Witt CM，Jena S，Selim D，et al. Pragmatic Randomized Trial Evaluating the Clinical and Economic Effectiveness of Acupuncture for Chronic Low Back pain. Am J Epidemiol 2006，164（5）：487 – 496. ②Witt CM，Jena S，Brinkhaus B，et al. Acupuncture for patients with chronic neck pain. pain 2006，125（1 – 2）：98 – 106. ③Jena S，Witt CM，Brinkhaus B，et al. Acupuncture in patients with headache. Cephalalgia 2008，28（9）：969 – 979.）样本量在 3200 ~3800 例，膝髋关节炎的试验（Witt CM，Jena S，Brinkhaus B，et al. Acupuncture in patients with osteoarthritis of the knee or hip：a randomized，controlled trial with an additional nonrandomized arm. Arthritis Rheum 2006，54（11）：3485 – 3493.）为 712 例。研究结果均显示针刺与常规治疗联合使用明显优于常规治疗。

上述三个系列的大型德国针灸试验在国际上造成了巨大影响。其中某些研究样本量之大，涉及的针灸医生之多均为历史之最。而且这些试验都是针对大约 4 ~5 种西方针灸科常见慢性疼痛而进行，又有共同的顶层设计，方法学质量相对较高，在世界范围内确证了针刺镇痛的临床疗效。但是由于这些试验同时揭示出真针刺与假针刺之间疗效差异不显著的现象，引发了一系列的方法学争论与创新。

此外，2013 年 9 月，著名的英国针灸临床研究者和方法学家 Hugh Macpherson 等在 PLos Medicine 发表了针刺治疗抑郁症的大型实用性随机对照试验，试验纳入了中重度抑郁症患者［BDI – II（Beck Depression Inventory – II）> 20 分）］755 例，随机分为针刺 + 常规治疗组（302 例），咨询 + 常规治疗组（302 例）和常规治疗组（151 例）。其中，针刺组采用个体化治疗，由英国针灸专业学术组织内临床经验 3 年以上针灸师执行；咨询（counseling）由英国咨询与心理疗法协会成员执行，方法包括同感和倾听，并不给建议；常规治疗（usual care）由全科医生完成，在患者有诉求时给予治疗。针刺治疗大约每周 1 次，共 12 周。研究结果显示针刺组效果与咨询组没有显著性差异，但是均明显优于常规治疗组。此项研究是近年国际学者进行的有影响力的非痛症领域的大型临床研究。

二、针灸临床疗效评价中的效果与效力

以评价临床中实际应用的两种（或多种）干预措施综合临床效果差异为目的的研究被称作比较效果研究（Comparative Effectiveness Research，CER）。比较效果研究经常在现实中进行，评估比较两种或多种有可能成为临床最优治疗方案的不同医疗干预和策略的获益与风险。CER

的目的是帮助医疗消费者、临床医生、政策制定者能够有科学根据地进行决策，以同时促进个体水平和群体水平的医疗卫生服务。CER 方法在西方日益受到关注的主要原因来自西方国家缩减医疗经费负担的需要，健康保险提供者、独立咨询机构以及临床医生需要解决临床实际问题的需要。

CER 并非一种新的医学临床研究方法，而是包括一系列现代临床流行病学和循证医学领域成熟方法的一类研究方法。其共同特点是在临床医疗现实（real world）环境下，对临床实际应用的不同干预（治疗方法等）进行相互比较，以期望能够得到对临床有实际借鉴作用的研究结果。CER 可以包括：

（1）非安慰剂对照的随机对照试验，如实用性随机对照试验、集团随机对照试验、交叉设计等；

（2）有对照的观察性研究（observational study），如队列研究（cohort study）、病例对照研究（case‐control study）、历史对照的病例系列研究等；

（3）信息采集自疾病注册系统（disease registry）、电子病历数据库（electric medical record，EMR）、健康档案（electric health record，HER）的大样本观察性研究。

与解释性 RCT（安慰剂对照的 RCT）相比，CER 更加注重：

（1）以患者为中心（patient‐centeredness）的研究设计；

（2）关注患者的病情动态（patient dynamics）；

（3）纳入存在临床异质性的患者（patient heterogeneity）；

（4）关注个体化临床结局（patient values）。

解释性 RCT 更加注重：

（1）以群组为中心（group‐centeredness）；

（2）关注起止点的结局数据（patient statics）；

（3）纳入同质性患者（patient homogeneity）。

比较效果研究是近十年国际针刺临床研究中的方法学热点问题，集中体现在如何判别取舍针刺临床研究的特异性疗效和综合性疗效方面。特异性疗效又翻译为"效力"，是指某一特定干预措施产生的具有特异性的治疗作用。特异性疗效通常通过解释性随机对照试验（与安慰剂对照）进行研究。综合性治疗效果是某一干预措施在临床现实世界中应用时观察到的治疗效果。这种效果可能受到各种混杂的影响，但能够较真实反映该干预应用于临床实践后的真实效果。综合性治疗效果通常可以通过比较效果研究来获得。

根据 PRECIS（pragmatic‐explanatory continuum indicator summary）、IOM（Institute of Medicine）6 条标准和改良的效力‐效果连续体（Efficacy‐Effectiveness Continuum），北京中医药大学循证医学中心提出针灸 CER 方法学比较表（表 10‐1），以供针灸 CER 设计和报告时参照使用。

表 10‐1   针灸 CER 方法学比较表

	精确式 CER	宏观式 CER
适用性	具体详细的针灸治疗方案与另外一种临床潜在最佳治疗比较，更有利于针灸技术的传承与推广。	笼统的针灸治疗方案，甚至不涉及具体针灸方案，与另外一种临床潜在最佳治疗比较，更有利于探索针灸的普遍疗效。

续表

	精确式 CER	宏观式 CER
患者	纳入范围狭窄：使用逐步递进的患者筛选方法 1. 仅纳入不良结局最高发的人群； 2. 进一步限制于预计对试验措施高度敏感的人群； 3. 进一步筛选预计具有较好依从性的患者（如既往就诊履约良好等）；	纳入范围宽泛： 1. 将所有具有目标疾病（健康状况）的人群全部纳入，不限制其预期风险、反应度、共患病或者既往依从性。
针灸干预措施	尽量标准化 1. 无变化的试验干预措施，对各个要素（腧穴选择方法、入针法、行针法、补泻手法、留针法、出针法、腧穴针刺顺序、时间）都有严格限制。 2. 针灸医生教育背景、临床工作经验及针刺操作习惯接近（有统一入选标准）。 3. 标准化针灸操作的培训及严格量化考评以保证针灸操作能满足方案要求。 4. 规范化针刺过程中的医患交流方式、内容、时间，以减少过度热情或冷淡的医患交流。 5. 尽量减少临床试验中针灸师的更迭。	尽量日常化 1. 对于如何使用试验干预措施的指导非常灵活，实施者有相当大的自由决定处方和治疗 2. 在符合当地卫生法规的前提下，对参加试验的针灸医生的教育背景、临床工作经验及针刺操作习惯等不做特殊要求。 3. 对针灸操作的要求可仅通过研究方案传达，可以没有硬性培训。
联合干预措施	如果有，则尽量标准化	如果有，则尽量标准化
对照措施	尽量标准化的临床潜在最佳治疗方案（措施）	尽量实用化的临床潜在最佳治疗方案（措施）
结局指标	尽量客观化 1. 结局是干预措施的已知、直接、立效结局。 2. 主要结局是可以客观测量的，对患者而言有临床意义的。 3. 结局的测量在日常临床中可以实现（无需专门检测或培训）	以患者为中心 1. 主要结局是可以客观测量的，对患者而言有临床意义的。 2. 结局的测量在日常临床中可以实现（无需专门检测或培训）
研究背景	试验条件 特异性很强的医疗/试验机构日常诊疗环境	日常条件 日常诊疗环境

　　总之，非药物疗法的临床研究较之药物疗法而言，干预措施的操作性和技术性是整个研究设计、执行和结果推广的关键点。其中，对实施者技术的规范性、稳定性、一致性，以及对实施者经验、技能的要求必须加以重视。对于比较效果研究亦是如此。特别需要注意的是，患者异质性强的 CER 在设计时需要更大样本量，CER 设计中患者的分层标准对亚组分析至关重要。

　　CER 终极目的是在现实临床情境和现实患者群中，比较不同医疗管理策略的潜在益处与害处。因此，CER 的报告要强调：①必须及时满足当前医疗决策者的需求；②必须客观、科学、严谨，严格控制由于个人和商业因素所带来的偏倚；③实施过程必须公开、透明。而且，为了说明 CER 研究的外推性，研究报告中应该包括如下内容：临床研究环境（条件）与临床实践环境（条件）的差异性说明和讨论，患者依从性的说明和讨论，以及医生执行研究方案的依从性的说明和讨论。

　　CER 研究方法可以用于开展多种研究目的的针灸临床研究。比如，当安慰针、安慰灸难以实现时，可以考虑采用 CER 方法评价针灸临床疗效，或针灸流派的疗效对比评价研究，个体化辨证论治的动态评价研究（随证调方难以制作安慰剂），治则治法的疗效评价研究，名老中医经验传承等。其他中医疗法，如推拿、拔罐、食疗、医学气功（太极等）、养生等的临床疗效评价等也可以酌情优先考虑使用 CER。在选用 CER 进行研究设计时，应该根据研究目的选择性使用精确式 CER 或者宏观式 CER。

三、针灸临床研究方案中干预措施的设置

临床试验中，针灸干预措施设置可以参考使用《针刺临床试验干预措施报告标准 STRIC-TA》中要求必须清楚报告的条目。

为了规范针灸临床试验的报告，2001 年 7 月，由国际知名的 16 位有经验的针灸师和针灸科研人员在英国 EXETER 大学起草了一份有关针刺临床试验干预措施报告的国际标准：Stand-ards for reporting interventions in controlled trials of acupuncture：The STRICTA Recommendations（STRICTA）。此后，国际上 4 家经常刊载针灸临床试验的杂志（Complementary Therapies in Medicine，Acupuncture in Medicine，Journal of Alternative and Complementary Medicine，Medical Acupuncture）编辑应邀参加了 STRICTA 的修订。STRICTA 第一版建议于 2002 年正式发表。此后，STRICT 修订组于 2008 年在德国召开修订会议，并于 2010 年发布了更新版本。已经成为 CONSORT 声明的扩展，是针刺临床试验文章中针刺干预措施报告情况的审稿标准。

STRICTA 建议是为有对照组的针刺临床试验报告干预措施而设定的，其关注点在如何报告针刺干预措施，包括清单和文字说明两个部分。清单包括 6 个条目，是该建议的核心。文字说明则是对清单内容的详细阐释。清单如下，见表 10 - 2。

表 10 - 2　针刺临床试验干预措施报告标准（STRICTA）修订版条目

条目	细节
1. 针刺治疗的合理性	① 针刺治疗的类型（如中医针刺、日本汉方医学针刺、韩医针刺、西医针刺、五行针、耳针等）； ②所提供的针刺治疗的理由、依据的历史背景、文献来源和（或）形成共识的方法，在适当的地方引用文献； ③ 说明对何种治疗作了变动。
2. 针刺的细节	①每一受试对象每个治疗单元用针的数目（如可能，用均数和范围表示）； ② 使用的穴位名称（单侧/ 双侧）（如无标准名称则说明位置）； ③进针的深度，采用指定的计量单位或特定的组织层面描述； ④引发的机体反应（如得气或肌肉抽动反应）； 针刺刺激方式（如手针刺激或电针刺激）； ⑤留针时间； ⑥ 针具类型（直径、长度和生产厂家或材质）。
3. 治疗方案	① 治疗单元数； ②治疗单元的频数和持续时间；
4. 其他干预措施	① 对针刺组施加的其他干预措施的细节（如艾灸、拔罐、中药、锻炼、生活方式建议）； ②治疗场所和相关信息，包括对治疗师的操作指导，以及给患者的信息和解释。
5. 治疗师的背景	①对参与研究的针灸师的描述（资质或从业部门，从事针刺实践的年数，其他相关经历）。
6. 对照或对照干预	①在研究问题的阐述中援引资料说明选择对照或对照措施的合理性； 6b）精确地描述对照或对照措施。如果采用假针刺或其他任何一种类似针刺的对照措施，则提供条目 1 到条目 3 所要求的详细信息。

其他关于针刺临床研究方案设计的问题可以参考《定义标准临床试验方案项目：SPIRIT2013 声明》。

第二节　循证针灸临床科研案例（一）

案例来源：在初级医疗保健机构中应用针刺与心理咨询治疗抑郁症：一项随机对照试验（ACUDep 研究）（Macpherson H, Richmond S, Bland M, et al. Acupuncture and counselling for depression in primary care: a randomised controlled trial. pLoS Med. 2013, 10（9）: e1001518. doi: 10. 1371/journal. pmed. 1001518.)

一、案例背景知识

1. 疾病的重要性　抑郁症严重危害人类健康，是重要的致死因素，给社会带来巨大疾病负担。

2. 常规治疗的现状及局限　现有抗抑郁药物对 60% 的患者不起作用，而且，有 30% 的患者无法做到长期坚持服药。此外，由于长期口服抗抑郁药物会产生一定的药物依赖，所以，患者希望能够寻求非药物治疗。

3. 试验干预措施的合理性　针灸治疗抑郁症在中国及其他国家有比较广泛的使用，但是在英国的精神卫生保健领域内却鲜有使用。

一项专门针对针灸治疗抑郁症的 Cochrane 系统综述在 2010 年完成了更新发表（Smith CA, Hay PPJ, Macpherson H. Acupuncture for depression. Cochrane Database of Systematic Reviews 2010, Issue 1. Art. No.: CD004046. doi: 10. 1002/14651858. CD004046. pub3.)，该系统综述纳入了 30 项随机对照试验的 2812 位受试者。结果发现：纳入的文章大多数存在高偏倚风险。针灸治疗抑郁症（与不治疗、假针刺对照）具有良好疗效的证据并不充分。两项试验提示，在针刺与西药联合应用时，疗效优于单独使用西药。一项亚组分析（3 个试验，94 位受试者）提示手针与 SSRI（选择性 5 - 羟色胺再摄取抑制剂）类药物相比具有良好疗效（RR 1. 66, 95% CI1. 03 ~2. 68）。大多数手针或电针与西药治疗比较的研究均未能发现组间差异。该系统综述的结论为：研究发现推荐抑郁症人群使用针刺治疗的证据尚不充分。研究结果受到纳入的原始研究的多数具有高偏倚风险的限制。

鉴于以上问题，英国研究者开展了此项大型实用性针刺治疗抑郁症的比较效果研究，希望获得在真实诊疗环境下针刺治疗抑郁症的疗效。

当前，心理咨询（counselling）是在临床上被广泛接受的抗抑郁治疗，在接近半数的英国基础保健医疗中得到使用。英国国家卫生保健系统（NICE）已经推荐在轻中度抑郁症的治疗中使用该方法。Cochrane 系统综述提示咨询对于抑郁症状的缓解有短期作用，但是未见长期效果，提议进行多种干预措施之间的相互疗效比较，以期为临床治疗提供更多选择。

二、提出临床科研的问题与研究的切入点

于是，本研究以抑郁症的非药物治疗作为切入点进行研究。设计随机对照试验。按照 PI-COS 的原则组建临床科研的问题。

P（participants）：研究受试者，即中重度抑郁症患者。

I（intervention）：干预措施，即单纯中医传统针刺治疗和常规治疗，咨询和常规治疗。

C（control）：对照措施，即常规治疗（usual care）。

O（outcome）：结局，抑郁症状减轻。

S（setting）：场所，即初级医疗保健机构。

将以上要点组织成问题的形式，即：在初级医疗保健机构中，在常规治疗基础之上，增加中医传统针刺治疗或心理咨询，是否更加有助于患者减轻抑郁症状？进而比较针刺和心理咨询的效果差异，和这两种干预措施在临床上使用的可推广性。

三、建立科学假说

在初级医疗保健机构中，在常规治疗基础上增加针刺治疗或者心理咨询，可能有助于患者缓解病情，针刺与心理咨询之间也许存在疗效差异。

四、撰写研究方案

该研究的研究方案于 2009 年 12 月 15 日在 Current Controlled Trials 试验注册网站上发表，其文章版本的研究方案于 2012 年发表于 Trials 杂志（Hugh Macpherson, Stewart Richmond, J Martin Bland, et al. David Torgerson and Ian Watt. Acupuncture, Counseling, and Usual care for Depression（ACUDep）: study protocol for a randomized controlled trial. Trials 2012, 13: 209, http://www.trialsjournal.com/content/13/1/209）。

五、组织和实施临床研究

该研究在 2009 年 12 月至 2011 年 4 月期间纳入受试者，共纳入了 755 位患者，分别来自约克郡和英格兰东北部的 27 所初级医疗保健机构。

纳入标准：纳入 18 岁以上，既往曾诊断为抑郁症或者情绪障碍者，并且在过去 5 年的时间内因为抑郁症曾经求诊于自己的初级保健医师，或当前正在服用抗抑郁药物。在接受入组筛选时，Beck 抑郁评分 II≥20 分（中度及重度）。

排除标准：正在接受针灸或者心理咨询治疗者，有严重其他疾病者，血友病，肝炎，艾滋病患者，孕妇，需要与抑郁症鉴别诊断的其他心理疾病者（双向情感障碍、产后抑郁、适应障碍、精神错乱）。因为本课题对于受试者的理解能力、文字阅读和书写能力、英语交流能力有较高需求，故存在明显学习能力障碍、无法用英语交流、痴呆者被排除。

随机化：约克试验机构负责中心随机，实现随机隐藏。针刺组、心理咨询组、常规治疗组的样本量比例为 2:2:1。

干预措施：针刺治疗每周 1 次，共 12 次。针灸为具有至少 3 年临床经验的医生实施。针灸医生必须是注册于英国针灸学会（British Acupuncture Council）的会员。实行个体化针刺治疗。

心理咨询：由英国心理咨询和心理疗法协会成员实施。主要采用间接方法。利用同感及高级倾听技术来帮助患者表达情感，理清思绪，重新建构所遇到的困难，但是并不给予建议和作业。

常规治疗：允许患者在试验期间按照自己的真实需要去初级保健机构寻求针对抑郁症的常

规治疗。

结局：主要结局为治疗3个月时PHQ-9量表评分。次要结局为6、9、12个月时PHQ-9量表评分；3、6、9、12个月时EQ-5D生活质量量表评分、抗抑郁药物使用情况、因抑郁症而寻求的初级医疗保健机构门诊就诊次数、因抑郁症而导致的住院次数、自付医药费用。

样本量计算：根据PHQ-9组间差异效应量（针刺或咨询与常规治疗比较，差异为0.39；针刺与咨询比较，差异为0.32），90%把握度，双侧检验，针刺组：咨询组：常规治疗组样本量的比例为2:2:1，脱落率20%，计算样本量，需要共640例，三组分别为256、256、128例。

研究纳入患者实际情况：试验开始前10个月，纳入患者低于预期数量；10个月以后，高于预期数量。研究截止时，共纳入755例受试者，多于预计640例。其中，针刺组302例，咨询组302例，常规组151例。3个月时，针刺组失访7例，数据缺失46例，249例数据可以分析；咨询组失访24例，数据缺失41例，237例数据可以分析；常规治疗组失访3例，数据缺失18例，130例数据可以分析。12个月时各组数据可以利用的患者数量分别为针刺组233例，咨询组222例，常规组145例。针刺组患者平均接受了10次治疗，咨询组平均接受了9次治疗。

六、分析、交流和发表科研论文

这项研究最终于2013年9月发表于PLOS Medicine杂志。全文共13页，包括受试者流程图、PHQ-9评分随时间变化曲线图、基线比较表、抑郁量表评分统计表述表、疗效组间两两比较表（PHQ-9）、疗效组间两两比较表（BDI-II）结局报告表、三组使用抗抑郁药物情况统计描述表。另作为附件，提交了CONSORT清单、STRICTA清单、基线缺失数据比较表、咨询组干预措施使用支持性说明文件、常规治疗使用情况细节、接受常规治疗患者人数、自付医疗费用患者人数及金额、PHQ-9（3个月）与BDI-II（12个月）的组间两两比较。

研究发现：在3个月时，较之常规治疗组，针刺组与咨询组均有更好的疗效。在PHQ-9评分降低方面，针刺组明显优于常规组（-2.46，95%CI：-3.72～-1.21），咨询组明显优于常规组（-1.73，95%CI：-3.00～-0.45）。12个月时，针刺组亦明显优于常规组（-1.55，95%CI：-2.41～-0.70），咨询组明显优于常规组（-1.50，95%CI：-2.43～-0.58）。针刺组与咨询组在统计学没有显著性差异，没有发现明显不良事件。

研究结论：对于到初级医疗保健机构就诊的抑郁症患者，针刺治疗或者心理咨询可以在第三个月时显著降低患者抑郁症状。

第三节 循证针灸临床科研案例（二）

案例来源：针刺与皮内针治疗失眠的临床研究。该试验来自于美国临床试验注册网站。注册号：NCT01956760。试验资助方为韩国庆熙大学。

一、案例背景知识

1. 疾病的重要性 根据精神疾病诊断与统计手册第四版（The 4th edition of the Diagnostic and Statistical Manual of Mental Disorders，DSM－Ⅳ），原发性失眠是持续至少 1 个月的入睡或维持睡眠，或醒后再次入睡的主观性困难。原发性失眠不伴有其他精神疾患、实质性疾患。继发性失眠是由于其他精神疾患或躯体疾患而引起的失眠反应。失眠是在人群中高发的疾病，严重影响正常的生活和工作，据调查，每周出现 3 晚及以上失眠症状者在人群中占 16～21%。9～15% 的失眠患者会出现白天时段的不适。失眠常常引起疲乏、易激、注意力不集中、生活质量下降、交通事故风险增加、工作表现下降和缺席。现有药物和行为治疗方法的疗效并不理想。失眠往往与显著的心理问题和躯体症状或疾病伴发。由于治疗失眠的医疗和社会成本高昂。

2. 常规治疗的现状及局限性　苯二氮卓受体激动剂是西医常见的治疗药物。苯二氮卓受体激动剂分为两大类：一是苯二氮卓类，二是非苯二氮卓类，如唑吡坦、扎莱普隆、佐匹克隆、艾司佐匹克隆。为了防止药物成瘾性、药物滥用，以及不良反应，如日间犯困、认知障碍、运动协调性障碍等，各国通常都对安眠药的使用时间和剂量有严格规定。此外，认知行为疗法也有少量应用，如刺激控制疗法、睡眠限制疗法、放松训练、矛盾意向法等。

3. 试验干预措施的合理性　针灸治疗失眠的历史由来已久，有大量的文献报道。在文献记载中，针刺治疗失眠有显著疗效。但是，大量的研究设计不严谨，研究结果可能存在明显偏倚。失眠与觉醒过度的病理状态紧密相关，文献中报道了大量针刺可以调节自主神经系统以使副交感神经占优势。而且，也有大量的研究提示，针刺可以缓解失眠经常伴发的焦虑、抑郁、认知功能障碍、记忆力减退等症状。此外，皮内针也是临床常见的针灸方法之一，其优点在于留置于皮内的针体可以对腧穴形成持续的较弱刺激。有研究报道称皮内针可以有更为持续的针刺效应。在合理消毒和针刺后护理的前提下，不良反应轻微。

一项 Cochrane 系统综述针对针刺治疗失眠的疗效与安全性进行了分析总结（Cheuk DKL，Yeung WF，Chung KF，et al. Acupuncture for insomnia. Cochrane Database of Systematic Reviews 2012，Issue 9. Art. No.：CD005472. DOI：10. 1002/14651858. CD005472. pub3.），该综述在 2011年 10 月系统检索了 Cochrane Central Register of Controlled Trials（CENTRAL），MEDLINE，EM-BASE，psycINFO，Dissertation Abstracts International，CINAHL，AMED，The Traditional Chinese Medical Literature Analysis and Retrieval System（TCmLARS），The World Health Organization（WHO）Trials portal（ICTRP）和 Cochrane 相关的专业注册库，以及所有相关文献的参考文献目录，并联系了领域内的作者和专家。该综述选取了任何形式的针刺治疗方法单独使用或与其他治疗联合使用治疗失眠的随机对照试验，对照组可以是安慰剂、不治疗或与实验组相同的其他联合治疗方法。该综述排除了针刺治疗相互比较的研究。最终，该综述纳入了 33 个试验，2293 位失眠患者，年龄 15～98 岁，部分患者同时患有可能导致失眠的其他疾病（脑卒中、终末期肾病、围绝经期综合征、怀孕、心理疾病）。该综述中包括了针刺、电针、穴位按压和磁性穴位按压。该综述发现，穴位按压与不治疗或安慰剂相比（2 项研究，112 位患者），穴位按压可以明显提高睡眠质量（与不治疗比较：OR 13.08，95% CI：1.79～95.59；与安慰剂比较：OR 6.62，95% CI：1.78～24.55）。针刺与其他治疗联合使用时，针刺组的睡眠质量提高者比例明显增加（13 项研究，883 位患者，OR 3.08，95% CI：1.93～4.90），但亚组分析发现，仅传统手针治疗出现优效，而电针治疗较之对照组没有显著性差异。该综述纳入的所有原始研究均具有高偏倚风险，而且对于失眠的定义、受试者特征、腧穴使用、针刺方案等方面存在异质性。该系统综述发现的针刺治疗效应量可信区间很宽，效应量较小。发表偏倚可能存在。不良事件轻微且鲜有报道。由此，该系统综述得出如下结论：鉴于原始研究方法学质量较低，异质性和发表偏倚较高，现有证据不能充分有力地支持或者反对针刺治疗失眠。需要开展大样本高质量临床试验。

4. 试验对照措施的合理性及选择原因 该研究拟采用安慰针刺和安慰皮内针作为对照。对于慢性失眠患者，在排除了确诊精神、神经疾患的前提下（详见下文的具体受试者纳入与排除标准），合理使用安慰针刺治疗（详见下文对照措施的规定）具有可行性，通过了韩国的伦理审查。

二、提出临床科研的问题与研究的切入点

于是，本研究以针刺和皮内针联合使用治疗失眠作为切入点进行研究。设计为单盲随机对照试验。按照 PICOS 的原则组建临床科研的问题。

P（participants）：研究受试者，即确诊失眠患者。

I（intervention）：干预措施，即针灸临床专业人士实施的传统针刺与皮内针刺治疗。

C（control）：对照措施，即安慰针刺与安慰皮内针刺治疗。

O（outcome）：结局，失眠严重程度。

S（setting）：场所，即庆熙大学江东医院（Hyung – Hee University Hospital at Gangdong）。

将以上要点组织成问题的形式，即：在传统医学医院中，传统针刺与皮内针联合使用与其安慰针刺治疗进行对比，是否有助于减轻患者的失眠程度？

三、建立科学假说

1. 对于失眠的治疗，针刺治疗（传统针刺与皮内针联合使用）优于对照组（安慰针刺）。

2. 针刺治疗组将更有效地缓解焦虑、抑郁症状，提高生活质量、认知水平、注意力水平和记忆功能。

四、撰写研究方案

该研究方案于 2013 年 9 月在 www. clinicaltrials. gov 上注册，但并未在期刊杂志发表。

五、组织和实施临床研究

该研究在 2012 年 9 月 ~ 2014 年 10 月期间纳入受试者，计划纳入 38 位患者，来自于庆熙大学江东医院。为单盲（盲受试者）试验。

纳入标准：18 ~ 65 岁，性别不限，诊断为失眠，即匹兹堡睡眠质量指数（Pittsburgh Sleep Quality Index，PSQI）>5 分，交流无障碍（例如，阅读、书写、听力、口语），签署书面知情同意。

排除标准：经常服用治疗失眠的药物、草药、保健食品，存在严重神经精神病（例如智力障碍、精神病和严重情感障碍），针刺部位存在感染性皮肤病；存在出血性疾病或服用抗凝血药者，存在严重躯体疾病影响安全使用针刺治疗者，在最近 1 个月内参加过其他临床研究者，正在怀孕或哺乳者。

试验组干预措施：针刺和皮内针刺治疗。腧穴为双侧神门、内关、三阴交、照海、申脉。

1 周内三次治疗，共 1 周。由经过认证的针灸医生实施针刺。使用 0.25 40.0mm 针灸针。针刺入皮至少 10.0mm，留针 20 分钟。起针后，立即在原针刺腧穴上刺入皮内针（规格为 0.20 8.0mm），刺入 3.0 ~ 5.0mm，并用医用胶贴（10.0 10.0mm）覆盖。皮内针留置 48 ~ 72 小时。

对照组干预措施：安慰针刺和安慰皮内针。1 周内三次治疗，共 1 周。针刺部位：神门、内关、三阴交、照海、申脉各旁开 1cm。由经过认证的针灸医生实施安慰针刺。使用 0.25 40.0mm 针灸针。针刺入皮至少 10.0mm，留针 20 分钟。起针后，立即在原针刺腧穴上刺入皮内针（规格为 0.20 8.0mm），刺入 3.0 – 5.0mm，并用医用胶贴（10.0 10.0mm）覆盖。皮内针留置 48 – 72 小时。

主要结局：失眠严重指数（Insomnia Severity Index，ISI）变化（第 1 周）。

次要结局：ISI 变化（第 2 周，随访期），状态 – 特质焦虑问卷（State – Trait Anxiety Inventory，STAI）变化（第 1 周、第 2 周），贝克抑郁量表（Beck Depression Inventory，BDI）变化（第 1 周、第 2 周），PSQI 变化（第 1 周、第 2 周）；睡眠日记（sleep logs）变化（第 1 周、第 2 周），包括入睡前的等待时间、总体睡眠时间、入睡后的醒来时间、睡眠效率，WHO 生活质量简表（WHOQOL – Bref）评分变化（2 周），听觉语词学习测验（Auditory Verbal Learning Test）变化（1 周、2 周），数字广度实验（Digit Span Test）变化值（1 周、2 周），脑电图频谱分析（1 周、2 周），听觉事件相关电位（Auditory ERP）变化（1 周、2 周），心率变异度（Heart Rate Variability）变化（1 周、2 周）。

第十一章　循证护理实践与科研

第一节　循证护理概论

一、循证护理的基本理论

（一）循证护理的基本概念

循证护理（Evidence – based nursing，EBN）是指为护理人员在临床护理工作过程中，审慎地、明确地、明智地将获取的研究证据与临床经验及患者意愿相结合，进行临床护理决策的过程。

（二）循证护理四要素

根据循证护理的理念，护理人员为患者制定护理计划时应包含四个要素：

1. 可利用的最适宜的护理研究证据。

2. 护理人员的个人技能和临床经验。

3. 患者的实际情况、价值观和愿望。

4. 护理环境与可供使用的资源。

循证护理实践将这四个要素有机地结合起来，树立以研究指导实践、以研究带动实践的观念，护理学科才能进步。同时，专业护理人员的经验积累也是护理实践不可缺少的财富。整体护理的中心理念是要以患者为中心，其中以患者的实际情况出发，是循证护理的基本出发点，如果只注重程式化的所谓最佳证据，就会忽视个体化的护理。

二、循证护理国内外发展现状

循证护理（evidence – based nursing，EBN）是循证医学的一个分支。近几年来，循证护理作为 21 世纪护理发展的新思路、新方法在护理临床领域逐步兴起，如加拿大渥太华的一项研究旨在针对压疮问题为临床护理决策提供实证；英国的 McInnes 等系统地提出了腿部压疮的 RCN 循证护理指南，美国的 Rasmussen 应用循证护理实践模式，成功地探索了胸痛的最佳管理方法。

我国于九十年代末期开始将循证医学引入临床护理实践及科研培训。通过国内外循证护理专家的培训及讲学，为护理人员掌握循证护理的有关理论与实践知识提供了机会。2004 年澳大利亚 Joanna Briggs 循证护理合作中心在复旦大学护理学院挂牌。目前，我国临床护理界对循证护理的应用主要针对某一特定的护理问题，应用计算机网络检索有关文献，找出相关资料和证据，对获取资料及证据的真实性、重要性、适用性做出评价，根据病人的具体情况制定最合适的护理方案，使护理问题得以解决。临床各科均有循证护理的应用报道，它在内、外、妇、儿、ICU 各科护理领域中发挥重要作用。

三、开展循证护理的必要性

（一）提升护理学科的地位

循证护理强调护理人员的知识和经验在寻求研究证据过程中的价值，通过与临床实际问题相结合，弥补理论与实践的脱节。通过系统地介绍循证护理的理论、方法、科研成果和实践模式，倡导护理人员将临床经验与研究证据相结合，以获得科学的护理方法，改进护理实践，更新护理知识，这对提高护理学科的地位有着重要的意义。

（二）促进护理科研的发展

循证护理的产生和发展，使得临床护理实践面临着一个崭新的时代，即应将护理研究和护理实践有机地结合起来，使护理真正成为一门以研究为基础的专业。实施循证护理可以促进护士对科研信息的获取和利用，同时也是知识更新的有效途径。

（三）促进整体护理的延伸

整体护理的理念是以患者为中心，将患病个人作为一个整体来看待，这符合循证医学的原则，同时也体现了"生物-心理-社会"的现代医学模式。循证护理实践应当从患者的实际情况出发，考虑患者的需求，在充分理解来自外部的护理研究证据的基础上进行科学的循证决策。这种实践的模式为护理人员提供了更加科学化的新型护理，实现了最佳的医护诊治方案，对于推动和实现整体护理提供了可靠的保障。

（四）改进护理教学

循证护理以问题为导向进行教学，理论与实践紧密地结合，培养学生的学习能力、科研能力、评判性思维能力和教学能力。因此，针对临床实际，引入循证护理的观念、原理和方法，科学地指导护理实践，培养学生循证思维的能力和循证实践的能力，提高医疗护理质量。

四、循证护理在实践中的展望

随着循证医学应用范围的拓展，循证护理将循证医学的理念、方法与护理实践紧密结合，充分体现了循证护理学科的科学性和严谨性，使护理人员以最先进的科学方法实施护理，加强医护间的协作、指导各科领域临床实践，避免传统的命令与服从的关系，同时改变护理人员以经验为主的习惯和行为。针对以患者为中心的医护模式，为患者们提供标准化的、经济合理的护理服务。循证护理决策考虑成本-效益，有利于节约资源，控制医疗费用的过快增长，具有经济学价值。

第二节   循证护理实践

案例

患者，男，82岁，因"休克待查，冠心病，糖耐量异常"急诊收治入重症监护病房（ICU），入院时尾骶部见 6cm×9cm 色素沉着，内有 3cm×2cm 破损，右足跟外侧结痂，行清创治疗。病情好转后转入干诊科，入科时尾骶部有 4cm×3cm 破损，可见皮下脂肪和腐肉，未见骨骼、肌腱及肌肉暴露，未伴有异常，右足跟外侧有 1cm×1cm 结痂。体重 70kg，身高 175cm，体温正常，大小便失禁，留置胃管及导尿管，右侧静脉置管。

辅助检查：白细胞计数 $8.69×10^{12}$/L，中性粒细胞 55%，红细胞计数 $3.18×10^{12}$/L，血小板计数 $2.01×10^{9}$/L，总蛋白 45.6g/L，白蛋白 23.7g/L，血糖 6.2mmol/L。

既往史：患糖尿病、高血压 10 余年。

诊断：冠心病，心律失常，心功能 2~3 级，高血压（2 级，极高危），糖耐量异常。

一、案例背景知识

（一）压疮

压疮又称压力性溃疡、褥疮，是由于局部组织长期受压，发生持续缺血、缺氧、营养不良而致组织溃烂坏死。皮肤压疮在康复治疗、护理中是一个普遍性的问题。

（二）诊断标准

一般来说，创面周围伴有红、肿、热、痛局部炎症，如果还有化脓、恶臭症状者即可认定为局部感染征兆，伴发热则说明具有全身反应。

1. 多见于截瘫、慢性消耗性疾患、大面积烧伤及深度昏迷等长期卧床患者。

2. 多发于骶骨、坐骨结节等骨隆突处。

3. 在持续受压部位出现红斑、水疱、溃疡三步曲病理改变。

（三）临床分期

美国全国压疮顾问小组 2007 年最新分类。

（1）可疑的深部组织损伤：皮下软组织受到压力或剪切力的损害，局部皮肤完整但可出现颜色改变如紫色或褐红色，或导致充血的水疱。与周围组织比较，这些受损区域的软组织可能有疼痛、硬块、有黏糊状的渗出、潮湿、发热或冰冷。

（2）第一期压疮淤血红润期："红、肿、热、痛或麻木，持续 30 分钟不褪"在骨隆突处的皮肤完整伴有压之不褪色的局限性红斑。深色皮肤可能无明显的苍白改变，但其颜色可能与周围组织不同。

（3）第二期压疮炎性浸润期："紫红、硬结、疼痛、水疱"，真皮部分缺失，表现为一个浅的开放性溃疡，伴有粉红色的伤口床（创面），无腐肉，也可能表现为一个完整的或破裂的血清性水疱。

（4）第三期压疮浅度溃疡期：表皮破损、溃疡形成。典型特征：全层皮肤组织缺失，可见皮下脂肪暴露，但骨头、肌腱、肌肉未外露，有腐肉，但组织缺失的深度不明确，可能包含有潜行和隧道。

（5）第四期压疮坏死溃疡期：侵入真皮下层、肌肉层、骨面、感染扩展，典型特征：全层组织缺失，伴有骨、肌腱或肌肉外露，伤口床的某些部位有腐肉或焦痂，常常有潜行或隧道。

（6）无法分期的压疮典型特征：全层组织缺失，溃疡底部有腐肉覆盖（黄色、黄褐色、灰色、绿色或褐色），或者伤口床有焦痂附着（碳色、褐色或黑色）。

二、提出临床护理问题

（一）提出临床问题

根据美国国家压疮顾问小组及欧洲压疮顾问小组的压疮分期标准，目前患者处于Ⅲ期压疮，且该患者年龄大、合并疾病多、营养状况不佳。针对该病例的病情及临床特点，按照循证护理的 PICO 原则，

组建临床护理问题。

P：82 岁男性休克待查 ICO 收治，伴有压疮患者。

I：压疮的最佳护理方案。

C：常规护理。

O：压疮愈合时间。

将以上要点组织成问题的形式：何种护理方案干预能缩短 82 岁男性休克待查 ICO 收治的伴有压疮患者的压疮愈合时间。

（二）检索证据

1. 指南证据的检索

（1）确定检索词　根据提出的临床问题，确定以下检索词：pressure ulcers or pressure sores or bedsores or decubitus ulcers、evidence – based nursing、guideline，压疮/褥疮/压力性/溃疡、循证护理、指南、共识。

（2）选择数据库　主要检索 Cochrane 循证医学数据库、美国国立指南数据库、Nursing Consult 数据库、中国知网和中国生物医学文献数据库。

（3）检索结果　共检索出临床实践指南 4 篇（1~4），最佳实践建议 2 篇（5~6），专家组共同申明 5 篇（7~11），工具应用 2 篇（12~13）。

［1］National pressure Ulcer Advisory panel and European pressure UlcerAdvisorypanel（NpUAp /EpUAp）. Treatment of pressure ulcers：Quick Refenrence Guide. Washington，DC：National pressureUlcer Advisory panel，2009.

［2］Wound Ostomy and Continence Nurses Society. Guideline for preventionand Management of pressure Ulcers. 15000 Commerceparkway，Suite C，Mount Laurel，2010.

［3］Whitney J，phillips L，Aslam R，et al. Guidelines for the treatmentof pressure ulcers. Wound Respair and Regeneneration，2006，14（6）：663 – 679.

［4］Clark M. Guidelines for seating in pressure ulcer prevention andmanagement. Nursing times，2009，105：16.

［5］Keast DH，parslow N，Houghton pE，et al. Best practice recommendationsfor the prevention and treatment of pressure ulcers：Update2006. AdvancesinSkinWound Care，2007，20（8）：447 – 460.

［6］成一译，胡雁审校. 压疮的处置（最佳实践）［J］. 中华护理杂志，2009，44（6）：570 – 572.

［7］Amstrong D，Ayello E，Capitulo K，et al. New opportunities to improvepressure ulcer prevention and treatment：implications of theCMS inpatient hospital care present on Admission indicators /

hospital – accquired conditions（HAC）policy. A consensus *paper* fromthe International Expert Wound Care Advisory panel. J of Wound，Ostomy&Continence Nursing，2008，35（5）：485.

［8］WOCN. Wound，Ostomy and Continence Nurses Society *position*Statement on Avoidable Versus Unavoidable pressure Ulcers. JournalWound，，Ostomy Continence Nurses，2009，36（4）：378 – 381.

［9］Landefeld CS，Bowers BJ，Feld AD，et al. National Institutes of Health State – of – the – Science Conference Statement：prevention of fecal and urinaryincontinence in adults. Annals of Internal Medicine，2009，148（6）：449 – 458.

［10］Dorner B，Poathauer ME，Thomas D. The role of nutrition in pressureulcerprevention and treatment：National pressure Ulcer Advisory white paper. Advances in Skin Wound Car，2009，22（5）：212 – 221.

［11］National *pressure* Ulcer Advisory *p*anel. 2007 National *pressure*Ulcer Staging Definition. Would Council of Enterostomal Thera*p*ists Journal，2007，27（31）：39.

［12］Gardner SE，Franz RA，Bergquist S，et al. A *p*rospective study of the *p*ressure ulcer scale for healing（pUSH）. J Gerontol A Boil Sci Med Sci，2005，60（1）：93 – 97.

［13］蒋琪霞，李晓华，胡素琴，等. 压疮愈合计分对评价压疮清创效果的可行性及有效性分析［J］. 医学研究生学报，2010，23（5）：518 – 521.

2. 系统综述证据检索

（1）确定检索词　根据提出的临床问题，确定以下检索词：pressure ulcers or pressure sores or bedsores or decubitus ulcers、evidence – based nursing、Meta analysis、systematic – review、压疮/褥疮/压力性/溃疡、循证护理、系统评价、系统综述、Meta 分析。

（2）选择数据库　主要检索 Cochrane 循证医学数据库、美国国立指南数据库（National Guideline Clearinghouse，NGC）、Nursing Consult 数据库、中国知网和中国生物医学文献数据库。

（3）检索结果　检索出相关文献6篇。

［1］Reddy M，Gill S，Kalkar SR，et al. Treatment of *p*ressure ulcers – Asystematic review. Journal of the American Medical Association，2008，300（22）：2674 – 2662.

［2］Lo SF，Change CJ，Hu WY，et al. The effectiveness of silver – releasing dressings in the management of non – healing chronic wounds：A Meta analysis. Journal of Clinical Nursing，2009，18（5）：716 – 728.

［3］Ramundo J，Gray M. Collagenase for enzymatic debridement：A systematic review. Journal of Wound，Ostomy and Continence Nursing，2009，36（6）：4 – 11.

［4］Rebecca J Stracton，Anna – Christina EK，Meike Engfer，et al. Enteral nutritional su*p*port in *p*revention and treatment of *p*ressure ulcers：A systematic review and Meta analysis. Ageing Research Reviews，2005，4：422 – 450.

［5］Moore ZEH，Cowman S. Re*p*ositioning for treating *p*ressure ulcers. Cochrane Database of Systematic Reviews，2009，2：CD006898.

［6］Regan M，Teasell R，Wolfe D，et al. A systematic review of thera*p*eutic interventions for pressure ulcers after s*p*inal cord injury. Archives of *p*hysical medicine and rehabilitation，2009，90

（2）：213－231.

（三）证据评价

分别采用适合的评价标准及评价工具对检索的压疮护理指南、系统综述进行研究证据评价，包括真实性、重要性和适用性的评价。如运用临床指南研究与评价系统（AGREE Ⅱ），分别从范围和目的、参与人员、制定的严谨性和科学性、清晰性、应用性、编辑的独立性6个领域23个条目对本研究纳入的指南进行综合质量评价。结果显示检索到的循证临床指南在6个领域的标准化得分较高，论证强度高，属于Ⅰ级证据，可用于临床应用。

通过对循证证据进行质量评价，得出以下护理方案：①对于无法自主调整体位的老年人，要常规进行体位调整干预（A级推荐）。②对有全层压疮如Ⅲ或Ⅳ期压疮或压疮涉及关节部位的患者，建议使用低气流减压床垫或凝胶床垫，以重新分布压力、降低压疮部位的压力（B级推荐）。③纠正营养缺乏针对患者的压疮数量和分期、营养状态、并发症和对营养干预的耐受程度，决定每例患者适当的蛋白质摄入量，建议热量补充30～35kCal/kg/d，蛋白质补充1.25～1.50g/kg/d（C级推荐）。④每次更换敷料时需要清洁伤口和伤口周围，可以减少伤口或伤口周围微生物计数（C级推荐）。⑤对患者、照护者和参与压疮处理的医疗保健者需要分层次教育关于预防和治疗压疮的相关知识（C级推荐）。

（四）证据应用

应用以上证据，对压疮病例进行全面护理干预，包括对局部（压疮面积、分期和局部感染症状、PUSH计分和疼痛计分等）和全身状况（生命体征、全身皮肤和营养指标等）进行必要的诊断性检查，以及如伤口处理、口入营养支持疗法、预防压疮和健康教育等干预措施。

（五）后效评价

5天后，患者左足跟外侧结痂脱落；25天后，尾骶部的压疮痊愈，长出新生皮肤，色泽鲜红，无渗液，无异味，Braden压疮危险因素评分为12分。

老年人压疮预防及治疗仍旧是临床上的一个难题。采用循证的方法可以为患者提供更加科学和个性化的护理方案，有效治疗和预防压疮，减轻患者的痛苦，提高护理质量。在本临床实践中，对于伴随大小便失禁的患者，还缺乏相关压疮预防的研究报道，需要进一步探索。

第三节 循证护理科研

一、提出循证护理干预的问题与研究的切入点

（一）提出循证护理科研问题

根据上一节案例和相关知识，首先提出一个问题：循证护理干预能降低呼吸监护患者压疮发病率吗?

（二）系统综述证据检索

1. 确定检索词 根据提出的临床问题，确定以下检索词：pressure ulcers or pressure sores or bedsores or decubitus ulcers、evidence－based nursing、Meta analysis、systematic－review、压疮/褥疮/压力性/溃疡、循证护理、系统评价、系统综述、Meta分析。

2. 选择数据库　主要检索 Cochrane 循证医学数据库、美国国立指南数据库（National Guideline Clearinghouse，NGC）、Nursing Consult 数据库、中国知网和中国生物医学文献数据库。

3. 检索结果　检索出相关文献 6 篇。

［1］Reddy M，Gill S，Kalkar SR，et al. Treatment of pressure ulcers – Asystematic review. Journal of the American Medical Association，2008，300（22）：2674 – 2662.

［2］Lo SF，Change CJ，Hu WY，et al. The effectiveness of silver – releasing dressings in the management of non – healing chronic wounds：A Meta analysis. Journal of Clinical Nursing，2009，18（5）：716 – 728.

［3］Ramundo J，Gray M. Collagenase for enzymatic debridement：A systematic review. Journal of Wound，Ostomy and Continence Nursing，2009，36（6）：4 – 11.

［4］Rebecca J Stracton，Anna – Christina EK，Meike Engfer，et al. Enteral nutritional support in prevention and treatment of pressure ulcers：A systematic review and Meta analysis. Ageing Research Reviews，2005，4：422 – 450.

［5］Moore ZEH，Cowman S. Repositioning for treating pressure ulcers. Cochrane Database of Systematic Reviews，2009，2：CD006898.

［6］Regan M，Teasell R，Wolfe D，et al. A systematic review of therapeutic interventions for pressure ulcers after spinal cord injury. Archives of physical medicine and rehabilitation，2009，90（2）：213 – 231.

检索到的 6 篇系统综述主要评价了压疮的处理措施，该系统综述均来随机对照试验，但因原始研究样本量较少，或方法尚需进一步改进，且由于受试人群均来自西方，结果应用时应注重实践情景和文化的差异性，而且由于在干预措施的选择上，6 篇系统评价尚存在一些不一致的结论。因此，应用时应综合考虑临床情景和专业判断进行干预措施的选择和决策。

二、提出临床科研的问题与研究切入点

本研究以压疮的循证护理干预作为切入点进行研究。设计随机对照试验。按照 PICO 的原则组建临床科研问题。

P：呼吸监护患者。

I：循证护理干预。

C：常规治疗（usual care）。

O：降低压疮发病率。

将以上要点组织成问题的形式：循证护理干预能否降低 ICU 呼吸监护患者的压疮发病率？

三、建立科学假说

在 ICU 病房护理呼吸监护患者时，循证护理干预可能有助于预防压疮的发生；循证护理与常规护理之间也许存在疗效差异。

四、撰写研究方案

（一）研究名称

循证护理干预对呼吸监护患者压疮的预防效果评价研究

（二）研究对象

本院 ICU 住院患者中进行呼吸监护患者。

（三）纳入标准

入选患者均需长期卧床、不能自主翻身，Braden 压疮危险评估评分全部在 12 分以下，存在高危压疮风险。

（四）排除标准

家属拒绝参加本研究的患者；有与深度压疮相关的并发症患者，如：骨变形或骨质破坏、瘘管、脓肿、骨髓炎、菌血症、败血症、蜂窝组织炎和巨细胞肿瘤等。

（五）随机化

采用中央随机化系统进行多中心研究对象的随机分组，对随机分组治疗方案隐藏。

（六）干预措施

1. 翻身护理　避免易发生压疮的部位长期受到压迫，全部患者使用气垫床，定时翻身以便分散垂直压力，一般可每 30～60 分钟翻身 1 次，每次翻身的时间与受压部位皮肤情况详细记录在床头翻身卡上面，对压疮的变化过程进行动态的观察；呼吸监护室的患者多存在意识障碍、病情危重、生命体征不平稳等问题，常有气管插管、导尿管、胃管、深静脉导管等两种或以上的管道，将床头摇高至 30～45°，不仅可以防止出现返流误吸或呼吸相关性肺炎，同时可减少摩擦力和剪切力而预防压疮出现。侧卧翻身时应用软枕垫于患者背部，保持背部与床铺之间或左或右形成 30°角，这样可使身体的重力部分分散至软枕及臀大肌上，避免直接压迫骨隆突处，从而减少垂直压力，可有效预防压疮。

2. 保持患者皮肤和床单的清洁干燥　避免皮肤处于潮湿环境之中，每次排便后均用温开水对患者皮肤进行清洁，但动作应轻柔，避免用力过度，使摩擦力增大而损伤患者皮肤；及时更换床单及患者贴身衣物，保持清洁、干燥、平整、无碎屑。

3. 营养平衡　呼吸监护患者因长期不能正常饮食，营养状况差，使骨隆突处受压时得不到肌肉和脂肪组织的充分保护，引起血液循环障碍而出现压疮。需定期对患者的营养状况进行系统评估，根据评估结果进行有针对性的营养补给，保证正氮平衡。

（七）对照措施

采用常规护理措施预防压疮，包括定时改变患者体位、定时更换患者被褥以保持干燥、定时为患者擦洗全身以保持清洁、于骨骼突出部位放置充气圈等。

（八）样本含量估算

压疮发病率，样本含量的计算公式为：

$$n = (z_\alpha + z_\beta)^2 / 4 \ (\sin^{-1}\sqrt{p_e} - \sin^{-1}\sqrt{p_c})^2$$

式中：n 为每组所需的样本量，p_e 为试验组事件发生率，p_c 为对照组事件发生率，Δ 为等效性率差，$\delta = |p_e - p_c|$，z_α 和 z_β 为标准正态分布的分位数，$\alpha = 0.05$，$\beta = 0.10$。

（九）观察指标

1. 评估　如果发现压疮患者，评估采用 2007 年美国压疮专家组更新的压疮分期标准进行分期。共分 5 期：

（1）Ⅰ期压疮（Stage Ⅰ）：在骨隆突处皮肤出现压之不褪色的局限红斑但皮肤完整。深色皮肤可能没有明显的苍白改变，但它的颜色可能和周围的皮肤不同。进一步描述：发红部位有疼痛、变硬、表面变软，与周围的组织相比，皮肤温度发热或冰凉。Ⅰ期压疮对于肤色较深的个体可能难以鉴别，但显示个体处于压疮发生的危险中。特别说明：连续受压后当压力解除后局部会出现反应性毛细血管充血而发红，在解除压力 15 分钟后会褪色恢复正常，此种情况应与Ⅰ期鉴别。

（2）Ⅱ期压疮（Stage Ⅱ）：表皮和真皮缺失，在临床可表现为粉红色的擦伤、完整的或开放破裂的充血性水疱或者表浅的溃疡。进一步描述：表浅溃疡可表现为干燥或因充血水肿而呈现发亮但无组织脱落。此阶段不能描述为皮肤撕裂、胶带损伤、会阴部皮炎、浸渍或表皮脱落。如出现局部组织淤血肿胀需考虑可能有深部组织损伤。

（3）Ⅲ期压疮（Stage Ⅲ）：全层伤口，失去全层皮肤组织，除了骨、肌腱或肌肉尚未暴露外，可见皮下组织。有坏死组织脱落，但坏死组织的深度不太明确。可能有潜行和窦道。进一步描述：Ⅲ期压疮的深度随解剖位置的不同而变化。鼻梁、耳朵、枕骨部、足跟和踝部没有皮下组织，这些部位的Ⅲ期压疮可能表现为表浅溃疡。相比之下，脂肪明显过多的区域Ⅲ期压疮可能非常深。但未见或不能触及骨和肌腱。特别说明，坏死组织或腐肉覆盖会影响对分期的准确判断，需在清创后进行分期。

（4）Ⅳ期压疮（Stage Ⅳ）：全层伤口，失去全层皮肤组织伴骨、肌腱或肌肉外露。局部可出现坏死组织脱落或焦痂。通常有潜行和窦道。进一步描述，Ⅳ期压疮的深度随解剖位置的不同而变化。鼻梁、耳朵、枕部、足跟和踝部缺乏皮下组织，所以溃疡比较表浅。Ⅳ期溃疡可延伸至肌肉和（或）支撑结构，如筋膜、肌腱或关节囊，可导致骨髓炎。可以看见或直接触摸到外露的骨或肌腱。

难以分期的压疮（Unstagebal）：全层伤口，失去全层皮肤组织，溃疡的底部腐痂，包括黄色、黄褐色、灰色、绿色和褐色和/或痂皮（黄褐色、褐色或黑色）覆盖。只有腐痂或痂皮充分去除，才能确定真正的深度和分期。

特别说明，如果踝部或足跟的焦痂是稳定的，干燥、粘附牢固、完整且无发红或波动，可以作为身体自然的或生物学的屏障，不应去除。

（十）结局指标

在住院期间，医生检查诊断为压疮，则记为结局发生。

（十一）质量控制

需要控制质量的主要有实验室检查、资料整理、数据录入、数据管理与统计学分析等方面。

（十二）伦理学要求

临床研究必须遵循赫尔辛基宣言（1996 年版）和中国有关临床研究规范、法规进行。在观察开始之前，由临床研究负责单位的伦理委员会批准该研究方案后方可实施临床观察。

五、组织和实施临床研究

在研究方案经过论证，与各研究中心签署合作协议后，启动研究项目。

首先，成立循证护理小组。选择具有扎实的循证护理知识基础及循证护理实践经验的护理人员组成循证护理小组。

其次，开始数据收集。试验组和对照组要采用同样的方法进行收集数据，观察的内容主要有干预措施执行情况、研究结局和其他影响结局的因素。时间为出院为止。

六、分析、交流和发表科研论文

在调查完成后，进行数据整理与分析，撰写研究报告，发表论文。

EBN 理念的出现，改变了护理人员单凭个人的专业技能和临床经验处理工作中出现的问题，而可能出现的偏差和危险，让护理人员养成科学的思维方式和态度，既重视证据又不脱离实践，使整个护理过程更加科学、安全、有效。护理人员在临床实践中，查找期刊资料和网络资源的同时，也运用了相关问题的先进理念和科研成果，这些科研成果又在临床实践中得到验证推广及修正，再次用于指导临床实践。以最低的成本提供最优质的服务，促进了护理科学的发展，丰富了学科内容。

附录Ⅰ 中医临床研究国际规范与标准

草药随机对照临床试验的报告：CONSORT 声明细则

文章结构	项目	描述信息
标题和摘要	1	参加者如何被分配入组（例如："随机"）。 标题和摘要中至少有一处标出该试验中所应用的草药产品的拉丁名，入药部位和剂型。
		引言
背景	2	科学背景和原理解释。 包括简短说明进行此项试验的理由和使用该特定草药制品的依据，如果可行的话，请报告是否有关于此药物适用症的新的或传统的研究。
		方法
受试者	3	参加者的入选标准、数据收集的场所和地点。 如果要检验的是传统适用症，那么就要对这种传统理论和观念进行描述。例如：参加者纳入标准应该反映出支持这一传统适用症的理论和观念。
干预	4	详细描述每组的干预措施，包括给药时间和方法。
	4A：草药产品名称	每种草药成分的拉丁双语名、植物学权威名和科名、常用名。 正确的商品名（例如：商标名称）或提取物名称（例如：EGb–761），制造商名称。 该药品在试验实施地是否经过认证（注册，登记）。
	4B：草药产品的特征	1. 生产该药品或提取物所采用的植物部位。 2. 药品类型［生药（鲜或干），提取物］ 3. 提取所用溶剂的类型和浓度（例如：80%酒精，100%水，90%甘油等）；草药提取比例（例如2:1）。 4. 生药材的鉴定方法（例如：如何鉴定，鉴定人是谁）和批号，说明是否贮存了凭证标本（例如：保留样品）及其贮存地和编号。
	4C：给药方案和定量描述	用药剂量、疗程，及其依据。 所有的定量草药产品（含生药和添加剂）的每单位剂量药物的重量、浓度等指标（适当时，可用范围来表示）。添加剂材料，例如粘合剂、辅料和其他赋形剂（如17%麦芽糊精，3%二氧化硅/片），也需要在文中列出。 标准化产品，必须列出活性/标志性成分的每单位药剂量。
	4D：定性检验	产品的化学指纹及其检测方法（设备和化学参比标准品）和检测者（如，试验室名称），是否贮存了产品样品（如保留样品）及贮存地。 描述进行过的全部特殊检验/纯度测定（如重金属或其他污染物测定），报告去除了哪些物质，及去除方法。 标准化：被标准化的对象（如产品中哪种化学成分）和方法（如化学过程或生物/功能性活性测定）。
	4E：安慰剂/对照组	对照/安慰剂的说明。
	4F：研究人员	描述研究人员情况（如培训和实践经验）。
目的	5	特定目的和假说。
结局	6	清楚定义了主要和次要结局指标，并且如果适合的话，说明进行过的任何用以提高测量质量的方法（如多次观测和结局评价者培训）。 如果适合的话，结局指标应反映干预措施和适应证的基础理论。

NOTE

续表

文章结构	项目	描述信息
样本量	7	样本量如何决定的，如果适合的话，解释所有的期间分析和终止条件。
随机序列产生	8	产生随机序列的方法，包括任何限制的细节描述（如区组、分层）。
分配隐藏	9	执行随机分配序列的方法（如有编码的序列信封或中心电话），说明序列是否直到干预措施分配结束之前都一直处于隐藏状态。
实施	10	说明分配序列制作人，受试者登记人，受试者分配人。
盲法（掩饰）	11	对受试者，干预措施实施者和结局评估者是否使用盲法，如使用了盲法，如何评价盲法的成功。
统计方法 结果	12	用于比较组间主要结局的统计学方法；附加分析方法，如亚组分析和校正分析。
参与者流程	13	推荐用流程图报告各阶段受试者流程。特别是报告参加随机分组、接受治疗、完成研究方案、参加主要结果分析的受试者数目。描述实际研究情况与研究方案之间变异的情况及其原因。
募集受试者	14	明确定义募集受试者的时间和随访的时间。
基线资料	15	基线人口统计学和临床特征。
数据分析	16	包括联合使用的医疗措施，草药和替代治疗。 纳入每一分析的受试者数（分母），是否采用了意向性分析。如可能，采用绝对数字来表述结果（如10/20而不是50%）。
结局和效应值	17	对每一个主要和次要结局给出每组汇总的结果，效应估计值及其精确性（如95%可信区间）。
辅助分析	18	报告所进行的其他任何分析以说明方法的多样性，包括亚组分析、校正分析。指出哪些是预先制定的，哪些是临时添加的分析。
不良事件	19	各组所有重要不良事件或副作用。
讨论		
解释	20	结果解释应考虑研究假设、潜在偏倚和不精确的原因，及与结果和分析的多样性相关的危险因素。 根据产品/给药方案解释结果。
可推广性	21	试验结果和结论的可推广性（外部真实性）。 可能时，讨论本试验所用的草药产品和给药方案与在自我保健和/或临床实践中应用的关系。
综合证据	22	根据当前证据，概括解释结果。 联系其他产品的试验，讨论本试验结果。

SPIRIT（2013）条目清单：临床试验方案及相关文件发表条目建议[45,46]

条目	编号	描述
试验管理信息		
题目	1	题目应描述该研究的设计、人群、干预措施，如果适用，也要列出题目的缩写。
试验注册	2a	试验的标识符和注册名称。如果尚未注册，写明将注册机构的名称。
	2b	WHO临床试验注册数据所包括的所有数据集（附表，可查阅 www.annals.org）。
试验方案的版本基金	3	日期和版本的标识符。
	4	基金的财政、物资和其他支持的来源和种类。
角色和责任	5a	方案贡献者的名称、附属机构和角色。
	5b	试验赞助者的名称和联系方式。
	5c	如有试验资助者和赞助者，其在研究设计、收集、管理、分析及诠释资料、报告撰写、出版等环节的角色，拥有最终决策权。
	5d	试验协调中心、指导委员会、终点判定委员会、数据管理团队和其他监督试验的个人或团队的组成、作用及各自的职责。
引言		

续表

条目	编号	描述
背景和理念	6a	描述研究问题，说明进行试验的理由，包括对相关研究（已发表的与未发表的）中每个干预措施的有效性及不良反应的总结。
	6b	对照组选择的解释。
目的	7	特定的目的或者假设。
试验设计	8	试验设计的描述，包括试验种类（如平行组、交叉、以及单一组）分配比例及研究框架（如优劣性、等效性、非劣势性、探索性），方法（受试者、干预措施、结局指标）。
研究设置	9	研究设置的描述（如小区诊所、学术性医院）资料收集的国家名单、如何获得研究地点的信息数据。
合格标准	10	受试者的纳入、排除标准。如适用，行使干预措施的研究中心和个人的合格标准（如外科医生、心理治疗师）。
干预措施	11a	每组的干预措施，有足够的细节可以重复，包括怎样及何时给予该干预措施。
	11b	中止或者修改已分配给受试者干预措施的标准（如由于危害或受试者要求或病情的改善/恶化等而改变药物的剂量）。
	11c	提高干预方案依从性的策略，及其他监督依从性的措施（如药物片剂的归还，实验室的检查等）。
	11d	在试验期间允许或禁止使用的相关护理和干预措施
结局指标	12	主要、次要和其他结局指标，包括特定的测量变量（如收缩压）量化分析，（如从基线开始的改变；最终值；至终点事件发生的时间等）整合数据的方式，（如中位数、比例）及每个结局指标的时间点。强烈推荐解释所选有效或危害结局指标与临床的相关性。
受试者时间表	13	招募、干预措施（包括预备期和洗脱期）评估和访问受试者的时间表。强烈建议使用示意图（参见图表）
样本量	14	预计达到研究目标而需要的受试者数量以及计算方法，包括任何临床和统计假设。
招募	15	为达到足够目标样本量而采取的招募受试者策略。
分配序列产生	16a	干预措施的分配方法（针对对照试验），产生序列分配的方法（如计算机产生随机数字）及分层法中任何需考虑的因素。为了减少随机序列的可预测性，任何预设的限定细则（如区组法）应以附件的形式提供，而试验招募者或干预措施分配者均不应获得这些数据。
分配隐藏机制	16b	用于执行分配序列的机制（如中央电话，按顺序编码，密封不透光的信封）描述干预措施分配之前的任何，为隐藏序号所采取的步骤。
分配实施	16c	谁产生分配序号，谁招募受试者，谁给受试者分配干预措施。
盲法	17a	分配干预措施后对谁设盲（如受试者、医护提供者、结局评估者、数据分析者）以及如何实施盲法。
	17b	如果实施了盲法，在怎样的情况下可以揭盲，以及在试验过程中揭示受试者已分配的干预措施的程序。
	数据收集、管理和分析方法	
数据收集方法	18a	评估和收集结局指标、基线和其他试验数据的方案，包括任何提高数据质量的相关措施（如重复测量法、数据评估者的培训），以及研究工具（如问卷、化验室检测）可靠性和准确性的描述。如数据收集表没有在研究方案中列出，应指明可以找到其内容的信息数据。
	18b	提高受试者参与性和完成随访的方案，包括退出或更改治疗方案的受试者需收集的结局数据。
数据管理	19	录入、编码、保密及储存的方案，包括任何用来提高数据质量的相关措施（如双重录入、资料值的范围检查），如数据管理的具体程序没有在研究方案中列出，应指明可以找到其内容的信息数据。
统计方法	20a	分析主要和次要结局指标的统计方法。如统计分析方案具体程序没有在研究方案中列出，应指明可以找到其内容的信息数据。
	20b	任何附加分析的方法（如亚组分析和校正分析）

NOTE

续表

条目	编号	描述
	20c	统计分析未依从研究方案的人群定义（如按照随机化分析）和其他统计方法用来处理丢失数据（如多重插补）
监控方法		
资料监控	21a	数据监控委员会的组成；简介其角色和汇报架构；表述其是否独立于赞助者和存在利益冲突；如具体的章程没有在研究方案中列出，应指明可以找到其内容的信息数据。反之，如不设数据监控委员会亦需解释其原因。
	21b	描述中期分析（或者）和停止分析的指引，包括谁（可以）将取得这些中期分析的结果及中止试验的最终决定权。
危害	22	有关干预措施或试验实施过程中出现任何不良事件和其他非预期反应的收集、评估、报告和处理方案。
审核	23	审核试验实施的频率和措施，以及这种审核是否会独立于研究者和赞助者。
伦理与传播		
研究伦理的批准	24	寻求研究伦理委员会/机构审查委员会（REC/IRBs）批准的计划。
研究方案的修改	25	向相关人员（如研究者、REC/IRBs、试验受试者、试验注册机构、期刊、协调者）沟通重要研究方案修改（如纳入标准，结局指标，数据分析等）的计划。
知情同意	26a	谁将从潜在的受试者或监护人获得知情同意以及如何取得。
	26b	如需收集和使用受试者的数据和生物标本作其他附属研究，应加入额外同意条文。
保密	27	为了保密，在试验前、进行中及完成后如何收集、分享和保留潜在和已纳入的受试者的个人资料。
利益申报	28	整个试验的主要负责人和各个研究点的主要负责人存在的财政和其他利益冲突。
数据采集	29	谁可以取得试验最终数据库的说明；以及限制研究者取得试验最终资料的合同协议的披露。
附属及试验后的护理	30	如果有的话，附属及试验后的护理，以及对于参与试验而引起危害而赔偿的相应条款。
传播政策	31a	试验者及赞助者将试验结果向受试者、医疗专业人员、公众和其他相关团体传递的计划（如通过发表、在结果数据库中报道或者其他数据分享的安排）包括任何发表限制。
	31b	合格的著作权指引及（使用任何专业作者的描述）会否使用专业撰写人员。
	31c	如果适用，确保公众取得整个研究方案，及受试者层面的数据集和统计编码的计划。
附录		
知情同意材料	32	提供给受试者和监护人的同意书模板和其他相关文件。
生物学标本	33	如临床试验或未来的附属试验需采集生物学标本进行基因或分子测试，其收集、实验室分析和储存的方案。

STROBE 声明——观察性研究必需项目清单

内容与主题	条目	描述
标题与摘要		
	1	①题目或摘要中要有常用专业术语表述研究设计。 ②摘要内容要丰富，并且能准确流畅地表述研究中做了什么、发现了什么。
前言		
背景/原理	2	对所报告的研究背景和原理进行解释。
目标	3	阐明研究目标，包括任何预先确定的假设。
方法		
研究设计	4	在论文中较早陈述研究设计的要素。

续表

内容与主题	条目	描述
研究现场	5	描述研究现场、具体场所和相关时间范围（包括研究对象征集、暴露、随访和数据收集时间）。
研究对象	6	①队列研究：描述选择研究对象的合格标准、源人群和选择方法，描述随访方法；病例对照研究：描述选择确诊病例和对照的合格标准、源人群和选择方法，描述选择病例和对照的原理；横断面研究：描述选择研究对象的合格标准、源人群和选择方法。 ②队列研究 2 配对研究：描述配对标准和暴露与非暴露数目；病例对照研究 2 配对研究：描述配对标准和每个病例对应的对照数目。
研究变量	7	明确定义结局、暴露、预测因子、潜在的混杂因子和效应修饰因子（如果可能，给出诊断标准）。
数据来源/测量	8	对每个关心的变量，描述其数据来源和详细的判定（测量）方法（如果有多组，还应描述各组之间判定方法的可比性）。
偏倚	9	描述和解释潜在偏倚的过程。
样本大小	10	解释样本大小的确定方法。
计量变量	11	解释分析中如何处理计量变量（如果可能，描述怎样选择分组及分组原因）。
统计学方法	12	①描述所有统计学方法，包括控制混杂方法。②描述亚组和交互作用检查方法。③描述缺失值处理方法。④队列研究：如果可能，解释失访的处理方法；病例对照研究：如果可能，解释病例和对照的匹配方法；横断面研究：如果可能，描述根据抽样策略确定的统计方法。⑤描述敏感度分析。

结果

研究对象	13	①报告研究的各个阶段研究对象的数量，如可能合格的数量、被检验是否合格的数量、证实合格的数量、纳入研究的数量、完成随访的数量和分析的数量；②描述各个阶段研究对象未能参与的原因；③考虑使用流程图。
描述性资料	14	①描述研究对象的特征（如人口学、临床和社会特征）以及关于暴露和潜在混杂因子的信息；②指出每个关心的变量有缺失值的研究对象数目；③队列研究：总结随访时间（如平均时间及总和时间）。
结局资料	15	队列研究：报告发生结局事件的数量或根据时间总结发生结局事件的数量；病例对照研究：报告各个暴露类别的数量或暴露的综合指标；横断面研究：报告结局事件的数量或总结暴露的测量结果。
主要结果	16	①给出未校正的和校正混杂因子的关联强度估计值和精确度（如95％CI），阐明根据哪些混杂因子进行调整以及选择这些因子的原因。②当对连续性变量分组时报告分组界值。③如果有关联，可将有意义时期内的相对危险度转换成绝对危险度。
其他分析讨论	17	报告进行的其他分析，如亚组和交互作用分析及敏感度分析。
重要结果	18	概括与研究假设有关的重要结果。
局限性	19	结合潜在偏倚和不精确的来源，讨论研究的局限性；讨论潜在偏倚的方向和大小。
解释	20	结合研究目的、局限性、多因素分析、类似研究结果和其他相关证据，谨慎给出一个总体的结果解释。
可推广性	21	讨论研究结果的可推广性（外推有效性）。

其他信息

资助	22	给出当前研究的资助来源和资助者（如果可能，给出原始研究的资助情况）。

MINORS 评价条目

序号	条目	提示
1	明确地给出了研究目的	所定义的问题应该是精确的且与可获得文献有关。
2	纳入患者的连贯性	所有具有潜在可能性的患者（满足纳入标准）都在研究期间被纳入了（无排除或给出了排除的理由）。

续表

序号	条目	提示
3	预期数据的收集	收集了根据研究开始前制定的研究方案中设定的数据。
4	终点指标能恰当的反映研究目的	明确的解释用来评价与所定义的问题一致的结局指标的标准。同时，应在意向性治疗分析的基础上对终点指标进行评估。
5	终点指标评价的客观性	对客观终点指标的评价采用评价者单盲法，对主观终点指标的评价采用评价者双盲法。否则，应给出未行盲法评价的理由。
6	随访时间是否充足	随访时间应足够长，以使得能对终点指标及可能的不良事件进行评估。
7	失访率低于5%	应对所有的患者进行随访。否则，失访的比例不能超过反映主要终点指标的患者比例。
8	是否估算了样本量	根据预期结局事件的发生率，计算了可检测出不同研究结局的样本量及其95%可信区间；且提供的信息能够从显著统计学差异及估算把握度水平对预期结果与实际结果进行比较。
	9~12条用于评价有对照组的研究的附加标准	
9	对照组的选择是否恰当	对于诊断性试验，应为诊断的"金标准"；对于治疗干预性试验，应是能从已发表研究中获取的最佳干预措施。
10	对照组是否同步	对照组与试验组应该是同期进行的（非历史对照）。
11	组间基线是否可比	不同于研究终点，对照组与试验组起点的基线标准应该具有相似性。没有可能导致使结果解释产生偏倚的混杂因素。
12	统计分析是否恰当	用于计算可信区间或相对危险度（RR）的统计资料是否与研究类型相匹配

GRADE 证据分级水平及依据

证据类别	病因、治疗、预防证据	预后
1a	同质特性良好的 RCT 系统综述	统治性良好的队列研究系统综述。
1b	95%可信区间较窄的单项 RCT	单项起点一致的队列研究，随访率>80%。
1c	全或无（传统治疗全部无效）	系列病例报告全部死亡或者全部生存。
2a	同质性良好的队列研究的系统综述	回顾性队列/对照组为治疗的/RCT 的系统综述。
2b	单项队列研究及质量差的 RCT	单项回顾性队列/对照组为治疗的/RCT。
2c	结局研究	结局研究。
3a	同质性良好的病例对照研究的系统综述	
3b	单项病例对照研究	
4	系列病例分析或质量差的病例对照研究	系列病例报告/质量差的队列，随访率<80%。
5	没有分析评价的专家意见或在病理生理基础上的意见	系列病例报告/质量差的队列，随访率<80%。

原文来自 Guyatt GH. GRADE: an emerging consensus on rating quality of evidence and strength of recommendations. BMJ, 2008, 336: 924-926.

PRISMA 系统综述或 Meta 分析报告条目清单

项目	编号	条目清单	所在页码
		标　题	
标题	1	明确本研究报告是针对系统综述、Meta-分析，还是两者兼有。	

续表

项目	编号	条目清单	所在页码
		摘　要	
结构式摘要	2	提供结构式摘要包括背景、目的、资料来源、纳入研究的标准、研究对象和干预措施、研究评价和综合的方法、结果、局限性、结论和主要发现、系统综述的注册号。	
		前　言	
理论基础	3	介绍当前已知的研究理论基础	
目的	4	通过对研究对象、干预措施、对照措施、结局指标和研究类型五个方面（participants，interventions，comparisons，outcomes，study design，PICOS）为导向的问题提出所需要解决的清晰明确的研究问题。	
		方　法	
方案和注册	5	如果已有研究方案，则说明方案内容并给出可获得该方案的途径（如网址），并且提供现有的已注册的研究信息，包括注册编号。	
纳入标准	6	将指定的研究特征（如PICOS，随访的期限）和报告的特征（如检索年限、语种、发表情况）作为纳入研究的标准，并给出合理的说明。	
信息来源	7	针对每次检索及最终检索的结果描述所有文献信息的来源（如资料库文献，与研究作者联系获取相应的文献）。	
检索	8	至少说明一个资料库的检索方法，包含所有的检索策略的使用，使得检索结果可以重现。	
研究选择	9	说明纳入研究被选择的过程（包括初筛，合格性鉴定及纳入系统综述等步骤，据实还可包括纳入Meta分析的过程）。	
资料提取	10	描述资料提取的方法（例如预提取表格、独立提取、重复提取）以及任何向报告作者获取或确认资料的过程。	
资料条目	11	列出并说明所有资料相关的条目（如PICOS，资金来源），以及做出的任何推断和简化形式。	
单个研究存在的偏倚	12	描述用于评价单个研究偏倚的方法（包括该方法是否用于研究或结局水平），以及在资料综合中该信息如何被利用。	
概括效应指标	13	说明主要的综合结局指标（如危险度比值risk ratio，均值差difference in means）。	
结果综合	14	描述结果综合的方法，如果进行了Meta分析，则说明异质性检验的方法。	
研究偏倚	15	详细地评估可能影响数据综合结果的可能存在的偏倚（如发表偏倚，研究中的选择性报告偏倚）。	
其他分析	16	对于研究中其他的分析方法进行描述（如敏感性分析或亚组分析，Meta回归分析），并说明哪些分析是预先制定的。	
		结　果	
研究选择	17	报告初筛的文献数、评价符合纳入的文献数，以及最终纳入研究的文献数，同时给出每一步排除文献的原因，最好提供流程图。	
研究特征	18	说明每一个被提取资料的文献的特征（如样本含量，PICOS，随访时间）并提供引文出处。	
研究内部偏倚风险	19	说明每个研究中可能存在偏倚的相关数据，如果条件允许，还需要说明结局测量水平的评估。	
单个研究的结果	20	针对所有结局指标（有效或有害性），说明每个研究的：（a）各干预组结果的简单合并，以及（b）综合效应值及其可信区间，最好以森林图形式报告。	
结果的综合	21	说明每个Meta分析的结果，包括可信区间和异质性检验的结果。	
研究间偏倚	22	说明对研究间可能存在偏倚的评价结果。	
其他分析	23	如果有，给出其他分析的结果（如敏感性分析或亚组分析，即Meta回归分析）。	
		讨　论	
证据总结	24	总结研究的主要发现，包括每一个主要结局的证据强度；分析它们与主要利益集团的关联性（如医疗保健的提供者、使用者及政策决策者）。	

续表

项目	编号	条目清单	所在页码
局限性	25	探讨单个研究和结局水平的局限性（如偏倚的风险），以及系统综述的局限性（如检索不全面，报告偏倚等）。	
结论	26	给出对结果的概要性的解析，并提出对未来研究的提示。	
		资金支持	
资金	27	描述本系统综述的资金来源和其他支持（如提供资料）；以及系统综述的资助者。	

PRISMA（Preferred Reporting Items for Systematic Reviews and Meta – Analyses）标准成为公认的系统综述报告标准。

原文来自：David Moher，Alessandro Liberati，Jennifer Tetzlaff，Douglas G. Altman. The PRISMA Group. 系统综述和荟萃分析优先报告的条目：PRISMA 声明. 中国中西医结合学报 2009，7（9）：889 – 896

附录 II 《循证医学》缩略语表

缩词	英文	中文
ABI	Absolute Benefit Increase	绝对获益增加率
ADE	Adverse Drug Event	药物不良事件
ADEC	Australia Drug Evaluation Committee	澳大利亚药品评价委员会
ADR	Adverse Drug Reaction	药物不良反应
AE	Adverse Event	不良事件
AGREE	Appraisal of Guidelines Research and Evaluation	临床指南研究与评价系统
AHRQ	Agency for Healthcare Research and Quality	美国卫生保健政策研究所
AMSTAR	A Measurement Tool for Systematic Reviews	一种系统综述测量工具
AR	Absolute Risk	绝对危险度
ARI	Absolute Risk Increase	绝对危险度增加
ARR	Absolute Risk Reduction	绝对风险度降低
AUC	Area Under the Curve	ROC 曲线下面积
BMI	Body Mass Index	体重指数
BMJ	British Medical Journal	英国医学杂志
C	Comparison	对照，比较因素
CBM	Chinese Biomedical Literature Database	中国生物医学文献数据库
CC	Cochrane Collaboration	Cochrane 协作网
CCT	Clinical Controlled Trails	对照临床试验
CDSR	the Cochrane Database of Systematic Reviews	Cochrane 系统评价数据库
CDSS	Computerized Decision Support System	计算机决策支持系统
CENTRAL	Cochrane Central Register of Controlled Trails	Cochrane 临床对照试验中心注册数据库
CER	Comparative Effectiveness Research	比较效果研究
CGC	China Guideline Clearinghouse	中国临床指南文库
CI	Confidence Interval	可信区间
CIOMS	Council for International Organization of Medical Sciences	国际医学科学组织委员会
CMCC	Chinese Medical Current Contents	中文生物医学期刊文献数据库
CNKI	China National Knowledge Infrastructure	中国期刊全文数据库
CONSORT	Consolidated Standards of Reporting Trials	CONSORT 声明，随机对照试验报告的统一标准
CPG	Clinical Practice Guideline	临床实践指南
DARE	Database of Abstracts of Reviews of Effects	效果评价文摘库
EBM	Evidence – Based Medicine	循证医学

续表

缩词	英文	中文
EBMP	Evidence Based Medicine Practice	循证医学实践
GRADE	Grading of Recommendations Assessment, Development and Evaluation	证据推荐分级的评价、制定与评估
I	Intervention or Exposure	干预措施或暴露因素
JAMA	the Journal of the American Medical Association	美国医学会杂志
LR	Likelihood Ratio	似然比
LR −	Negative Likelihood Ratio	阴性似然比
LR +	Positive Likelihood Ratio	阳性似然比
MD	Mean Difference	均数差值
NEEBGDP	North of England Evidence Based Guide lines Development Project	英格兰北部循证指南制定项目
NGC	US National Guidelines Clearinghouse Database	美国国家指南数据库
NNH	Number Needed to Harm	多出现 1 例不利结果或不良事件需要观察的人数
NNT	Number Needed to Treat	多减少 1 例不利结果或多得到 1 例有利结果需要治疗的患者数
O	Outcome	结果，结局
OQAQ	Oxman – Guyatt Overview Quality Assessme-nt Questionnaire	OQAQ 量表，质量评估问卷
OR	Odds Ratio	比值比
P	Population/Patient	人群或患者
PIER	Physicians' Information and Education Resource	美国内科医师信息与教育数据库
PRISMA	Preferred Reporting Items for Systematic reviews and Meta – analyses	PRISMA 声明，系统综述和 Meta 分析优先报告的条目
QUOROM	Quality of Reporting of Meta – analyses	Meta 分析报告质量
RCT	Randomized Controlled Trails	随机对照试验
RD	Risk Difference	绝对危险度降低率，危险差，率差
Revman	Review Manager	Revman 软件，一种系统评价管理软件
ROC	Receiver Operator Characteristic Curve	ROC 曲线，受试者工作特征曲线
RR	Relative Risk	相对危险度
RRI	Relative Risk Increase	相对危险度增加
RRR	Relative Risk Reduction	相对危险度降低
Sen	Sensitivity	灵敏度
SIGN	the Scottish Intercollegiate Guidelines Network	苏格兰院际指南网络
SMD	Standardized Mean Difference	标准化均数差
Spe	Specificity	特异度
SR	Systematic Review	系统综述
WMD	Weighted Mean Difference	加权均数差

附录Ⅲ　《循证医学》中英文名词术语对照表

中文	英文
AMSTAR 测量工具	A Measurement Tool for Systematic Reviews, AMSTAR
CASP 评价工具	Critical Appraisal Skills Programme
Cochrane 临床对照试验中心注册数据库	Cochrane Central Register of Controlled Trails, CENTRAL 或 Clinical Trails
Cochrane 系统评价数据库	the Cochrane Database of Systematic Reviews, CDSR
Cochrane 系统综述手册	Cochrane reviews' handbook
Cochrane 系统综述再评价	Cochrane Overviews
Cochrane 协作网	Cochrane Collaboration, CC
Cochrane 协作网工作手册	Cochrane Handbook for Systematic Reviews of Interventions
CONSORT 声明, 随机对照试验报告的统一标准	Consolidated Standards of Reporting Trials, CONSORT
FDA 药物批准和数据库	FDA Drugs Approvals and Databases
GRADE 工作组	the Grading of Recommendations Assessment, Development and Evaluation working group, GRADE
INCLEN KMP 协作组评价工具, 国际临床流行病学网络知识管理项目	InterNational Clinical Epidemiology Network, Knowledge Management Project, INCLEN KMP
Meta 分析	Meta analysis
Meta 分析报告质量	Quality of Reporting of Meta – analyses, QUOROM
Meta 回归	Meta – regression
M – H 法	Mantel – Haenszel method
NOS 评价工具	The Newcastle – Ottawa Scale (NOS) for Assessing the Quality of Nonrandomized Studies
OQAQ 量表, 质量评估问卷	Oxman – Guyatt Overview Quality Assessment Questionnaire, OQAQ
Peto 法	Yusuf – Peto method
PRISMA 声明, 系统综述和 Meta 分析优先报告的条目	Preferred Reporting Items for Systematic reviews and Meta – analyses, PRISMA
RevMan 软件, 一种系统评价管理软件	Review Manager, RevMan
ROC 曲线, 受试者工作特征曲线	Receiver Operator Characteristic curve, ROC
SQAC 量表, Sack 质量评估清单	Sack's Quality Assessment Checklist, SQAC
澳大利亚药品评价委员会	Australia Drug Evaluation Committee, ADEC
报告偏倚	Reporting Bias
比值比	Odds Ratio, OR
标准化	Standardization
标准化均数差	Standardized Mean Difference, SMD

NOTE

续表

中文	英文
并联试验	Parallel Test
病例对照研究	Case Control Study
病死率	Case Fatality Rate
病因学	Etiology
不可评价的	Unassessible/Unclassifiable
不良事件	Adverse Event，AE
不太可能	Unlikely
测量性偏倚	Measurement Bias
成本 – 效果	Cost – effectiveness
成本 – 效益	Cost – benefit
成本 – 效用	Cost – utility
尺度类量表	Scale
传统综述	Traditional Review
串联试验	Serial Test
存活队列偏倚	Survival Cohorts Bias
队列研究	Cohort Study
对照	Comparison，C
对照措施类型	Types of Comparisons
对照临床试验	Controlled Clinical Trails，CCT
对照组事件发生率	Control Event Rate，CER
多出现 1 例不利结果或不良事件需要观察的人数	Number Needed to Harm，NNH
多减少 1 例不利结果或多得到 1 例有利结果需要治疗的患者数	Number Needed to Treat，NNT
多因素分析	Multivariable Analysis
二次研究证据	Secondary Research Evidence
二级研究杂志	Second Journals
发表偏倚	Publication Bias
反应停	Thalidomide
方法学质量评价	Assessment of Methodological Quality
防治性措施受益与危险似然比	Likelihood of being Helped vs Harmed，LHH
非随机对照试验	Non – randomized Controlled Trial
分层	Stratification
符合方案集分析，PP 分析	Per – protocol
复发率	Recurrence Rate
干预措施或暴露因素	Intervention or Exposure，I
干预措施类型	Types of Interventions
个体病例数据	Individual Patient Data，IPD
固定效应模型	the Fixed – effects Model
国际医学科学组织委员会	Council for International Organization of Medical Sciences，CIOMS
缓解率	Remission Rate

续表

中文	英文
灰色文献	Gray Literature
回顾性分析	Retrospective Analysis
回忆性偏倚	Recall Bias
混合效应模型	Mixed Effect Model
集中性偏倚	Assembly Bias
计划书	Protocol
计算机决策支持系统	Computerized Decision Support System，CDSS
剂量不相关的不良反应	Non－dose－related Adverse Reactions
剂量相关的不良反应	Dose－related Adverse Reactions
加拿大卫生药品技术机构	The Canadian Agency for Drugs and Technologies in Health，TCADTH
加拿大预防保健工作组	Canadian Task Force on the Periodic Health Care，CTFPHC
加权均数差	Weighted Mean Difference，WMD
假阳性率	False Positive Rate
检索策略	Search Strategy
教育程度	Education
结果/结局	Outcome，O
金标准	Gold Standard
金字塔模型	Pyramid of Evidence
绝对风险度降低率	Absolute Risk Reduction，ARR
绝对获益增加率	Absolute Benefit Increase，ABI
绝对危险度	Absolute Risk，AR
绝对危险度增加率	Absolute Risk Increase，ARI
绝对危险度降低率，危险差，率差	Risk Difference，RD
均数差值	Mean Difference，MD
可信区间	Confidence Interval，CI
类实验	Quasi－experiment
临床病程	Clinical Course
临床流行病学	Clinical Epidemiology
临床期	Clinical Stage
临床实践指南	Clinical Practice Guideline，CPG
临床指南研究与评价系统	Appraisal of Guidelines Research and Evaluation，AGREE
灵敏度	Sensitivity，Sen
零点时间	Zero Time
漏斗图	Funnel Plot
盲法	Blind，Blinded，Masked
矛盾、难题	Problems
美国国家指南数据库	US National Guidelines Clearinghouse Database，NGC
美国内科医师信息与教育数据库	Physicians' Information and Education Resource，PIER
美国纽约州立大学医学中心	Medical Center of State University of New York
美国卫生保健政策研究所	Agency for Healthcare Research and Quality，AHRQ
美国医学会杂志	The Journal of the American Medical Association，JAMA

NOTE

续表

中文	英文
美国预防服务工作组	U. S. Preventive Services Task Force，USPSTF
敏感性分析	Sensitive Analysis
排除偏倚	Exclusion Bias
配对	Matching
起始队列	Inception Cohort
迁移偏倚	Migration Bias
前瞻性研究	Prospective Study
曲线下面积	Area Under Curve，AUC
人群或患者	Population/Patient，P
森林图	Forest Plot
社会环境	Society
社会经济地位或状况	Social – economic Status
生存率	Survival Rate
生物学发病期	Biologic Onset
失安全系数	Fail – safe Number，Nfs
失访偏倚	Lost to Follow up Bias
时间标记	Time Stamp
实施性偏倚	Performance Bias
世界卫生组织不良反应数据库	WHO Adverse Reaction Database
世界卫生组织的健康网络研究启动项目	Health InterNetwork Access to Research Initiative，HINARI
试验组事件发生率	Experimental Event Rate，EER
数据库偏倚	Database Bias
似然比	Likelihood Ratio，LR
苏格兰院际指南网络	The Scottish Intercollegiate Guidelines Network，SIGN
随访时间	Follow – up Time
随机对照试验	Randomized Controlled Trails，RCT
随机化	Randomization
随机效应模型	the Random Effects Model
索引词表	Index
前景问题	Foreground Question
特异度	Specificity，Spe
体重指数	Body Mass Index，BMI
同质性检验	Tests for Homogeneity
推荐强度	Strength of Recommendations
退出性偏倚	Withdrawal Bias
未定性	Conditional/Unclassified
系统综述	Systematic Review，SR
系统综述课题管理库	RevMan Title Manager
系统综述再评价	Overviews/overviews of Reviews
限制	Restriction

续表

中文	英文
相对获益增加	Relative Benefit Increase, RBI
相对危险度	Relative Risk, RR
相对危险度降低	Relative Risk Reduction, RRR
相对危险度增加	Relative Risk Increase, RRI
效果评价文摘库	Database of Abstracts of Reviews of Effects, DARE
行动点	Action Point
叙述性合成	Narrative Synthesis
叙述性综述	Narrative Review
选择性偏倚	Selection Bias
循证临床治疗	Evidence – based Clinical Treatment
循证医学	Evidence – Based Medicine, EBM
循证医学实践	Evidence Based Medicine Practice, EBMP
循证杂志摘要	Evidence – based Journal Abstracts
亚临床期	Subclinical Stage
亚组分析	Subgroup Analysis
研究背景	Backgroud
研究对象类型	Types of Participants
研究设计方案类型	Types of Studies
研究质量评价	Assessment of Quality
验后概率	Post – test Probability
验前概率	Pre – test Probability
阳性似然比	Positive Likelihood Ratio, LR +
药物不良反应	Adverse Drug Reaction, ADR
药物不良事件	Adverse Drug Event, ADE
药物副作用	Side Effect
药物警戒数据库的自发报告	Spontaneous Reports Pharmacovigilance Databases
背景问题	Background Question
异质性	Heterogeneity
意向性分析，ITT 分析	Intention – to – treat Analysis
阴性似然比	Negative Likelihood Ratio, LR –
英格兰北部循证指南制定项目	North of England Evidence Based Guidelines Development Project, NEEBGDP
英国牛津循证医学中心	Oxford Centre for Evidence Based Medicine
药品安全委员会	Committee on Safety of Drugs, CSM
英国医学杂志	British Medical Journal, BMJ
英国医学杂志出版集团	British Medical Journal Publishing Group Limited
语种偏倚	Language Bias
预后	Prognosis
原始研究	Original Research
原始研究证据	Primary Research Evidence
真实性评价	Assessment of Authenticity

NOTE

中文	英文
诊断试验	Diagnostic Test
诊断阈值	Testing Threshold
证据分级	Level of Evidence
证据金字塔	The Evidence Pyramid
证据强度	Strength of Evidence
证据适用性评价	Assessment of Applicability
证据提供者	Doer
证据推荐分级的评价、制定与评估	Grading of Recommendations Assessment, Development and Evaluation
证据系统	System
证据应用者	User
证据摘要	Synopses
证据质量	Quality of Evidence
治疗阈值	Treatment Threshold
治愈率	Cure Rate
致残率	Disability Rate
中国临床指南文库	China Guideline Clearinghouse, CGC
中国知识基础设施工程	China National Knowledge Infrastructure, CNKI
中国生物医学文献数据库	Chinese biomedical literature database, CBM
中位生存时间	Median Survival
中文生物医学期刊文献数据库	Chinese Medical Current Contents, CMCC
重要性评价	Assessment of Significance
自然史	Natural History
自然转归	Natural Progress of Disease
综合证据	Summaries
综述	Review
最差情况分析法	Worst – case Scenario Analysis
最好信息资源	Best Single Source
最佳结果演示	the 'Best – case' Scenario
最佳证据资源	Best – evidence Resources

附录IV　《循证医学》英中文名词术语对照表

英文	中文
A Measurement Tool for Systematic Reviews，AMSTAR	AMSTAR 量表，一种系统综述测量工具
Absolute Benefit Increase，ABI	绝对获益增加
Absolute Risk Increase，ARI	绝对危险度增加
Absolute Risk Reduction，ARR	绝对风险度降低
Absolute Risk，AR	绝对危险度
Action Point	行动点
Adverse Drug Event，ADE	药物不良事件
Adverse Drug Reaction，ADR	药物不良反应
Adverse Event，AE	不良事件
Agency for Healthcare Research and Quality，AHRQ	美国卫生保健政策研究所
Appraisal of Guidelines Research and Evaluation，AGREE	临床指南研究与评价系统
Area Under Curve，AUC	曲线下面积
Assembly Bias	集中性偏倚
Assessment of Applicability	证据适用性评价
Assessment of Authenticity	真实性评价
Assessment of Methodological Quality	方法学质量评价
Assessment of Quality	研究质量评价
Assessment of Significance	重要性评价
Australia Drug Evaluation Committee，ADEC	澳大利亚药品评价委员会
Background	研究背景
Background Question	背景问题，一般性问题
Best Single Source	最好信息资源
Best – evidence Resources	最佳证据资源
Biologic Onset	生物学发病期
Blind，Blinded，Masked	盲法
Body Mass Index，BMI	体重指数
British Medical Journal Publishing Group Limited	英国医学杂志出版集团
British Medical Journal，BMJ	英国医学杂志
Canadian Task Force on the Periodic Health Care，CTFPHC	加拿大预防保健工作组
Case Control Study	病例对照研究
Case – fatality Rate	病死率
China Guideline Clearinghouse，CGC	中国临床指南文库
China National Knowledge Infrastructure，CNKI	中国知识基础设施工程

续表

英文	中文
Chinese Biomedical Literature Database，CBM	中国生物医学文献数据库
Chinese Medical Current Contents，CMCC	中文生物医学期刊文献数据库
Clinical Course	临床病程
Clinical Epidemiology	临床流行病学
Clinical Practice Guideline，CPG	临床实践指南
Clinical Stage	临床期
Cochrane Central Register of Controlled Trials，CENTRAL	Cochrane 临床对照试验中心注册库
The Cochrane Collaboration，CC	Cochrane 协作网
Cochrane Database of Systematic Reviews，CDSR	Cochrane 系统评价数据库
Cochrane Handbook for Systematic Reviews of Interventions	Cochrane 协作网工作手册
Cochrane Overviews	Cochrane 系统综述再评价
Cochrane Reviews' Handbook	Cochrane 系统综述手册
Cohort Study	队列研究
Committee on Safety of Drugs，CSM	药品安全委员会
Comparison，C	对照，比较因素
Computerized Decision Support System，CDSS	计算机决策支持系统
Conditional/Unclassified	未定性
Confidence Interval，CI	可信区间
Consolidated Standards of Reporting Trials，CONSORT	CONSORT 声明，随机对照试验报告的统一标准
Control Event Rate，CER	对照组事件发生率
Controlled Clinical Trails，CCT	对照临床试验
Cost – benefit	成本 – 效益
Cost – effectiveness	成本 – 效果
Cost – utility	成本 – 效用
Council for International Organization of Medical Sciences，CIOMS	国际医学科学组织委员会
Critical Appraisal Skills Programme	CASP 评价工具
Cure Rate	治愈率
Database Bias	数据库偏倚
Database of Abstracts of Reviews of Effects，DARE	效果评价文摘库
Diagnostic Test	诊断试验
Disability Rate	致残率
Doer	证据提供者
Dose – related Adverse Reactions	剂量相关的不良反应
Education	教育程度
Etiology	病因学
Evidence Based Medicine Practice，EBMP	循证医学实践
Evidence – based Clinical Treatment	循证临床治疗
Evidence – based Journal Abstracts	循证杂志摘要
Evidence – Based Medicine，EBM	循证医学
Exclusion Bias	排除偏倚

英文	中文
Experimental Event Rate, EER	试验组事件发生率
Fail – safe Number, Nfs	失安全系数
False Positive Rate	假阳性率
FDA Drugs Approvals and Databases	FDA 药物批准和数据库
Follow – up Time	随访时间
Foreground Question	特定性问题
Forest Plot	森林图
Funnel Plot	漏斗图
Gold Standard	金标准
Grading of Recommendations Assessment, Development and Evaluation	证据推荐分级的评价、制定与评估
Gray Literature	灰色文献
Health Internetwork Access to Research Initiative, HINARI	世界卫生组织的健康网络研究启动项目
Heterogeneity	异质性
Inception Cohort	起始队列
Index	索引词
Individual Patient Data, IPD	个体病例数据
Intention – to – treat Analysis	意向性治疗分析, ITT 分析
International Clinical Epidemiology Network, Knowledge Management Project, INCLEN KMP	INCLEN KMP 协作组评价工具, 国际临床流行病学网络知识管理项目
Intervention or Exposure	干预措施或暴露因素
Language Bias	语种偏倚
Level of Evidence	证据分级
Likelihood of being Helped vs Harmed, LHH	防治性措施受益与危险似然比
Likelihood Ratio, LR	似然比
Lost to Follow up Bias	失访偏倚
Mantel – Haenszel Method	M – H 法
Matching	配对
Mean Difference, MD	均数差值
Measurement Bias	测量性偏倚
Median Survival	中位生存时间
Medical Center of State University of New York	美国纽约州立大学医学中心
Meta Analysis	Meta 分析
Meta – regression	Meta 回归
Migration Bias	迁移偏倚
Mixed Effect Model	混合效应模型
Multivariable Analysis	多因素分析
Narrative Review	叙述性综述
Narrative Synthesis	叙述性合成
Natural History	自然病史
Natural Progress of Disease	自然转归
Negative Likelihood Ratio, LR	阴性似然比

续表

英文	中文
Non – dose – related Adverse Reactions	剂量不相关的不良反应
Non – randomized Controlled Trial	非随机对照试验
North of England Evidence Based Guidelines Development Project，NEEBGDP	英格兰北部循证指南制定项目
Number Needed to Harm，NNH	多出现1例不利结果或不良事件需要观察的人数
Number Needed to Treat，NNT	多减少1例不利结果或多得到1例有利结果需要治疗的患者数
Odds Ratio，OR	比值比
Outcome，O	结果/结局
Overviews/overviews of Reviews	系统综述再评价
Oxford Centre for Evidence Based Medicine	英国牛津循证医学中心
Oxman – Guyatt Overview Quality Assessment Questionnaire，OQAQ	OQAQ量表，质量评估问卷
Parallel Test	并联试验
Performance Bias	实施性偏倚
Per – Protocol	符合方案集分析，PP分析
Physicians' Information and Education Resource，PIER	美国内科医师信息与教育数据库
Population/patient，P	人群或患者
Positive Likelihood Ratio，LR +	阳性似然比
Possible	可能
Post – test Probability	验后概率
Preferred Reporting Items for Systematic reviews and Meta – analyses，PRISMA	PRISMA声明，系统综述和Meta分析优先报告的条目
Pre – test Probability	验前概率
Primary Research Evidence	原始研究证据
Probable/likely	很可能
Problems	矛盾、难题
Prognosis	预后
Prospective Study	前瞻性研究
Protocol	计划书
Publication Bias	发表偏倚
Pyramid of Evidence	金字塔模型
Quality of Reporting of Meta – analyses，QUOROM	Meta分析报告质量
Quasi – experiment	类实验
Randomization	随机化
Randomized Controlled Trails，RCT	随机对照试验
Recall Bias	回忆性偏倚
Receiver Operator Characteristic Curve，ROC	ROC曲线，受试者工作特征曲线
Recurrence Rate	复发率
Relative Benefit Increase，RBI	相对获益增加
Relative Risk Increase，RRI	相对危险度增加
Relative Risk Reduction，RRR	相对危险度降低

续表

英文	中文
Relative Risk，RR	相对危险度
Remission Rate	缓解率
Reporting Bias	报告偏倚
Restriction	限制
Retrospective Analysis	回顾性分析
Review	综述
Review Manager，RevMan	RevMan 软件，一种系统评价管理软件
RevMan Title Manager	系统综述课题管理库
Risk Difference，RD	绝对危险降低率，危险差，率差
Sack's Quality Assessment Checklist，SQAC	SQAC 量表，Sack 质量评估清单
Scale	尺度类量表
Search Strategy	检索策略
Second Journals	二级研究杂志
Secondary Research Evidence	二次研究证据
Selection Bias	选择性偏倚
Sensitive Analysis	敏感性分析
Sensitivity，Sen	灵敏度
Serial Test	串联试验
Side Effect	副作用
Social－economic Status	社会经济地位或状况
Society	社会环境
Specificity，Spe	特异度
Spontaneous Reports Pharmacovigilance Databases	药物警戒数据库的自发报告
Standardized Mean Difference，SMD	标准化均数差
Standardization	标准化
Stratification	分层
Strength of Evidence	证据强度
Strength of Recommendations	推荐强度
Studies	原始研究
Subclinical Stage	亚临床期
Subgroup Analysis	亚组分析
Summaries	综合证据
Survival Cohorts Bias	存活队列偏倚
Survival Rate	生存率
Synopses	证据摘要
System	证据系统
Systematic Review，SR	系统综述
Testing Threshold	诊断阈值
Tests for Homogeneity	同质性检验
The "Best－case" Scenario	最佳结果演示
The Canadian Agency for Drugs and Technologies in Health，TCADTH	加拿大卫生药品技术机构

续表

英文	中文
The Evidence Pyramid	证据金字塔
The Fixed - effects Model	固定效应模型
The Grading of Recommendations Assessment、Development and Evaluation Working Group，GRADE	GRADE 工作组
The Journal of the American Medical Association，JAMA	美国医学会杂志
The Newcastle - Ottawa Scale（NOS）for Assessing the Quality of Nonrandomized Studies	NOS 评价工具
The Quality of Evidence	证据质量
The Random Effects Model	随机效应模型
The Scottish Intercollegiate Guidelines Network，SIGN	苏格兰院际指南网络
Time Stamp	时间标记
Traditional Review	传统综述
Treatment Threshold	治疗阈值
Types of Comparisons	对照措施类型
Types of Interventions	干预措施类型
Types of Participants	研究对象类型
Types of Studies	研究设计方案类型
US Preventive Services Task Force，USPSTF	美国预防服务工作组
Unassessible/Unclassifiable	不可评价的
US National Guidelines Clearinghouse Database，NGC	美国国家指南数据库
User	证据应用者
Weighted Mean Difference，WMD	加权均数差
WHO Adverse Reaction Database	世界卫生组织不良反应数据库
Withdrawal Bias	退出性偏倚
Worst - case Scenario Analysis	最差情况分析法
Yusuf - Peto Method	Peto 法
Zero Time	零点时间